Rabea Kieß

HORMON Balance ab 40

Die 5 Schlüssel zu Energie, Wohlbefinden und Lebensfreude in den Wechseljahren

ZS

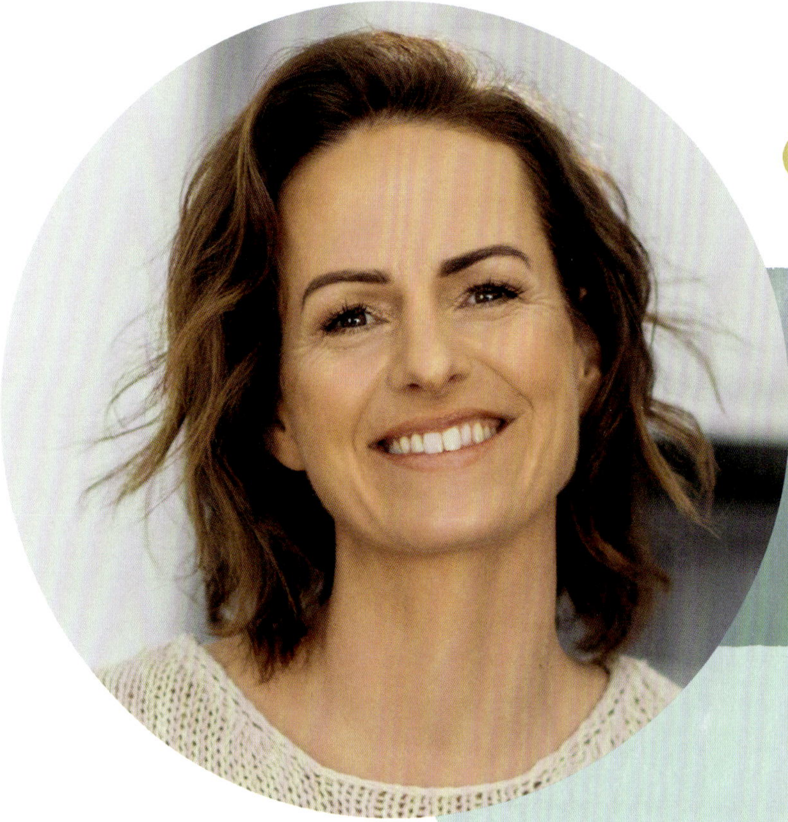

Liebe Leserin,

Die Wechseljahre können uns mit voller Wucht erwischen. Schien eben noch alles in Ordnung, erkennen manche Frauen sich plötzlich selbst nicht wieder. Wir funktionieren nicht so, wie wir es von uns kennen und erwarten. Dabei müssen wir doch gleichzeitig so viele Bälle in der Luft halten. Vieles hängt davon ab, dass wir „belastbar" sind und auf keinen Fall ausfallen. Wir haben in den letzten Jahren einiges an Verantwortung auf unsere Schultern geladen und waren stolz darauf, dass wir imstande waren, alles zu wuppen. Andere erleben den Wechsel eher als einen schleichenden Prozess, der sich bereits mit Ende 30 oder Anfang 40 bemerkbar machen kann. Zunächst sind es nur leichte Anzeichen wie verstärkte Stimmungsschwankungen vor der Periode, Gereiztheit, häufiger Kopfschmerzen, Verdauungsprobleme oder unruhiger Schlaf. Irgendwann werden die Symptome stärker und weitere Beschwerden können sich einstellen. Unsere Kräfte lassen nach. Alltagsverpflichtungen wachsen uns manchmal über den Kopf. Wir sind dünnhäutiger und weniger belastbar. Auch der Körper verändert sich. Der Bauch wird runder, die Haare dünner, Fältchen tiefer, unsere Zyklen und Perioden unberechenbarer und Kopf- oder Gelenkschmerzen häufiger. Kein Wunder, dass die meisten Frauen den Wechseljahren nicht mit offenen Armen entgegengehen.

Eine ganz natürliche Veränderung

Die Wechseljahre sind ein natürlicher Teil des Lebens. Sie beschreiben den Übergang von der fruchtbaren Lebensphase der Frau zu der Lebensphase, in der keine Schwangerschaft mehr möglich ist. Der Gedanke an die Endlichkeit unserer Fruchtbarkeit, unseres jugendlichen Aussehens oder grenzenloser Energie ist für manche Frauen schwer zu verkraften. Auch das in Gesellschaft und Medien propagierte Schönheitsideal trägt dazu bei, dass Frauen ihren Wechseljahren mit Vorurteilen und Ängsten begegnen. Diese werden teilweise seitens der Medizin geschürt, indem man Frauen suggeriert, sie würden ohne Hormontherapie nicht gesund altern können.
Auf der anderen Seite fehlt es an umfassender Aufklärung darüber, dass Lebensstil, Ernährung und unsere mentale Gesundheit die Basis für unser hormonelles Gleichgewicht, beschwerdefreie Wechseljahre und eine gesunde, vitale zweite Lebenshälfte sind.

Wir können es selbst gestalten

Der hormonelle Umbau vollzieht sich langsam und zu Beginn kaum merklich über einen Zeitraum von mehreren Jahren zwischen 40 und 50. Auf diese Weise hat der Körper viel Zeit, sich an die hormonellen und damit verbundenen körperlichen Veränderungen anzupassen. Sehr starke und anhaltende Beschwerden, die manche Frauen massiv in ihrer Lebensqualität einschränken, sind eigentlich von der Natur nicht vorgesehen und dagegen können wir etwas unternehmen.
Die Wechseljahre sind eine sensible Zeit der körperlichen, mentalen und gesellschaftlichen Transformation einer Frau. Sie sind ein kritisches Zeitfenster, die das Risiko für Herz-Kreislauf-Erkrankungen, Typ-2-Diabetes, Übergewicht, Krebserkrankungen, psychische Erkrankungen (Depressionen, Angststörungen), Atemwegserkrankungen oder Osteoporose erhöhen.
In unseren jüngeren Jahren haben hohe Sexualhormonspiegel einen gewissen Schutz vor solchen Erkrankungen geboten. Jetzt gilt es, unseren Lebensstil und unsere Ernährung an die hormonellen und altersbedingten körperlichen Veränderungen anzupassen, damit unser Körper nicht in einen Stresszustand gerät mit all den Auswirkungen, die wir als „Wechseljahressymptome" zu spüren bekommen.
Doch nicht allein die natürlich sinkenden Östrogen- und Progesteronspiegel machen Frauen Probleme. Viele Frauen treten bereits gestresst, ausgelaugt und mit Hormonungleichgewichten oder gesundheitlichen Einschränkungen in die Wechseljahre ein. Sie bringen nicht die nötigen körperlichen Ressourcen mit, um die natürlichen hormonellen Veränderungen aufzufangen und insgesamt harmonisch durch die Wechseljahre zu gehen.

Zahlreiche Probleme, die Frauen in den Wechseljahren haben, entstehen auch oder manchmal sogar vor allem durch Verschiebungen der Cortisol-, Insulin-, Melatonin- und Schilddrüsenhormonspiegel in Interaktion mit den Sexualhormonen. Deshalb reicht es bei vielen Frauen nicht aus, Progesteron oder Östrogen zuzuführen, damit sie sich wirklich besser fühlen. Bei manchen Frauen kann es sogar zu einer Symptomverschlechterung kommen, wenn die Ursachen für die Hormonbeschwerden wie anhaltender mentaler oder körperlicher Stress, chronisch stille Entzündungen, Blutzuckerschwankungen, Nährstoffmängel oder Verdauungs- und Entgiftungsstörungen nicht behoben werden.
Deshalb sollten wir unseren Beschwerden auf den Grund gehen, die individuellen Ursachen erforschen und demnach den eigenen gesunden Weg durch die Wechseljahre einschlagen.

Hormon-Balance in den Wechseljahren

Das Hormon-Balance-Programm basiert auf fünf wichtigen Regulationssystemen, die deine Hormon-Balance und dein Wohlbefinden in den Wechseljahren unterstützen. Du kannst jedes dieser Sys-

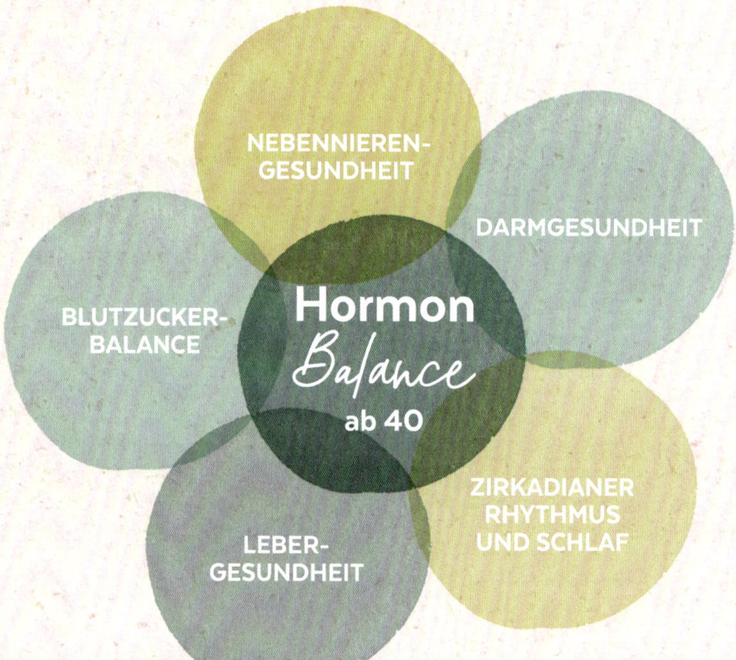

Diese 5 Schlüssel legen die Grundlage für dein Wohlbefinden nicht nur in den Wechseljahren, sondern stellen die Weichen für all die vielen Jahre voller Gesundheit und Vitalität, die noch vor dir liegen.

teme wie einen Schlüssel nutzen, mit dem du dir den Eintritt in deine Wechseljahre und das Durchschreiten dieser großen Veränderung erleichtern kannst.
Jedes der fünf Systeme steht in direkter Interaktion mit deinen Sexualhormonen und beeinflusst, ob und wie stark sich Wechseljahressymptome bei dir ausprägen können.
Während die Veränderungen deiner Sexualhormone im Zuge der Wechseljahre unvermeidbar sind, kannst du auf die fünf Schlüssel deiner Hormongesundheit direkt Einfluss nehmen. Und zwar durch deine täglichen Lebens- und Ernährungsgewohnheiten.
Was und wann wir essen, wie wir denken, wie wir uns bewegen, wie wir schlafen, wie wir mit Stress umgehen: es sind unsere alltäglichen kleinen Gewohnheiten und Entscheidungen über Wochen, Monate und Jahre, die unsere Gesundheit und unser Wohlbefinden formen.

Sorge jeden Tag liebevoll für dich

Du hast nur ein Leben und du kannst es gestalten, wie du es dir wünschst. Die Entscheidung, für dich selbst und deine Gesundheit einzustehen, ist der wichtigste Schritt zu harmonischen Wechseljahren. Alles beginnt mit der Entscheidung, selbst gut für dich zu sorgen.
In den Wechseljahren versucht dein Körper mit allen Mitteln, deine Aufmerksamkeit auf dich selbst zu lenken. Je weniger du hinhörst, desto lauter werden deine Symptome. Nach all den Jahren, in denen du dich mehr um das Glück und die Bedürfnisse anderer gekümmert hast, ist es nun an der Zeit, dich auf die Suche nach deinen Bedürfnissen, Träumen oder Werten zu begeben und diesen zu folgen.

Tu, was dir guttut, und so, wie es dir guttut

Wenn du das Hormon-Balance-Programm als Teil deiner Selbstfürsorge verstehst, brauchst du weder Disziplin noch Durchhaltevermögen. Es geht hier nicht um Perfektion. Es ist nicht nötig, alles zu hundert Prozent umzusetzen. Perfektionismus lässt so viele Frauen ausbrennen und ermüden und treibt die Stresshormonspiegel in die Höhe: ein wesentlicher Grund, warum es vielen Frauen in der Lebensmitte nicht gut geht. Deshalb möchte ich dir ans Herz legen, das Hormon-Balance-Programm nicht verbissen und mit eiserner Disziplin umzusetzen. Starte mit den Empfehlungen, die dir zunächst leichtfallen, Spaß machen oder guttun. Verändere nicht zu viel auf einmal, dafür aber langfristig. Unser Nervensystem fühlt sich sicherer, wenn alles beim Alten bleibt. Deshalb sind allzu große Veränderungen oft nicht nachhaltig. Das Hormon-Balance-Programm soll dir ermöglichen, langfristig deine Lebens- und Ernährungsgewohnheiten zu optimieren. Du erschließt dir damit endlose Energie, Wohlbefinden und Lebensfreude – nicht nur in den Wechseljahren, sondern bis ins hohe Alter.

Ich wünsche dir viel Erfolg auf dem Weg zu anhaltender Hormon-Balance.

Deine
Rabea Kieß

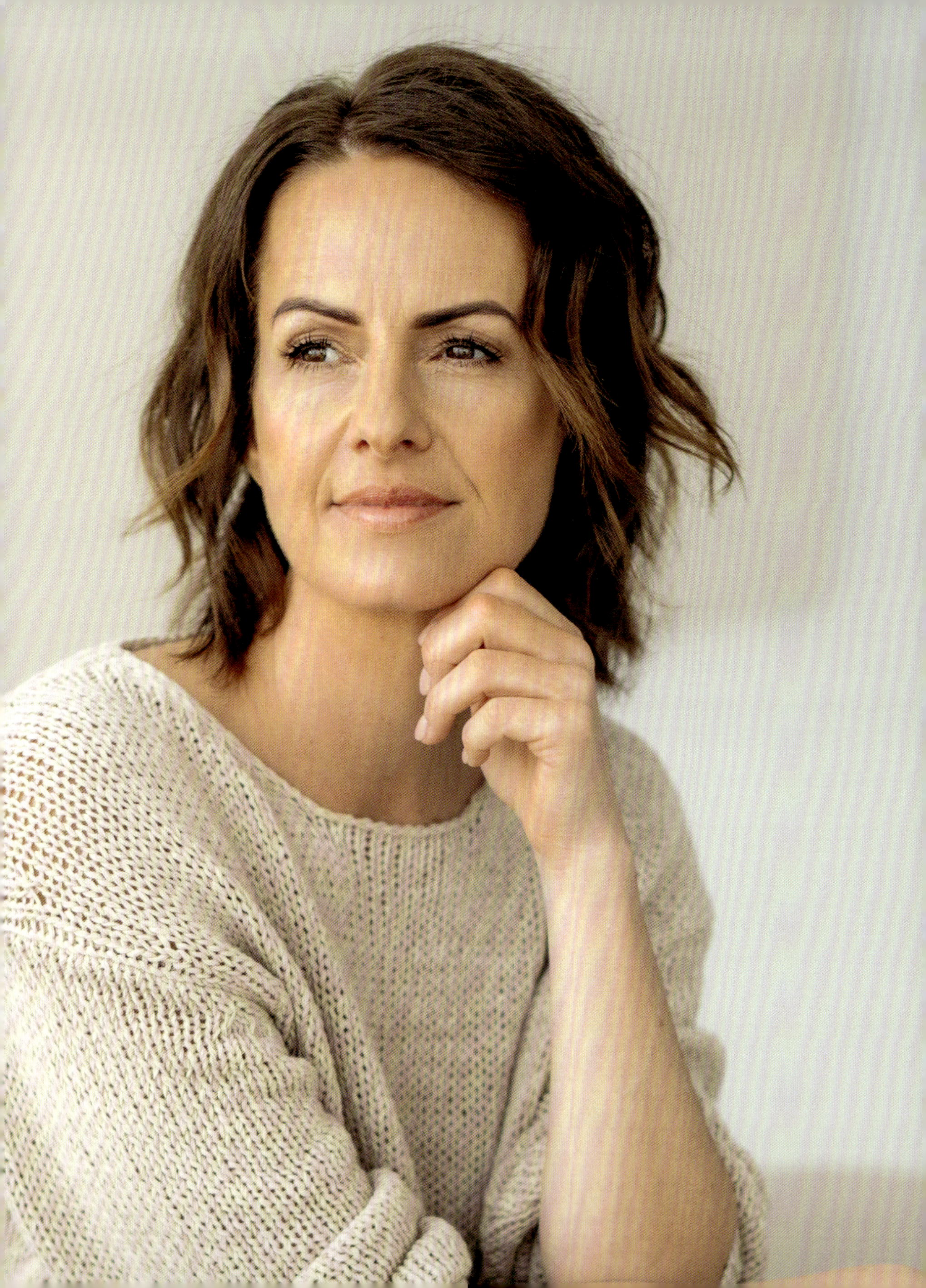

Wechseljahre

Die Zeit der großen körperlichen und mentalen Transformationen können wir Frauen wertschätzen und gut durchlaufen – wenn wir verstehen, was mit uns geschieht.

Symptome der Wechseljahre

Jede Frau erlebt die Ausprägung der hormonellen Umstellung auf ihre ganz eigene Art und Weise. Wenden wir uns den Symptomen aufmerksam zu, so können sie uns als Hinweise dafür dienen, was gerade mit uns geschieht, was wir brauchen und wie wir gut für uns sorgen können.

Die natürlichen Veränderungen verschiedener Hormone, Alterungsprozesse, aber auch dein Lebensstil, deine Stressbelastung oder allgemeine Gesundheitsparameter können eine große Bandbreite möglicher Symptome auslösen oder verstärken. Es sind demnach nicht allein die sich ändernden Östrogen- und Progesteronspiegel, die die Wechseljahresbeschwerden hervorrufen.

Die Veränderungen unserer Sexualhormone haben jedoch einen starken Einfluss auf das Zusammenspiel aller Hormone. Fast alle Organe und Gewebe haben Rezeptoren für Östrogen und Progesteron, sodass die sich ändernden Hormonspiegel auch das Immun-, Nerven- und Verdauungssystem, den Stoffwechsel, Haut, Haare, Bindegewebe, Knochen, Körpergewicht oder die Figur beeinflussen können.

Demnach ist es kaum verwunderlich, dass es über 30 verschiedene Wechseljahressymptome gibt, wobei auch die im Allgemeinen weniger thematisierten wie Mundbrennen, Ohrenjucken, Schulterschmerzen, Restless-Legs-Syndrom, Angst- und Panikattacken oder Depressionen mit einbezogen sind.

Selbst wenn dir deine Symptome als äußerst ungewöhnlich erscheinen und auch deine Ärztin oder dein Arzt nicht wirklich weiterweiß, kannst du dich auf eines verlassen: Dein Körper lügt nicht und er irrt sich auch nicht. Jedes Symptom ist ein Hinweis darauf, dass dein Körper aktuell Regulationsprobleme hat und spätestens jetzt deine liebevolle Zuwendung und Unterstützung braucht.

Was brauchst du jetzt?

Es geht nicht darum, „es“ irgendwie durchzustehen. Sondern es gilt, dir zu geben, was du brauchst. Höre also gut darauf, was dein Körper dir mitteilt: Du darfst und solltest deine Symptome ernst nehmen und ins Handeln kommen, damit es dir schon bald wieder sehr viel besser geht. Ganz gleich, ob die Symptome sich ganz subtil oder bereits mit voller Wucht offenbaren, und unabhängig davon, ob deine Wechseljahre noch weit entfernt zu sein scheinen oder ob du schon mittendrin bist: Du kannst in jeder Phase der Wechseljahre und bereits vorher erheblichen Einfluss auf den Verlauf deines Wechsels nehmen.

Kann sein, muss aber nicht

Vielleicht fühlst du dich ähnlich wie die Frauen, deren Erleben ich hier wiedergegeben habe. Doch all die Symptome, die im Verlauf der Wechseljahre auftreten können und die ich im Folgenden benenne, müssen keineswegs tatsächlich alle bei dir auftreten, keine Sorge. Mir ist jedoch wichtig, dass du als mögliche Erklärung die Wechseljahre in Betracht ziehst, wenn

Wie viele Frauen die Veränderung wahrnehmen

Ich bin einfach nicht mehr die fröhliche Person, die ich einmal gewesen bin.
Sandra

Ich bin ständig im Stress, sehr dünnhäutig und nicht belastbar.
Katja

Ich habe zugenommen, viel am Bauch und schäme mich für mein Aussehen.
Ruth

Meine Nerven liegen manchmal blank.
Liz

Ich habe das Gefühl, mein ganzer Körper bremst mich aus.
Kati

Ich komme mir vor, als wäre ich in den letzten Monaten um 20 Jahre gealtert.
Manuela

Es gibt Periodentage, an denen ich nicht am gesellschaftlichen Leben teilnehmen kann.
Andrea

Durch meine Aggressionen, die Ungeduld und den Libidoverlust riskiere ich noch meine Ehe.
Stephanie

du Beschwerden hast und andere Erkrankungen oder organische Ursachen ausgeschlossen werden können.

Laut meiner Umfrage unter 1300 Frauen gehören Erschöpfung, Schlafstörungen und Gewichtszunahme zu den Symptomen, die Frauen in den Wechseljahren am stärksten belasten.
Du wirst im Folgenden viel darüber erfahren, was du tun kannst, damit es dir besser geht – auch anhaltend. Ein wesentlicher Schritt ist es bereits, wahrzunehmen, wie es dir geht. Möglicherweise hast du auch gleich eine Idee, wie du dir jetzt sofort guttun kannst. Vielleicht gönnst du dir eine Weile Ruhe auf dem Sofa oder in der Sonne?

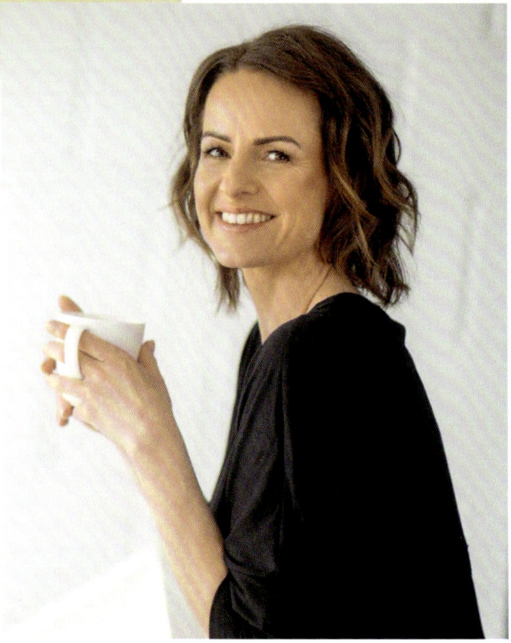

Warum du deinen natürlichen Menstruationszyklus so lange wie möglich aufrechterhalten solltest

Vielleicht wunderst du dich, dass ich den Menstruationszyklus hier thematisiere. Geht es auf dem Weg zur Menopause nicht eher um den Abschied von regelmäßigen Zyklen und letztlich das endgültige Ausbleiben der Periode? Möglicherweise bist du sogar froh, wenn du diese lästigen, vielleicht schmerzhaften Blutungen und all die Beschwerden rund um deinen Zyklus endlich los bist?
Das verstehe ich, da der Leidensdruck mancher Frauen sehr hoch ist. Gleichzeitig möchte ich dir mitgeben, dass starke Zyklus- und Periodenbeschwerden eigentlich von der Natur so nicht vorgesehen und an sich nicht normal sind – auch nicht in den Wechseljahren.
Die meisten Frauen haben während der Wechseljahre noch lange ihre Menstruation. Zu Beginn noch regelmäßig und zum Ende hin unregelmäßiger bis selten. Insofern ist es einerseits unser Ziel, trotz der schwankenden Zyklushormone bis zum Einsetzen der Menopause einen möglichst beschwerdefreien Zyklus- und Periodenverlauf zu haben oder zumindest einen, der nicht unser Wohlbefinden und unsere Lebensqualität herabsetzt. Andererseits sollte uns bewusst sein, dass die Hormone, die unseren Zyklus regulieren, nämlich Östrogen und Progesteron, nicht nur eine Schwangerschaft ermöglichen, sondern eine weitreichende Wirkung auf unser gesamtes körperliches und mentales Wohlbefinden haben. Wir sollten uns also die Superkräfte, die uns diese beiden wundervollen Hormone bescheren, so lange wie möglich bewahren.
Je früher wir damit anfangen, uns liebevoll um unsere Hormongesundheit zu kümmern, desto besser sind die Voraussetzungen für harmonische Wechseljahre.
Um deine Wechseljahressymptome einordnen zu können und die richtigen Strategien zur Linderung für dich zu finden, ist es wichtig zu verstehen, welche Veränderungen im Hormonhaushalt während der Wechseljahre stattfinden. Und hier spielt die Kenntnis über die hormonellen Veränderungen im Menstruationszyklus eine entscheidende Rolle.

Mögliche Symptome der Wechseljahre

- → Angst- und Panikattacken
- → Brain Fog (Gehirnnebel)
- → brüchige Nägel
- → Burning-Mouth-Syndrom (Brennen im Mundraum)
- → Depressionen
- → Erschöpfung, Müdigkeit, Antriebslosigkeit
- → Gelenk- und Muskelschmerzen
- → Geschmacksveränderungen
- → Gewichtszunahme
- → Haarausfall oder dünner werdendes Haar
- → Harndrang- oder Belastungsinkontinenz
- → Herzrasen
- → Hitzewallungen
- → juckende Haut und Ohren
- → Konzentrations- und Gedächtnisschwierigkeiten
- → Kopfschmerzen und Migräne
- → Kribbeln oder Taubheitsgefühl
- → Libidoverlust
- → Nachtschweiß
- → neue Nahrungsmittelunverträglichkeiten oder Allergien
- → Prämenstruelles Syndrom (PMS)
- → Reizbarkeit, Aggressionen, Wutausbrüche
- → Restless-Legs-Syndrom (unwiderstehlicher Drang, die Beine zu bewegen)
- → Schlafstörungen
- → Schwindel
- → Spannungsgefühl oder Schmerzen in der Brust
- → stärkerer Körpergeruch
- → trockene Augen
- → vaginale Trockenheit
- → Verdauungsbeschwerden wie Blähungen, Verstopfung oder Sodbrennen
- → Zahnfleischentzündungen
- → Zyklusveränderungen einschließlich unregelmäßiger Perioden, Schmierblutungen, starker oder schwacher Blutungen

Östrogen und Progesteron – Die Königinnen deines Zyklus

Diese Hormone spielen für die Zyklus- und Periodenverschiebungen und bei einer Vielzahl von Wechseljahresbeschwerden eine bedeutende Rolle. Schauen wir uns also an, was da hormonell jeden Monat geschieht.

Bis zur Menopause stellt der Körper Östrogen und Progesteron in größeren Mengen in den Eierstöcken her. In einem Zyklus reifen kurz nach dem Einsetzen der Periodenblutung durch die Stimulierung des Hormons FSH (follikelstimulierendes Hormon), das in der Hypophyse ausgeschüttet wird, gleichzeitig mehrere Eibläschen (Follikel) heran. Diese Follikel bilden Östrogen und sorgen für den Anstieg der Östrogenspiegel und den Aufbau der Gebärmutterschleimhaut in der 1. Zyklushälfte, auch Follikelphase genannt. Einige Tage vor dem Eisprung wächst aus der Follikelgruppe nur noch ein Follikel weiter und das den Eisprung anregende luteinisierende Hormon (LH) steigt an. Etwa in der Zyklusmitte (meistens zwischen dem 12. und 17. Zyklustag) findet der Eisprung (Ovulation) statt. Die Hülle des Follikels platzt und entlässt die Eizelle in den Eileiter. Sie bleibt im Eierstock und wird

Hormonverlauf am Beispiel eines natürlichen 28-Tage-Zyklus

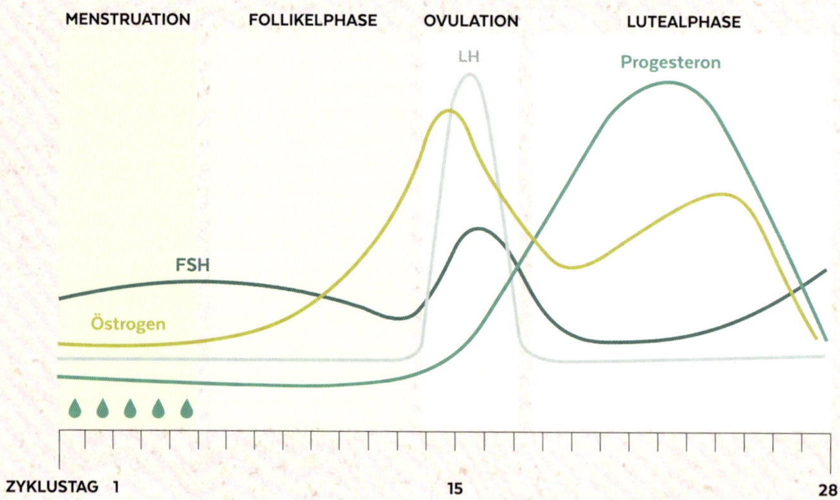

Ovulatorischer Zyklus mit Eisprung

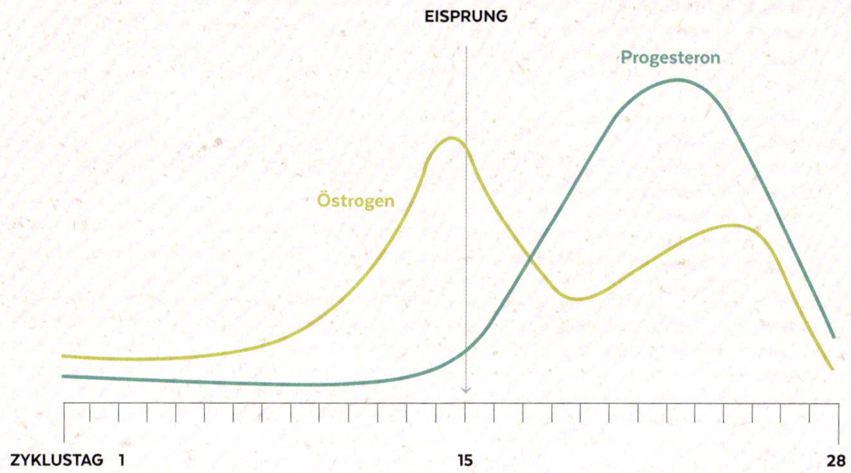

zum Gelbkörper, der das Hormon Progesteron bildet, das die 2. Zyklushälfte, die Lutealphase, dominiert. Nach etwa 14 Tagen stirbt der Gelbkörper ab, der Progesteronspiegel sinkt auf ein Minimum und die Menstruationsblutung setzt ein. Erneut beginnt das Gehirn, FSH auszuschütten, und ein neuer Zyklus beginnt.

Der hohe Bedarf an Progesteron in unseren reproduktiven Jahren kann nur durch einen ovulatorischen Zyklus, in dem ein Eisprung stattfindet, sichergestellt werden. Zudem braucht es einen gesunden Gelbkörper sowie eine mindestens 10 Tage anhaltende Lutealphase für ausreichend Progesteron in den fruchtbaren Jahren. Da im Verlauf der Wechseljahre die Zahl der ovulatorischen Zyklen abnimmt und der Gelbkörper mehr und mehr schwächelt, sinkt der Progesteronspiegel immer mehr ab. Anovulatorische Zyklen und kurze Lutealphasen können daher Progesteronmangel- bzw. Östrogendominanz-Symptome wie starke, lange oder schmerzhafte Periodenblutungen, Schmierblutungen oder PMS auslösen.
Da nach der Menopause die Nebennieren den geringeren Bedarf an Progesteron abdecken, ist die Gesundheit der Nebennieren eine wichtige Voraussetzung für gesunde Progesteronspiegel in der Meno- und Postmenopause.

Anovulatorischer Zyklus ohne Eisprung

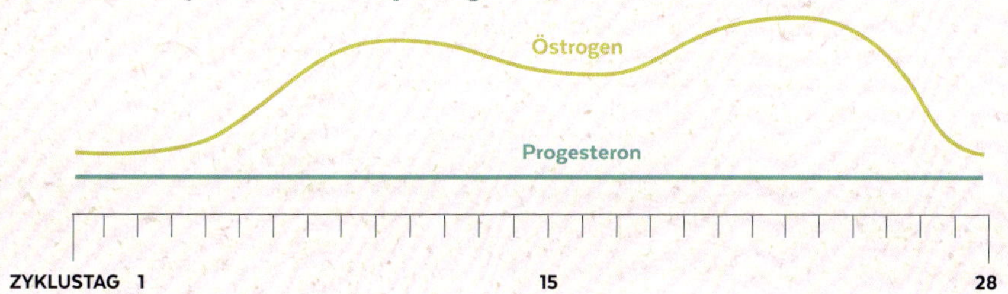

Die drei wichtigsten Sexualhormone – It's all about balance

Verstehen wir die Rolle von Östrogen, Progesteron und Testosteron, können wir die Veränderungen in den Wechseljahren besser bewältigen.

Östrogen

Östrogen ist der Überbegriff für eine ganze Gruppe von Östrogenen. Sie steuern Fruchtbarkeit und Fortpflanzung, beeinflussen Stoffwechsel, Knochen, Herz und Gehirn und prägen die weibliche Entwicklung von der Pubertät bis zur Menopause. In den Wechseljahren sind die Östrogenspiegel zunächst starken Schwankungen ausgesetzt, nehmen im Verlauf ab und stellen sich in der Postmenopause auf ein niedriges Niveau ein.
Die Abnahme geschieht vor allem in den Eierstöcken. Andere Bildungsorte wie die Nebennieren, das Fett-, Muskel- und Brustgewebe bleiben als Produktionsstätten jedoch weiterhin aktiv. Allerdings verändert sich die Zusammensetzung und Wirkung der Östrogene. Die drei bekanntesten sind diese:

→ ÖSTRON (E1)

Östron wird im Zuge der Menopause, wenn die Eierstöcke kaum noch Östradiol herstellen, zum dominierenden, wenn auch weniger wirksamen Östrogen, da es nur schwach an den Östrogenrezeptor bindet. Neben den Eierstöcken wird es im Fett-, Muskel- und Brustgewebe produziert. Verantwortlich dafür ist ein Enzym namens Aromatase, das in den Geweben aus der männlichen Hormonvorstufe Androstendion Östron herstellt.

→ ÖSTRADIOL (E2)

Östradiol ist das Hormon der Östrogengruppe, das am stärksten wirkt. Es wird während der menstruierenden Jahre in den Eierstöcken und zu einem kleinen Teil in den Nebennieren hergestellt. Es hat vielfältige Funktionen im Körper. Kein Wunder, dass Schwankungen der Östradiolspiegel während der Perimenopause selten unbemerkt bleiben. Östradiol reguliert Menstruationszyklus und Schwangerschaft. Daher liegt es während unserer fruchtbaren Jahre in den höchsten Spiegeln vor. Es ist für die Ausprägung unserer weiblichen Rundungen verantwortlich, fördert die Gesundheit von Gehirn, Brust, Herz-Kreislauf-System, Zucker- und Fettstoffwechsel, Immunsystem, Haaren, Haut und Knochen. In und nach der Menopause fällt es stark ab.

→ ÖSTRIOL (E3)

Es kann aus Östron und Östradiol synthetisiert werden und hat – außer in einer Schwangerschaft, da es in großen Mengen von der Plazenta produziert wird –, eine sehr milde östrogene Wirkung. Doch ein Mangel kann unangenehme Symptome hervorrufen wie vaginale Trockenheit, Blaseninfektionen, Gelenkschmerzen, trockene und juckende Haut oder Augentränen. Denn Östriol sorgt für feuchte Schleimhäute, wie in Vagina, Augen, Nebenhöhlen, Magen, Blase oder Darm.

Progesteron

Progesteron wird in den fruchtbaren Jahren nach dem Eisprung in den Eierstöcken vom Gelbkörper hergestellt. Seine Hauptaufgabe ist, die Gebärmutterschleimhaut auf die Einnistung der befruchteten Eizelle, also eine Schwangerschaft vorzubereiten und gegebenenfalls das Wachstum der Milchdrüsen in der Brust zu stimulieren.

Zudem gleicht Progesteron die starke Wirkung von Östrogen auf Gebärmutter- oder Brustgewebe aus und senkt so das Risiko für östrogenabhängige Krebserkrankungen. Es dünnt die Gebärmutterschleimhaut aus und schützt vor starken Blutungen oder Gebärmuttermyomen. Wie Östrogen stärkt Progesteron die Knochen. Während Östrogene nur den Abbau der Knochensubstanz hemmen, fördert Progesteron den Aufbau neuer Knochensubstanz. Es stimuliert die Schilddrüse und erhöht somit die Stoffwechselaktivität und Körpertemperatur im Menstruationszyklus. Es reduziert Entzündungen, unterstützt Muskelaufbau und Fettverbrennung, fördert einen erholsamen Schlaf, schützt vor Herzerkrankungen, beruhigt das Nervensystem und wirkt angstlösend und stimmungsaufhellend.

Im Zuge der Wechseljahre nimmt der Progesteronspiegel ab und das kann zu PMS, Schlafstörungen, prämenstruellen Schmier- und starken Menstruationsblutungen, zyklusbedingten Kopfschmerzen, Stimmungsschwankungen oder Gewichtszunahme beitragen.

Testosteron

Dieses Hormon fördert den Muskelaufbau, stärkt die Knochen, steigert die Libido, heizt den Stoffwechsel an, fördert Antriebskraft und Gehirnleistung. Nur 25 Prozent des Gesamttestosterons werden in den Eierstöcken hergestellt, weitere 25 Prozent in den Nebennieren und 50 Prozent im Fettgewebe. Im Gegensatz zu Progesteron und Östrogen fällt der Testosteronspiegel in den Wechseljahren nur langsam ab. Die Eierstöcke produzieren auch noch einige Jahre nach der Menopause Testosteron, zu Beginn teilweise sogar in höheren Mengen als vorher. Damit gewinnt Testosteron im Zusammenspiel mit Östrogen und Progesteron jetzt eine gewisse Dominanz. Diese vorübergehende Testosterondominanz erklärt einige Symptome, die Frauen im Zuge der Menopause beobachten wie Zunahme von Gesichtsbehaarung, Haarausfall, Aggressionen, Hautunreinheiten oder Zunahme des Bauchumfangs. Insgesamt sinkt der Testosteronspiegel langsam ab. Dabei spielen auch die Nebennieren eine Rolle, die weniger Testosteron und andere männliche Hormone herstellen. Auch Stressbelastungen, die die Bildung der Hormone in den Nebennieren herabsetzen, spielen eine bedeutende Rolle für die Testosteronspiegel. Ein Mangel an Testosteron kann mit Erschöpfung und Antriebslosigkeit, Konzentrationsmangel oder Rückgang von Muskel- und Knochenmasse einhergehen.

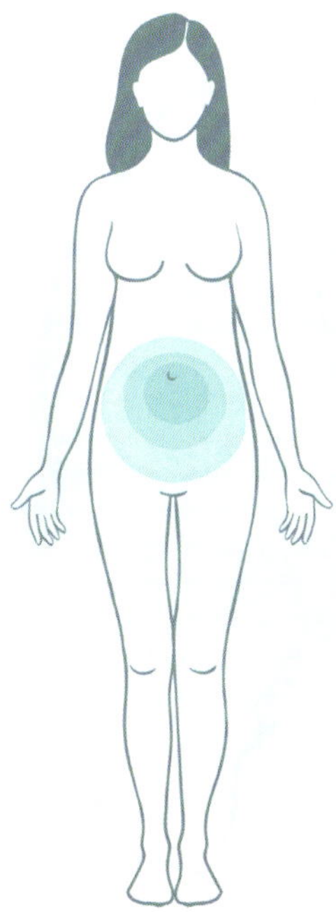

Phasen der Wechseljahre

Die Wechseljahre verlaufen in einem schrittweisen Prozess. Von der Prämenopause bis zur Postmenopause bringt jede Phase ihre eigenen Herausforderungen und Chancen. Verstehen wir, was geschieht, können wir uns darauf einstellen und es positiv gestalten.

Viele Frauen in den 40ern sind überrascht und überwältigt von den plötzlichen Symptomen und Veränderungen in Bezug auf ihren Zyklus oder andere mentale oder körperliche Veränderungen. Da sie sich eigentlich zu jung fühlen für das Eintreten der Wechseljahre, sind viele verunsichert und machen sich Sorgen, was hinter ihren Beschwerden stecken könnte. Viele Beschwerden, die Frauen bereits ab Ende 30 oder Anfang 40 wahrnehmen können, sind tatsächlich erste Anzeichen dafür, dass der Hormonhaushalt langsam beginnt, sich auf das Ende der fruchtbaren Lebensphase vorzubereiten.

Eine ganz allmähliche Umstellung

Doch auch Frauen um die 40 können noch schwanger werden. Es kann zu diesem Zeitpunkt durchschnittlich noch sieben bis zehn Jahre bis zur Menopause, also dem endgültigen Ausbleiben der Periode, dauern. Und das ist auch gut so, denn der hormonelle Umbau in unserer Lebensmitte hat einen starken Einfluss nicht nur auf unseren Zyklus und unsere Fruchtbarkeit, sondern auf unsere gesamte körperliche, emotionale und mentale Verfassung.
Egal ob Stoffwechsel, Gehirnchemie, Beschaffenheit von Haut und Haaren, Schlaf, Konzentrations- und Leistungsfähigkeit, Verdauung oder Körpergewicht - all diese Körperfunktionen werden durch die Veränderungen der Östrogen- und Progesteronspiegel beeinflusst. Insofern können wir dankbar sein, dass der Körper sich ganz langsam in Minischritten dem Ende der reproduktiven Phase nähert.

Eine Einladung

Die ersten kleinen Anzeichen auf die Wechseljahre können wir als Einladung unseres Körpers verstehen, uns nun gezielt um unsere Hormongesundheit zu kümmern. Allein das Wissen, welche hormonellen Veränderungen zu welchem Zeitpunkt der Wechseljahre auftreten und mit welchen Beschwerden diese einhergehen können, wird dir Sicherheit geben. Und was noch wichtiger ist: Dadurch hast du die Chance, dich darauf vorzubereiten, und kannst selbstbestimmt, auch mithilfe dieses Buches, deine individuelle Strategie entwickeln, mit der du Wechseljahresbeschwerden vorbeugen und sie lindern kannst.

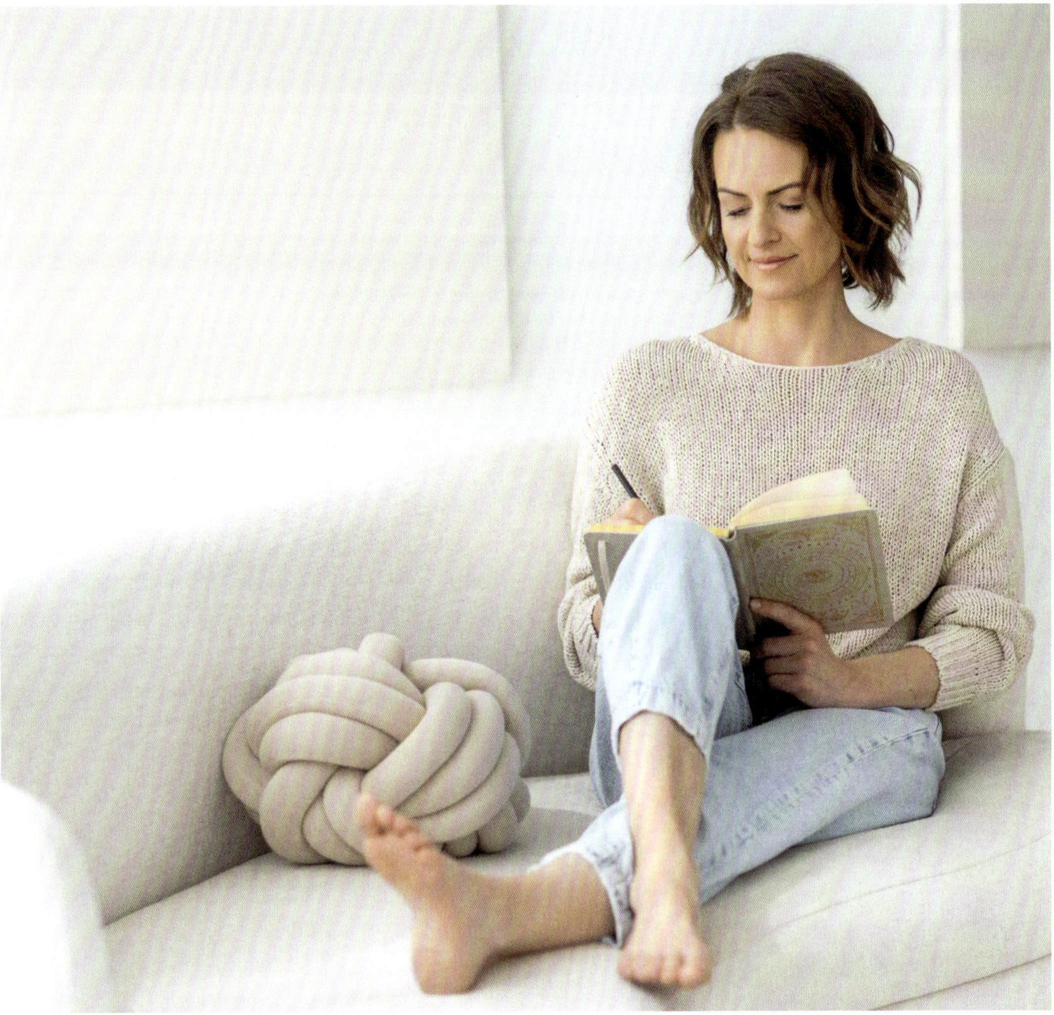

An welchem Punkt bist du gerade?

Anhand der folgenden Beschreibungen kannst du wahrscheinlich einordnen, wo auf deinem Weg durch die Wechseljahre du dich gerade befindest. Bedenke dabei aber, dass die Hormonveränderungen, Symptome oder Altersangaben in Bezug auf die Phasen der Wechseljahre von Frau zu Frau sehr unterschiedlich sein können.

Jede Frau tritt zu einem anderen Zeitpunkt in die Wechseljahre ein und nicht alle Symptome, die ich beschreibe, treffen auf jede Frau zu. Es gibt Frauen, die kaum Symptome bis zur Menopause haben, und andere Frauen erleben die ganze Bandbreite über mehrere Jahre hinweg.

Der Zeitpunkt der Menopause, dem endgültigen Ausbleiben der Periode, ist vorrangig genetisch bedingt. Der Verlauf der Wechseljahre jedoch wird vor allem hinsichtlich der Symptome stark durch den individuellen Lebensstil beeinflusst, durch die Ernährung sowie die mentale, emotionale und die körperliche Stressbelastung der Frauen in dieser Lebensphase ausgesetzt sind.

Erste Anzeichen des Wechsels: Die Prämenopause

In der Prämenopause sind die Zyklen im Allgemeinen noch regelmäßig, weshalb diese Phase genau genommen noch nicht den eigentlichen Wechseljahren zugeordnet wird.
Dennoch können sich hier bereits subtile Veränderungen oder Beschwerden bemerkbar machen, die vor allem auf langsam sinkende Progesteronspiegel zurückzuführen sind. Grund dafür können Zyklen ohne Eisprung oder eine verkürzte Gelbkörper- bzw. Lutealphase sein. Viele Frauen bemerken in der Prämenopause, dass sich sogenannte PMS-Symptome wie Stimmungsschwankungen, Ängste, Schlafstörungen, Wassereinlagerungen, Kopfschmerzen oder Brustspannen in den Tagen vor der Periode verstärken. „PMS“ steht für Prämenstruelles Syndrom.

Es geht los: Die Perimenopause

Die medizinische Bezeichnung für die Wechseljahre ist „Perimenopause“ (griechisch: um die Menopause herum). Gemeint ist die Zeit vor der Menopause, die die letzten Jahre deiner Fortpflanzungsfähigkeit umfasst. Die Perimenopause lässt sich in zwei Stadien einteilen: die frühe und die späte Perimenopause.

Deine frühe Chance

Du solltest wissen, dass in der Prä- und frühen Perimenopause das Ausmaß des Progesteronabfalls individuell durch deine Stressbelastung und dein Ernährungsverhalten beeinflusst wird. Dies ist also der ideale Zeitpunkt, bereits jetzt durch gezielte Lebensstilanpassungen die Weichen zu stellen für einen harmonischen Verlauf deiner Wechseljahre.

→ DIE FRÜHE PERIMENOPAUSE

Sie kann vier bis neun Jahre vor der Menopause einsetzen. Das durchschnittliche Alter für den Beginn der frühen Perimenopause ist etwa 42 bis 48 Jahre.
In der frühen Perimenopause ist der Zyklus nicht mehr so regelmäßig und vorhersehbar. Die Zykluslänge kann schwanken zwischen +/- sieben Tagen. Möglicherweise kommt deine Periode plötzlich sechs oder sieben Tage früher oder später als erwartet.

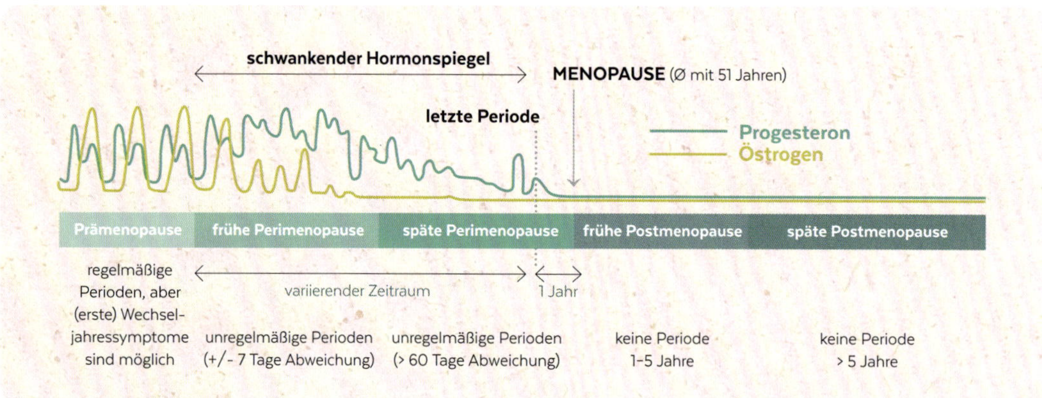

Immer wieder kann es zu anovulatorischen Zyklen kommen, das bedeutet Zyklen ohne Eisprung. Dennoch ist es möglich, in der Perimenopause auf natürliche Weise schwanger zu werden, wenngleich statistisch gesehen die Wahrscheinlichkeit einer Schwangerschaft im Alter von 40 bis 44 Jahren nur noch bei etwa 10 Prozent liegt.

Das Östrogen fährt Achterbahn

Die Beschwerden entstehen einerseits durch langsam sinkende Progesteronspiegel und andererseits durch eine sich immer stärker ausprägende Östrogendominanz.
Denn anders als in den letzten Jahren behauptet oder vereinfacht dargestellt, wissen wir inzwischen, dass in der Perimenopause die Östrogenspiegel nicht sinken.
Sondern die Östrogenspiegel steigen im Vergleich zur Prämenopause sogar deutlich an – nicht selten bis zum dreifachen Wert. Gleichzeitig ist der Östrogenspiegel starken Schwankungen ausgesetzt und kann sogar sehr niedrig abfallen.
Wir haben es in der Perimenopause also vor allem mit hohen und stark schwankenden Östrogenspiegeln bzw. einer ausgeprägten Östrogendominanz und einem weiter voranschreitenden Progesteronabfall zu tun. Kein Wunder, dass nicht nur die Zyklen immer unberechenbarer werden, sondern auch die Symptome, die viele Frauen im Zuge der Perimenopause erleben.
Diese hormonelle Achterbahn macht übrigens die Wirksamkeit hormonfreier Verhütungsmethoden wie die Zyklusbeobachtung, insbesondere die Messung der Basaltemperatur, die viele Frauen zur Verhütung oder Kinderwunschplanung nutzen, unzuverlässig. Hormonschwankungen und unregelmäßige Zyklen können zu unvorhersehbaren Temperaturveränderungen führen. Die Ovulation wird unberechenbar, die Follikelphase verkürzt sich häufig. Zusätzlich können Schlafstörungen oder Hitzewallungen die Temperaturmessung beeinflussen.

Symptome der frühen Perimenopause

Es können in dieser Phase Schmierblutungen oder sehr starke, schmerzhafte Blutungen auftreten. Viele Frauen haben auch Beschwerden wie Kopfschmerzen, Brustspannen, Gereiztheit, schlechter Schlaf, Erschöpfung oder Gewichtszunahme.
Ein starker Östrogenabfall kann Symptome wie Hitzewallungen, Nachtschweiß oder sogar Angst- und Panikattacken auslösen oder verschlimmern, wenn diese Beschwerden schon vorher bei dir auftraten.

Bin ich in der frühen Perimenopause?

Kreuze an, welche Aussagen auf dich zutreffen. Du bist möglicherweise in der frühen Perimenopause, wenn du über 35 bist und 3 der folgenden Punkte bejahen kannst.

- ◯ Ich habe öfter verkürzte Menstruationszyklen (< 26 Tage).
- ◯ Neuerdings habe ich stärkere oder längere Periodenblutungen.
- ◯ Neuerdings habe ich geschwollene, schmerzempfindliche Brüste.
- ◯ Neuerdings wache ich mitten im Schlaf auf.
- ◯ Ich habe verstärkte Regelschmerzen.
- ◯ Nachtschweiß tritt auf, insbesondere prämenstruell.
- ◯ Neuerdings habe ich verstärkte Migräne oder Kopfschmerzen.
- ◯ Ich habe verstärkte prämenstruelle Stimmungsschwankungen.
- ◯ Ich stelle eine Gewichtszunahme fest, obwohl ich mein Bewegungs- und Ernährungsverhalten nicht verändert habe.

→ ENDSPURT: DIE SPÄTE PERIMENOPAUSE

Der Übergang in die späte Perimenopause findet statt, wenn dein Zyklus länger als 60 Tage dauert bzw. der Abstand zwischen den Blutungen sich immer mehr verlängert. Bleibt die Periode 12 Monate vollständig aus, hast du die Menopause erreicht. Die Östrogenspiegel sinken im Zuge der Menopause.

Symptome in der späten Perimenopause

Die Östrogendominanz-Symptome der frühen Perimenopause können möglicherweise nachlassen. Migräne, Nachtschweiß, Hitzewallungen, vaginale Trockenheit, Muskel- und Gelenkschmerzen, zunehmendes Bauchfett können jedoch aufgrund erniedrigter Östrogenspiegel erstmals auftreten oder sich verstärken.

Angekommen: Die Menopause

Dass du die Menopause erreicht hast, weißt du erst im Rückblick, das heißt, wenn du feststellst, dass seit deiner letzten Periode zwölf Monate vergangen sind. Es ist also weniger eine Phase, sondern vielmehr der Begriff für die letzte Periode deines Lebens.
Das Durchschnittsalter für den Eintritt in die Menopause liegt bei 51 Jahren, das heißt die meisten Frauen erreichen die Menopause zwischen 45 und 55 Jahren.

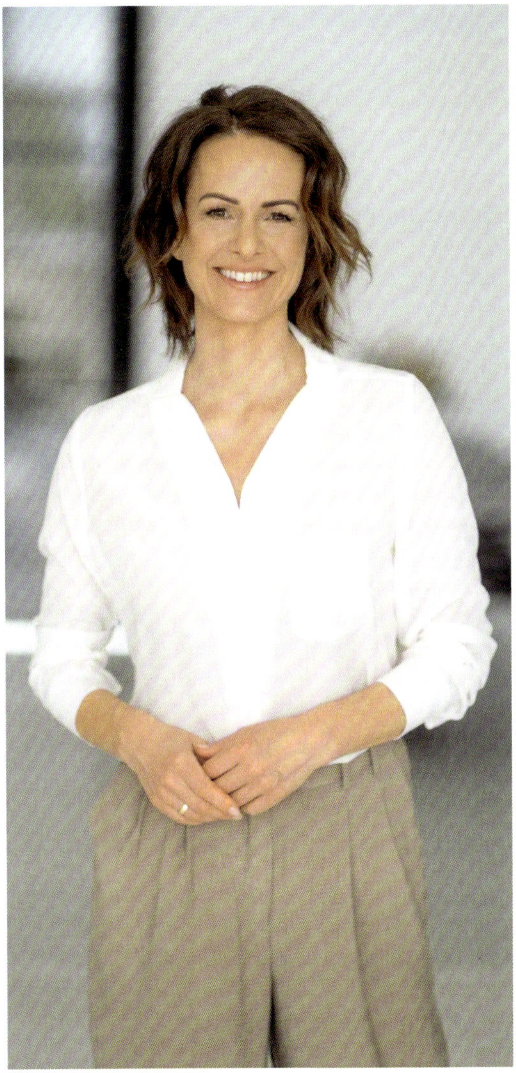

Symptome in der Postmenopause

Hitzewallungen, depressive Verstimmungen, Gedächtnis- und Konzentrationsstörungen, trockene Schleimhäute, Libidoverlust, Inkontinenz, Muskel- und Gelenkschmerzen oder Schlafstörungen können anhalten.

Das neue Normal: Die Postmenopause

Die Postmenopause setzt nach der Menopause ein und kann bis zu sieben Jahre dauern. Es ist die Zeit nach der letzten Periode, in der sich unsere Hormone Schritt für Schritt auf ihr neues Normal ausbalancieren und stabilisieren.
Vielen Frauen geht es jetzt deutlich besser und die stürmischen Auf und Abs der Wechseljahre liegen hinter ihnen. Schlaf, Stimmung und Körpergewicht normalisieren sich meistens wieder, vor allem bei einem gesunden Ernährungs- und Lebensstil.
Oft wird Frauen daher suggeriert, dass sie nach der Menopause eigentlich keine Probleme mehr haben müssten. Fakt ist aber, dass nicht wenige Frauen auch in der Postmenopause noch die Auswirkungen der Wechseljahre spüren können.
Beschwerden können einerseits in niedrigeren Sexualhormonspiegeln begründet sein. Andererseits sind Beschwerden in dieser Lebensphase aber auch auf andere gesundheitliche Defizite, Erkrankungen oder Lebensstilverhalten zurückzuführen. Dies können beispiels-

weise altersbedingte stille Entzündungen (sogenanntes „Inflammaging"), Nährstoff- oder Bewegungsmangel sein.
Viele dieser Beschwerden lassen sich durch die Ernährungs- und Lebensstilmaßnahmen des Hormon-Balance-Programms lindern und auflösen. Integriere sie Schritt für Schritt in deinen Alltag und verbessere auf diese Weise deine Lebensqualität und deine Vitalität bis ins hohe Alter.
Es ist nie zu spät und selbst kleine Veränderungen wie ein täglicher Spaziergang, in der Hektik des Alltags, eine Atem- und Entspannungsübung zwischendurch, der Yogakurs oder ein nährstoffreiches Frühstück können enorme Verbesserungen erzielen, wenn du sie – ein Schritt nach dem anderen – zu deiner Gewohnheit machst.

Vorzeitige Menopause

Statistisch kommen ein bis drei Prozent der Frauen bereits vor dem vierzigsten Lebensjahr in die Wechseljahre. Medizinisch wird dies „prämature Ovarialinsuffizienz" genannt. Ein so frühes Ende der Fruchtbarkeit ist für die meisten Betroffenen ein Schock und kann für die Frauen eine große psychische und emotionale Belastung darstellen. Schließlich haben viele Frauen in ihren 30ern noch einen Kinderwunsch.

→ HORMONERSATZTHERAPIE GUT ABWÄGEN

Die möglichen Symptome der vorzeitigen Wechseljahre bzw. Menopause ähneln denen der natürlich einsetzenden Wechseljahre. Jedoch können die damit einhergehenden niedrigeren Sexualhormonspiegel zum Beispiel das Risiko für Osteoporose oder Herz-Kreislauf-Erkrankungen bereits in jüngeren Jahren erhöhen.
Das ist auch der Grund, warum viele Ärztinnen und Ärzte jungen Frauen, die verfrüht in die Wechseljahre gekommen sind, eine Hormonersatztherapie empfehlen. Jedoch ist dabei immer zu bedenken, dass zum einen hormonwirksame Medikamente ihrerseits Nebenwirkungen haben können. Und zum anderen hat unser Lebensstil einen weitaus höheren Einfluss auf unsere Gesundheit. Bewegung, die richtigen Nährstoffe, Schlaf und eine gute Stressresilienz sind die Basis für gesundes Altern und sind durch Medikamente allein nicht ersetzbar.

Entfernung der Gebärmutter und Wechseljahre

Eine Hysterektomie, das heißt die operative Entfernung der Gebärmutter, kann, je nach Art der durchgeführten Operation, eine vorzeitige Menopause auslösen. Es gibt zwei Formen der Hysterektomie – die vollständige (totale) und die nicht vollständige (partielle) Hysterektomie.

→ DIE VOLLSTÄNDIGE HYSTEREKTOMIE

Hierbei werden sowohl die Gebärmutter als auch beide Eierstöcke entfernt. Dadurch können in den Eierstöcken kein Östrogen, kein Progesteron und kein Testosteron hergestellt werden. Frauen, die vor diesem Eingriff noch ihre Periode hatten, treten nach der Operation unabhängig vom Alter sofort in die Menopause ein.
Der dann erfolgende spontane Hormonabfall kann dafür sorgen, dass die Symptome sehr viel stärker ausfallen als bei natürlichen Wechseljahren, in denen die hormonellen Umstellungen über einen langen Zeitraum vonstattengehen.
Je nach individueller Symptomatik und dem Grad der Beschwerden muss hier gemeinsam mit dem behandelnden Arzt abgewogen werden, ob eine Hormonersatztherapie angebracht ist.

Du kannst in jedem Fall Einfluss nehmen

Ganz gleich, ob du natürlich, verfrüht oder aufgrund eines medizinischen Eingriffs in die Menopause eingetreten bist: Durch die Umsetzung des Hormon-Balance-Programms wirst du die Auswirkungen der Hormonveränderungen abmildern und dein Wohlbefinden deutlich verbessern können.

→ **DIE NICHT VOLLSTÄNDIGE HYSTEREKTOMIE**

Wenn die Eierstöcke bei der Gebärmutterentfernung intakt bleiben, haben die betreffenden Frauen zwar keine Menstruationsblutung mehr. Jedoch können die Eierstöcke theoretisch weiterhin altersentsprechend Östrogen und Progesteron herstellen. Dennoch setzen die Wechseljahre bei Frauen nach einer partiellen Hysterektomie häufig früher ein.

Kann man testen, in welchem Stadium der Wechseljahre man sich befindet?

Theoretisch kann das Hormon FSH im Blut getestet werden. Es ist jedoch kein verlässlicher Marker, der anzeigt, in welchem Stadium der Perimenopause eine Frau sich gerade befindet. Denn das FSH kann im Verlauf eines Tages oder länger dramatisch schwanken.
Das Gleiche gilt für Östrogen in der Perimenopause. Da es keinen verlässlichen Bluttest gibt, um die Perimenopause wirklich zu diagnostizieren, ist es für eine Frau sehr wichtig, Veränderungen in ihrem Menstruationszyklus, ihrer Stimmung, ihren Schlafmustern und ihrem allgemeinen Wohlbefinden zu erkennen und am besten auch in einem Symptom-Tagebuch festzuhalten.

Tabuthema Libidoverlust

In den Wechseljahren erleben viele Frauen in ihrer Sexualität Veränderungen, die oft mit Scham und Unsicherheit verbunden sind. Sinkende Sexualhormonspiegel sowie Beschwerden im urogenitalen Bereich wie vaginale Trockenheit oder Inkontinenz können die Lust auf Intimität dämpfen. Gezielte Maßnahmen zur Linderung solcher Beschwerden findest du auf Seite 104.
Darüber hinaus ist es wichtig zu verstehen, dass sexuelle Lust bei Frauen anders entsteht als bei Männern. Frauen benötigen oft mehr Zeit und vor allem einen entspannten Zustand, um Lust zu entwickeln. Die im Buch vorgestellten Maßnahmen zur Selbstfürsorge und Stressregulation können daher nicht nur dir selbst, sondern auch deiner Partnerschaft guttun.
In langen Partnerschaften oder in dieser Lebensphase kann es hilfreich sein, Sexualität neu zu definieren und zu entdecken. Paare können gemeinsam erkunden, was jetzt guttut und Nähe schafft. Sanfte Berührungen, Massagen oder einfach nur Kuscheln können eine wertvolle Basis für Intimität bilden. Es ist wichtig, offen miteinander zu kommunizieren und Erwartungen anzupassen. Vielleicht entdeckt ihr neue Formen der Zärtlichkeit, die beiden Freude bereiten. Vergiss nicht: Intimität ist mehr als nur Sex. Es geht um Verbundenheit, Vertrauen und gegenseitige Wertschätzung - und das gilt während und nach den Wechseljahren ebenso wie zuvor! Gib dir selbst und deinem Partner die Zeit und den Raum für diese neue Phase eurer Beziehung.

Beschwerden in den Wechseljahren – warum sind manche Frauen betroffen und andere nicht?

Alle Frauen kommen in die Wechseljahre und bei allen findet der gleiche hormonelle Umbauprozess statt. Die große Frage, die sich demnach stellt ist: Warum haben manche Frauen kaum oder sogar überhaupt keine Symptome und andere fühlen sich hundeelend?

Viele Frauen versuchen, es ergeben hinzunehmen, wenn sie unter den großen hormonellen Veränderungen leiden – manche über viele Jahre: „Es ist nun mal so."

Doch das trifft so nicht zu. Es gibt eine Erklärung für die unterschiedlichen Auswirkungen der Veränderungen: Ob wir die schwankenden und sinkenden Östrogen- und Progesteronspiegel extrem oder kaum spürbar und nur gelegentlich erleben, hängt in erster Linie von der Gesundheit und Stabilität anderer Körpersysteme und Hormonachsen ab.

Denn das Nerven-, Immun-, Herz-Kreislauf- und Verdauungssystem sowie andere Hormondrüsen wie Schilddrüse, Nebennieren oder Bauchspeicheldrüse stehen in direkter Interaktion mit unseren Eierstöcken und somit der Bildung und Wirkweise von Progesteron und Östrogen.

Sind diese Systeme gesund, wirken sie wie ein Fallschirm, der die Fallgeschwindigkeit und Schwankungen unserer Sexualhormone verringern und uns zu einer sanften Landung in der Menopause verhelfen kann.

Gibt es bereits Beeinträchtigungen in diesen Systemen, wirkt sich das spürbar auf den Verlauf des großen Wechsels aus.

Wenn alles zusammenkommt

Meiner Erfahrung nach treten Frauen, die starke Wechseljahresbeschwerden erleben, bereits mit Hormondysbalancen, Nährstoffmängeln, Verdauungsbeschwerden, Blutzuckerschwankungen oder chronisch stillen Entzündungen in die Prä- und Perimenopause ein.

Oftmals bleiben solche schleichenden Prozesse unbemerkt oder bringen lediglich kleinere Wehwehchen mit sich, die wir noch ignorieren können. Wir hoffen, dass sie nur vorübergehend sind.

Spätestens in den 40ern und 50ern treten die gesundheitlichen Auswirkungen der anstrengenden letzten Jahre jedoch immer deutlicher zutage: Kindererziehung, Karriere, Hausbau, Trennungen, familiäre Konflikte, Verlust oder die Versorgung hilfebedürftiger Eltern und anderes mehr beanspruchen uns oft über alle Maßen.

Wir hetzen fremdgesteuert von Termin zu Termin, sind für unsere Lieben da, opfern uns auf. Müdigkeit kompensieren wir mit Kaffee, Kopf- oder Regelschmerzen mit Schmerz-

Höchste Zeit für dich

Ja, wir Frauen sind stark und können eine Menge leisten und aushalten. In jüngeren Jahren hält uns unser wunderbarer Körper dafür auch noch den Rücken frei. Er verzeiht uns Stress, Bewegungsmangel, schlechte Ernährung oder schlaflose Nächte. Aber spätestens in der Perimenopause, wenn unsere Östrogen- und Progesteronspiegel nicht mehr wie Schutzschilde vor uns stehen, können und sollten wir Symptome, die unsere Lebensqualität beeinträchtigen, nicht länger ignorieren.

tabletten, damit wir weiter funktionieren. Und abends helfen TV und Rotwein, uns zu entspannen. Wir haben keine Zeit, keine Motivation und keine Energie für Sport, regelmäßige gesunde Mahlzeiten und erst recht nicht für uns selbst.

Linderung & Vitalität – jetzt & später

Die Wechseljahre sind ein kritisches Zeitfenster hormoneller und altersbedingter Veränderungen, die das Risiko für Herz-Kreislauf-Erkrankungen (Herzinfarkte, Schlaganfälle, Bluthochdruck und Herzinsuffizienz), Krebserkrankungen, Rheuma, Depressionen oder Diabetes erhöhen. Mit der Umsetzung des Hormon-Balance-Programms minimierst du die Wahrscheinlichkeit für starke Wechseljahressymptome und du schaffst die besten Voraussetzungen für eine gesunde, vitale zweite Lebenshälfte.
Die Veränderung der Sexualhormone ist unabdingbar und darauf können wir auf natürliche Weise nur begrenzt Einfluss nehmen.
Im Balance-Programm fokussieren wir uns daher auf 5 wichtige Systeme, die deine Hormon-Balance in den Wechseljahren sicherstellen und deshalb unsere gezielte Unterstützung brauchen. In den folgenden Kapiteln stelle ich dir diese 5 Schlüssel zu mehr Wohlbefinden ausführlich vor:

→ **SCHLÜSSEL 1: NEBENNIERENGESUNDHEIT**

→ **SCHLÜSSEL 2: ZIRKADIANER RHYTHMUS UND SCHLAF**

→ **SCHLÜSSEL 3: BLUTZUCKERBALANCE**

→ **SCHLÜSSEL 4: DARMGESUNDHEIT**

→ **SCHLÜSSEL 5: LEBERGESUNDHEIT**

Jeder dieser Bereiche steht in direkter Interaktion mit deinen Sexualhormonen und beeinflusst, ob und wie stark sich Wechseljahressymptome bei dir ausprägen können. Auf diese fünf wichtigen Bereiche kannst du durch eine hormongesunde Ernährung und achtsamen Lebensstil direkt einwirken. Das ermöglicht dir, deine Gesundheit in den Wechseljahren selbst zu gestalten und proaktiv zu deinem langfristigen körperlichen und mentalen Wohlbefinden beizutragen.

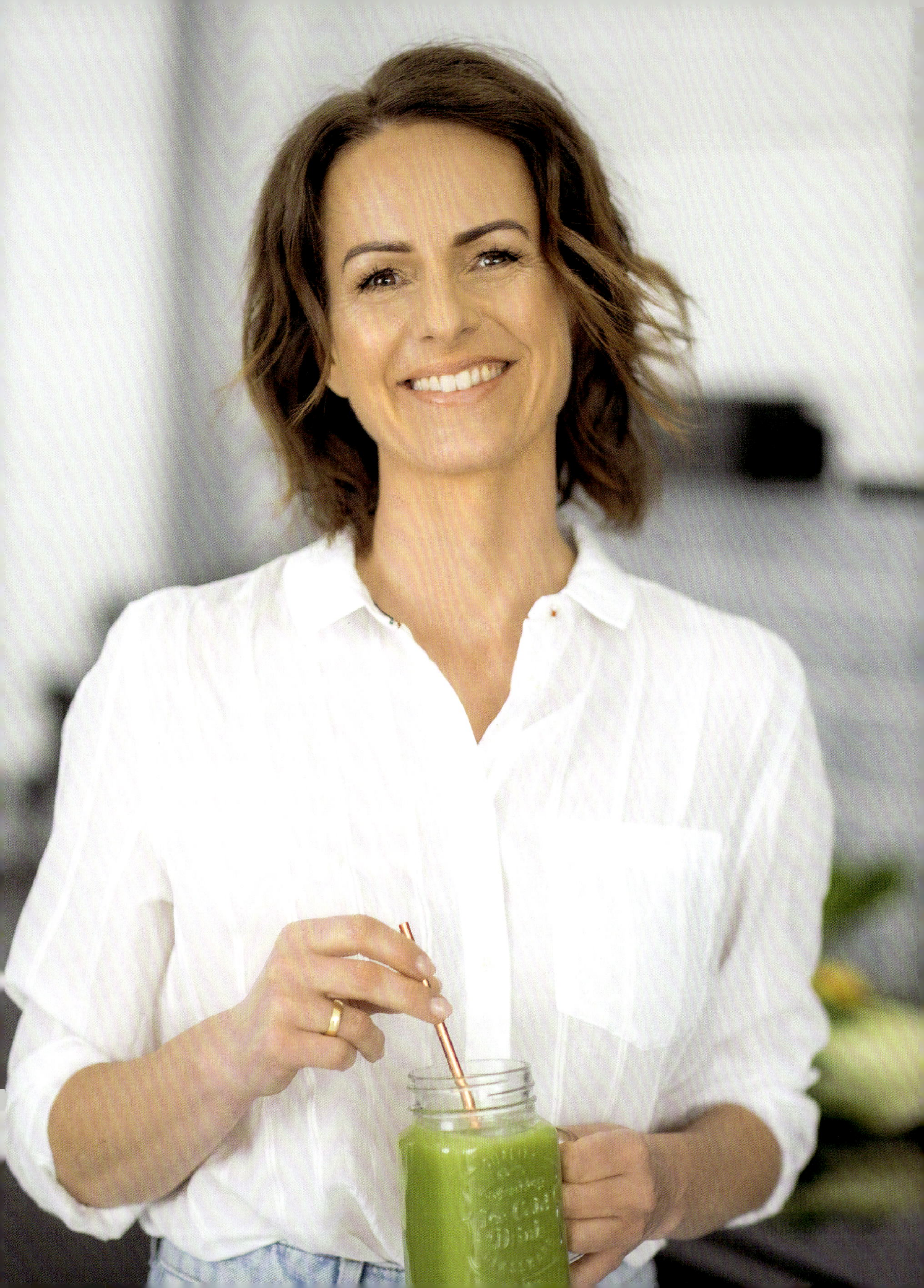

Die 5 Schlüssel der Hormon-Balance ab 40

Die Wechseljahre sind ein Wendepunkt – doch du hast es selbst in der Hand, deine Gesundheit zu gestalten. Die 5 Schlüsselsysteme deines Körpers, die in dieser Phase maßgeblich dein Wohlbefinden bestimmen, kannst du vielfältig unterstützen. So kannst du aktiv zu deiner Gesundheit und Vitalität beitragen.

Schlüssel 1
Nebennierengesundheit

Die Nebennieren sind zwei walnussgroße Hormondrüsen, die jeweils wie kleine Hütchen auf den Nieren sitzen. Ihre Hauptaufgabe ist es, Stresshormone wie Adrenalin und Cortisol auszuschütten, die uns bei der Bewältigung von Stress oder bedrohlichen Situationen helfen. Die Gesundheit der Nebennieren nimmt daher eine zentrale Rolle bei der Linderung und Vorbeugung von Wechseljahresbeschwerden ein. Wir werden uns in diesem Kapitel damit auseinandersetzen, welche Art von Stress die Nebennieren schwächen kann, wie eine gesunde Stressreaktion aussieht und welche Ernährungs- und Lebensstilmaßnahmen die Ausschüttung von Stresshormonen senken und die Nebennieren stärken können.

Was ist Stress?

Du wirst mir sicher zustimmen, dass wir mit dem Begriff Stress eher negative Assoziationen haben. Allerdings wird Stress im biologischen Verständnis weder als negativ noch als positiv bewertet. Stress ist lediglich die biochemische Antwort bzw. Reaktion des Körpers auf einen Reiz: Er schüttet über die Nebennieren Stresshormone wie Adrenalin, Noradrenalin oder Cortisol aus. Die Hormone wiederum lösen eine Kaskade körperlicher Reaktionen und Hormonausschüttungen aus, durch die wir adäquat auf Stressoren bzw. Stressauslöser reagieren.

Zahllose Stressauslöser in unterschiedlicher Intensität

Die Zahl und Intensität von Stressauslösern haben sich in unserem Jahrhundert so enorm potenziert, dass es für unser steinzeitlich konzipiertes Nervensystem eine große Herausforderung ist, die Flut an Stressoren, die tagtäglich auf uns einprasselt, zu bewältigen.
Der Immer-in-Eile-Lifestyle ist zum Statussymbol für Erfolg und Leistungsfähigkeit geworden. Karriere, Kinder, Partnerschaft, Haushalt, Top-Figur - wir modernen Frauen bekommen alles unter einen Hut.
In der Theorie ist das auch so. Aber der weibliche Körper reagiert sensibel auf Dauerstress und gibt uns das auch zu verstehen. Frühwarnsignale für Stress sind zum Beispiel, ungewöhnlich emotional, aggressiv oder gereizt zu sein, keine Lust auf Nähe mit dem Partner und einen generellen Wunsch nach Rückzug zu verspüren, Grübeln und Gedankenkreisen, schlechter Schlaf, sich mit Kaffee wach zu halten oder mit Süßkram und Wein die Stimmung anzuheben.

Manche Frauen empfinden ihr Leben gar nicht (mehr) als so stressig und leiden dennoch an erhöhten oder erniedrigten Cortisolspiegeln oder geschwächten Nebennieren. Das liegt daran, dass der Körper, meistens ohne dass wir es merken, auf die unterschiedlichsten inneren und äußeren Stressauslöser mit der Ausschüttung von Stresshormonen reagiert.

Selbsttest: Wie gestresst bist du?

Welche der folgenden Fragen beantwortest du für dich mit „Ja"?

- ○ Fühlst du dich häufig überfordert oder überwältigt?
- ○ Hast du Schwierigkeiten, dich zu entspannen, selbst in ruhigen Momenten?
- ○ Leidest du unter Schlafstörungen oder hast Probleme, ein- oder durchzuschlafen?
- ○ Hast du vermehrt Kopfschmerzen oder Spannungsschmerzen im Nacken- und Schulterbereich?
- ○ Fällt es dir häufig schwer, dich zu konzentrieren und klar zu denken?
- ○ Bemerken andere, dass du gereizter oder ungeduldiger bist als üblich?
- ○ Hast du vermehrt Magen-Darm-Beschwerden wie Bauchschmerzen, Übelkeit oder Verdauungsstörungen?
- ○ Fühlst du dich häufig müde oder energielos, selbst nach ausreichendem Schlaf?
- ○ Hast du das Gefühl, dass du deine Zeit nicht effektiv nutzen kannst oder dass du ständig in Eile bist?
- ○ Leidest du unter häufigen Angstzuständen, Sorgen oder Panikattacken?

Auswertung

Zähle, wie viele Fragen du mit „Ja" beantwortet hast.
0-2 „Ja": Es gibt wenige Anzeichen für Stress, aber es schadet nicht, auf deine mentale Gesundheit zu achten und Entspannungstechniken zu üben.
3-5 „Ja": Es gibt einige Anzeichen für Stress und es ist wichtig, Wege zu finden, um deine Stressbelastung zu reduzieren und besser mit Stress umzugehen.
6 oder mehr „Ja": Es gibt deutliche Anzeichen für starken Stress. Du solltest deine Stressbelastung deutlich reduzieren und Entspannungs- und Stressbewältigungstechniken praktizieren, um Wechseljahresbeschwerden und potenzielle gesundheitliche Risiken zu minimieren.

→ INNERE STRESSOREN

Hierzu zählen zum Beispiel Hunger, Durst, Schlafmangel, Nährstoffmangel, Bewegungsmangel, chronisch stille Entzündungen in Verbindung mit Autoimmun- oder Darmerkrankungen oder Hormonverschiebungen, die besonders stark in Pubertät, Schwangerschaft oder Wechseljahren auftreten. Aber auch mentaler und emotionaler Stress wie finanzielle Sorgen, Zukunftsängste, Selbstzweifel, negative Gedanken, Beziehungskonflikte, Einsamkeit oder überzogener Perfektionismus und Kontrollwahn.

→ ÄUSSERE STRESSOREN

Dies können beispielsweise Lärm, Hitze, Kälte, Umwelt- und Schadstoffbelastungen, Störungen des Tag-Nacht-Rhythmus (beispielsweise bei Schichtarbeit oder Reisen durch verschiedene Zeitzonen) sein, ebenso Elektrosmog durch Handy, Computer oder Fernseher, Multitasking oder hoher Medienkonsum.

Die Stressreaktion

Die Stressreaktion ist die natürliche Antwort des Körpers auf eine Herausforderung oder Bedrohung, sei es physisch oder emotional. Wenn der Körper Stress erlebt, setzt er eine Reihe von Prozessen in Gang, um adäquat auf die herausfordernde Situation zu reagieren.

Drei Phasen der Stressreaktion

Der Sympathikus und der Parasympathikus sind zwei Teile unseres autonomen Nervensystems, das diese Reaktion steuert.
Der Sympathikus wird oft als zuständig für den „Fight-or-Flight"-Modus bzw. die „Kampf- oder Fluchtreaktion" bezeichnet. Dagegen ist der Parasympathikus für den „Rest-and-Digest"-Modus, für Ruhe und Entspannung verantwortlich.

→ DIE ALARMPHASE

Stress wird vom Gehirn als Gefahr interpretiert. Automatisch wird daraufhin der Sympathikus aktiviert und löst im Körper eine Abfolge neurologischer und hormoneller Reaktionen aus, die unseren Vorfahren halfen, sich gegen Angreifer und wilde Tiere verteidigen oder fliehen zu können. Im Falle einer Bedrohung, eines Angriffs oder Kampfes schaltet der Körper blitzschnell sein Überlebensprogramm ein.
Adrenalin und Cortisol sorgen dafür, dass alle verfügbaren Energiereserven mobilisiert werden: Herzschlag und Atmung werden schneller, der Blutdruck steigt.
Speicherzucker aus Muskeln und Leber wird freigesetzt, was den Blutzucker ansteigen lässt.
Deine Muskeln spannen sich an, während deine Empfindlichkeit für Schmerzen abnimmt. Deine Pupillen weiten sich, du bist aufmerksam und fokussiert, um blitzschnell Entscheidungen treffen zu können.

→ DIE BEWÄLTIGUNGSPHASE

Auf diese Weise sind wir in der Lage, enorme Kräfte zu mobilisieren, zu fliehen oder zu kämpfen.
Um die Leistung deines Körpers zu steigern, treten andere energieverbrauchende Systeme in den Hintergrund: Magen, Darm und Blase arbeiten langsamer, deine Immunfunktion verändert sich. Prozesse wie Wachstum, Gewebereparatur und Fortpflanzungsfähigkeit werden zurückgestellt. Sämtliche Körperfunktionen verändern sich als Reaktion auf die vom Nervensystem wahrgenommene Bedrohung.
Sobald die Stresssituation vorüber ist, übernimmt der Parasympathikus. Seine Aufgabe besteht darin, den Körper in einen Zustand der Ruhe und Erholung zu versetzen. Der Parasympathikus senkt die Herzfrequenz, verringert die Durchblutung der Muskeln und fördert

die Verdauung. Dies ermöglicht es dem Körper, sich zu entspannen und seine Ressourcen wieder aufzufüllen.

→ DIE STRESSREAKTION BEENDEN

Die erfolgreiche Bewältigung solcher Bedrohungssituationen ist evolutionär immer mit Bewegung und Muskelaufwand verbunden gewesen, weil wir kämpfen oder wegrennen mussten, um die Bedrohung zu überwinden. Oder wir mussten, wenn Nahrungsknappheit die Stressreaktion auslöste, auf Nahrungssuche gehen.
Durch solche körperlichen Aktivitäten kann die zuvor mobilisierte Energie wieder entladen werden. Der Blutzuckerspiegel sinkt und Stresshormone werden abgebaut.
Wenn die Bedrohung schließlich vorüber ist, schaltet der Körper von Kampf und Flucht auf Ruhe und Entspannung, also den Entspannungsmodus um, für den der Parasympathikus verantwortlich ist. Die Atmung, der Blutdruck und der Blutzucker normalisieren sich, interne Heilungs- und Reparaturprozesse werden wieder möglich.
Nun steht auch wieder Energie für nicht überlebenswichtige Körperfunktionen zur Verfügung wie Verdauung, Wachstum oder Fortpflanzung.

Ein gesundes Zusammenspiel

Obwohl der Sympathikus und der Parasympathikus oft als Gegenspieler betrachtet werden, arbeiten sie in einer komplexen Interaktion zusammen, um die physiologische Reaktion des Körpers auf Stress zu regulieren. Eine gesunde Stressreaktion besteht immer aus drei Phasen:

→ DIE ALARMPHASE

Ein Stressor löst die Stressreaktion aus.

→ DIE BEWÄLTIGUNGSPHASE

Sie ist mit Bewegung und Muskelaktivität verbunden.

→ DIE ERHOLUNGSPHASE

Der Körper erholt sich von den Strapazen und kann regenerieren.

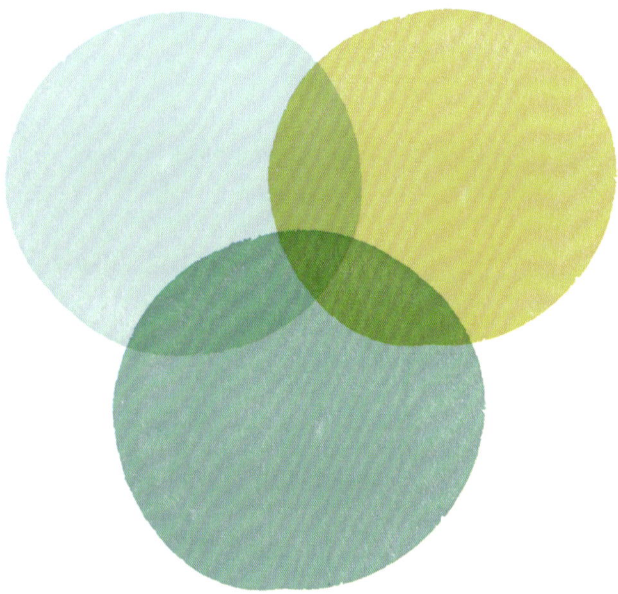

Phasen der Stressreaktion

	Alarmphase	Bewältigungsphase	Erholungsphase
Aktivität des Sympathikus	aktiviert	aktiviert	weniger aktiv
Aktivität des Parasympathikus	unterdrückt	allmählich aktiviert	aktiviert
Stresshormonspiegel	Höchststand	hoch, aber abnehmend	deutlicher Rückgang
Blutzuckerspiegel	erhöht	möglicherweise weiter erhöht	normalisiert sich
Insulinspiegel	erhöht	erhöht	normalisiert sich
Blutdruck	erhöht	erhöht	normalisiert sich
Immunsystem	kurzzeitig unterdrückt	wird stabilisiert oder verstärkt	normalisiert sich
Bewältigungsstrategien	erhöhte Aufmerksamkeit, Fokussierung auf unmittelbare Lösungen, erhöhte Muskelspannung, Herz- und Atemfrequenz, impulsives Verhalten, starke emotionale Reaktionen wie Angst, Wut, Frustration	Einsatz von Bewältigungsmechanismen wie Bewegung, Entspannungstechniken, soziale Unterstützung, Zeitmanagement, erhöhte Reizbarkeit und gesteigerte Empfindlichkeit gegenüber Stressoren, beeinträchtigte Leistungsfähigkeit bei fortgesetzter Funktionsfähigkeit	Ruhe, Schlaf, Regeneration, Entspannungstechniken, Achtsamkeit, Selbstfürsorge

Im Überlebensmodus stecken bleiben

Das Problem unserer modernen Lebensweise ist: Der Stressreaktionszyklus, der eigentlich nur für den Akutfall gedacht ist, wird nicht beendet. In der Folge erhält das Nervensystem nicht das Signal für Sicherheit, Heilung, Regeneration und Fortpflanzung und der Parasympathikus wird nicht aktiviert. Stattdessen bleiben wir in der Alarm- und Bewältigungsphase stecken, in der der Sympathikus dominiert, welcher mit zum Beispiel höheren Cortisol-, Insulin- und Blutzuckerspiegeln, erhöhtem Blutdruck oder einem unterdrückten Immunsystem oder eingeschränkter Verdauung und Fettverbrennung verbunden ist (siehe Tabelle Seite 34).
Je häufiger und stärker der Sympathikus aktiviert ist, desto schwächer wird der Parasympathikus und es fällt uns immer schwerer, aus dem Überlebensmodus in den Lebensmodus zu wechseln, uns körperlich und mental zu entspannen oder gut zu schlafen.

Drei Hauptursachen für chronisch erhöhte Cortisolspiegel und geschwächte Nebennieren

1. Wir nehmen uns in unserem durchgetakteten Alltag kaum oder sogar keine Zeit für körperliche und mentale Pausen und Erholungszeiten einschließlich einer gesunden Schlafhygiene, um den parasympathischen Ast des Nervensystems zu stärken.

2. Es fehlt uns an Alltagsbewegung und gezieltem Muskeltraining, um Cortisol und hohe Blutzucker- bzw. Insulinspiegel abzubauen.

3. Die Vielfalt und Intensität von Stressoren nehmen überhand und überaktivieren anhaltend das Nervensystem und die Nebennieren.

Wenn die Erholung ausfällt …

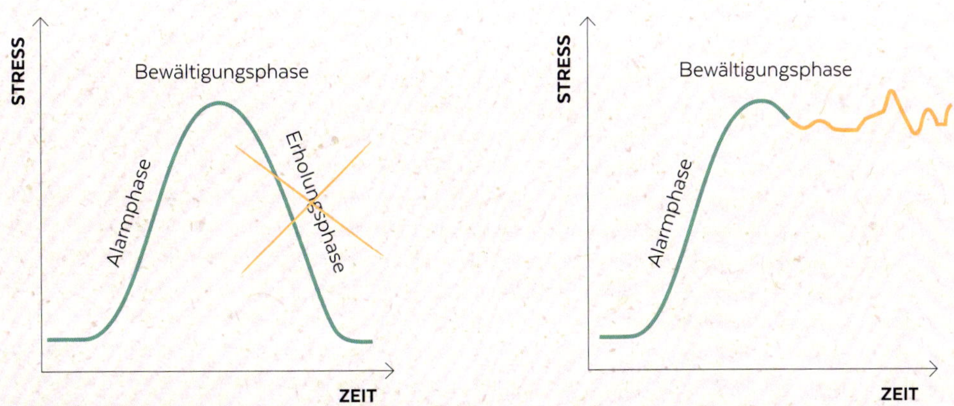

… hält der Stress an.

Anhaltender Stress

Frauen in ihren 30er- und 40er-Jahren sind besonders stressbelastet. Viele Frauen verausgaben sich bei dem Versuch, endlose To-do-Listen, Termine, Karriere, Haushalt, Kochen, Kindererziehung, Social-Media-Gruppen, Partnerschaft, pflegebedürftige Eltern und am besten noch den Fitnesskurs unter einen Hut zu bringen. All das führt dazu, dass wir keine Zeit und Energie mehr haben, um für uns selbst gut zu sorgen. Wir essen zu viel Süßes, trinken oder essen zu viel, zu wenig oder zu einseitig, schlafen zu wenig oder nicht erholsam.
Wenn es nicht der Stress von außen ist, machen wir uns selbst Stress. Wir spielen immer wieder gedanklich den Streit mit dem Partner durch, regen uns jeden Tag aufs Neue über die viel zu laute Arbeitskollegin auf. Das schlechte Gewissen beim Pastaessen, der überkritische Blick auf den Bauch in den Spiegel, das Gefühl, es allen recht machen zu müssen, Schuldgefühle, Ängste, Einsamkeit, überzogene Perfektion, Vergleiche, Selbstzweifel kommen hinzu.

Kontinuierliche Stresshormon-Produktion

Halten Belastungen, Probleme und Sorgen (also der Stress) über eine längere Zeit an, kompensiert der Körper diese Stressbelastung, indem er kontinuierlich mehr von unserem Stresshormon Cortisol über die Nebennieren ausschüttet. Wir bleiben im Fight-and-Flight-Modus stecken, was irgendwann zu ernsthaften Beschwerden und Erkrankungen führen kann:
Blutdruck und Blutzuckerspiegel bleiben chronisch erhöht, was das Risiko für Herz-Kreislauf-Erkrankungen, Diabetes oder Übergewicht verstärkt. Parallel kommt es zu funktionellen Einschränkungen vieler anderer Körpersysteme. Immunsystem und Verdauung schwächeln. Wir werden häufiger krank, entwickeln Autoimmunerkrankungen, Allergien, Nahrungsmittelunverträglichkeiten oder Darmbeschwerden. Unter Dauerstress nimmt der Körper an, dass die Ressourcen und die Sicherheit für eine Schwangerschaft nicht gegeben sind. Das Gehirn signalisiert den Eierstöcken über die Hypothalamus-Hypophysen-Ovarachse, die Hormonproduktion herunterzufahren. So können Zyklusstörungen, fehlende Eisprünge oder niedrige Östrogen-, Progesteron- und Testosteronspiegel Anzeichen für Stress oder Funktionsstörungen der Nebennieren sein.

Stress und Wechseljahres-beschwerden hängen eng zusammen

Dir fällt sicher auf, dass viele der oben aufgeführten stressbedingten Beschwerden identisch mit den Beschwerden sind, die Frauen in den Wechseljahren erleben.
Cortisol sichert zusammen mit dem Hormon Insulin unser Überleben. Deshalb sind Cortisol und Insulin allen anderen Hormonen hierarchisch übergeordnet und unterdrücken bei ständiger Aktivierung nicht nur die Progesteronbildung, was zu einer Östrogendominanz führt, sondern auch die Bildung anderer Hormone wie Testosteron, Melatonin oder die Schilddrüsenhormone.
Aber auch umgekehrt können sowohl die starken Schwankungen der Sexualhormone als auch die dadurch ausgelösten Beschwerden eine Belastung für die Nebennieren in den Wechseljahren darstellen. Da Östrogen und Progesteron das Immunsystem unterstützen, nehmen chronisch stille Entzündungen mit fortschreitendem Alter zu. Man spricht vom „Inflammaging", das bedeutet „Entzündungsaltern", das der Körper über die Ausschüttung von Cortisol versucht einzudämmen. Verstärkt werden diese entzündlichen Prozesse, die kontinuierlich unsere Nebennieren belasten können, zum Beispiel durch eine entzündungsfördernde Ernährung, körperlichen und

Häufige Symptome einer Nebennierenfunktionsstörung

- Blutzuckerschwankungen
- Drastische Energieschwankungen
- Ein- und Durchschlafprobleme
- Energieeinbrüche am Nachmittag
- Konzentrations- und Gedächtnisprobleme
- Mangelnde Motivation und Unfähigkeit, alltägliche Aufgaben problemlos zu erledigen
- Niedriger oder schwankender Blutdruck
- Schwierigkeiten beim Aufwachen am Morgen
- Starke Müdigkeit
- Stimmungsschwankungen, depressive Verstimmungen und Reizbarkeit
- Unfähigkeit, erhöhten körperlichen oder emotionalen Stress zu bewältigen
- Verlangen nach salzigen, fetten oder kohlenhydratreichen Lebensmitteln
- Verminderte Libido
- Verstärktes Verlangen nach stimulierenden Substanzen wie Kaffee, Alkohol, Nikotin oder Zucker
- Wiederkehrende Infektionen
- Wunsch nach Schlaf oder Rückzug
- Zyklus- und Periodenstörungen

emotionalen Stress, Umweltgifte, Bewegungs- und Schlafmangel.
Deshalb tragen nicht nur Entspannungstechniken, sondern auch unser Ernährungs-, Schlaf- und Bewegungsverhalten maßgeblich zur Senkung der Cortisolspiegel und Gesundheit unserer Nebennieren bei.

Mehr Stress – frühere Wechseljahre

Eine Studie mit koreanischen Frauen im Alter zwischen 40 und 70 Jahren ergab einen statistisch signifikanten Zusammenhang zwischen Stressniveau und Alter in den natürlichen Wechseljahren. Frauen, die im täglichen Leben einem hohen Maß an Stress ausgesetzt waren, kamen früher in die Wechseljahre und zeigten deutlich stärkere Symptome als die weniger gestressten.

Wenn die Eierstöcke den Staffelstab an die Nebennieren weitergeben

Gesunde Nebennieren und Cortisolspiegel können also dafür sorgen, dass deine Wechseljahre später einsetzen und deine Symptome deutlich milder ausfallen. Je besser du dich vor und in den Wechseljahren um deine Nebennieren kümmerst, desto weniger Beschwerden wirst du aber auch in der Meno- und Postmenopause haben.
Deine Nebennieren stellen nämlich nicht nur Stresshormone, sondern auch Sexualhormone her. Nach der Menopause übernehmen sie die Bildung von Östrogen, Progesteron und Testosteron in den für dieses Alter adäquaten Mengen. Alle Steroidhormone, zu denen auch die Sexualhormone zählen, werden in den Zellmitochondrien im ersten Schritt aus den Ausgangssubstanzen Cholesterin und Pregnenolon gebildet. Progesteron wird direkt aus Pregnenolon synthetisiert, Östrogen und Testosteron aus DHEA (Dehydroepiandrosteron).
DHEA wird zum großen Teil in den Nebennieren, aber bis zur Menopause auch in den Eierstöcken hergestellt. DHEA ist ein wichtiger Gegenspieler von Cortisol, das heißt, es gleicht die Wirkung hoher Cortisolspiegel bei chronischer Überlastung aus.
DHEA ist aber nicht nur ein wichtiges Anti-Stresshormon. Wie bereits erwähnt, dient es auch als Vorstufe für die Bildung von Testosteron und Östrogen. Für die Testosteronsynthese kann DHEA zu den Androgenen Androstendion und Testosteron umgewandelt werden. Aus Testosteron wiederum kann die Östrogenform Östradiol konvertiert werden. Das schwächer wirksame Östrogen Östron entsteht aus Androstendion.
Im Vergleich zu jüngeren Frauen sinken die DHEA-Spiegel bei Frauen in der Postmenopause bis zu 50 Prozent. Das Absinken der DHEA-Spiegel kann zu einer Vielzahl altersbedingter Symptome beitragen wie verminderter Knochendichte, Muskelabbau, Gelenkschmerzen, Herzerkrankungen oder Depressionen. Kommt eine stressbedingte Einschränkung der Nebennierenfunktion noch dazu, sind die Nebennieren nicht mehr in der Lage, den Bedarf an DHEA, Progesteron, Östrogen oder Testosteron in der Meno- und Postmenopause zu decken.

Nebennierentätigkeit und Körperfett

Erschöpfte Nebennieren können auch eine Ursache für die Körperfettzunahme nach der Menopause sein, die viele Frauen beklagen. Sind die Nebennieren und Eierstöcke nicht in der Lage, die benötigten Mengen Östrogen zu bilden, weicht der Körper auf die Östrogenbildung im Körperfett aus. Selbst Frauen, die immer sehr schlank waren, bemerken dann vielleicht, dass der Körper nun mehr hartnäckiges Fett einlagert.
Statt dem ewigen Schlankheitswahn hinterherzulaufen, könnten zwei, drei Kilo mehr auf der Waage sehr schlanken Frauen möglicherweise vor starkem Östrogenmangel und Wechseljahressymptomen bewahren.
Auf der anderen Seite kann ein sehr hoher Körperfettanteil auch ungewöhnlich hohe Östrogenmengen bilden und Östrogendominanz-Symptome wie PMS, Wasser- und Fetteinlagerungen, starke Blutungen, Gereiztheit oder Schlafstörungen verstärken.

Stress wiegt jetzt schwerer: Wir müssen gegensteuern

Fakt ist: Im Zuge der Wechseljahre haben wir immer weniger Hormone zur Verfügung, die ausgleichend auf unsere Stresshormone wirken wie DHEA, Schilddrüsenhormone, Progesteron oder – bedingt durch Schlafstörungen – auch Oxytocin, Melatonin oder HGH (Human Growth Hormone). Wir reagieren sensibler auf Stress, die Auswirkungen von Stress werden signifikanter und wir können Stress sowohl körperlich als auch mental nicht mehr so easy wegstecken wie noch mit 20, 30 oder sogar 40. Wenn darüber hinaus unser Lebensstil geprägt ist von Überlastung, anhaltendem beruflichen oder familiären Stress, viel zu wenig Zeit für Erholung und Regeneration oder einseitige entzündungsfördernde Ernährung, dann läuft bei vielen Frauen spätestens jetzt in den Wechseljahren das Stressfass über. Es kann zu Funktionsstörungen der Nebennieren einschließlich zu hoher oder zu niedriger Cortisolspiegel kommen, die eine Kaskade anderer Hormonverschiebungen auslösen können, vor allem Funktionsstörungen der Schilddrüse und ein Mangel an Sexualhormonen.
Der Körper hat zusätzlich zum bestehenden Stress keine Ressourcen mehr, die natürlichen Hormonveränderungen der Wechseljahre zu kompensieren, und es kommt zu Wechseljahresproblemen auf verschiedensten Ebenen, die eigentlich in dem Ausmaß von der Natur nicht so vorgesehen sind. Aus diesem Grund ist die Stärkung der Nebennierenfunktion eine der wichtigsten Maßnahmen zur Linderung von Wechseljahresbeschwerden und chronischen Erkrankungen.

Maßnahmen zur Stressreduktion und Stärkung der Nebennieren

Ein gesundes Gleichgewicht zwischen den Aktivitäten von Sympathikus und Parasympathikus ist wichtig für die Gesundheit und das Wohlbefinden in unseren Wechseljahren und darüber hinaus. Eine chronisch erhöhte Sympathikusaktivität, wie sie bei lang anhaltendem Stress auftreten kann, kann zu einer Überlastung des Körpers und mit der Zeit zu Gesundheitsproblemen wie Herz-Kreislauf-Erkrankungen, Magen-Darm-Beschwerden, einer geschwächten Immunfunktion oder psychischen Problemen führen.
Daher ist es wichtig, Stressbewältigungstechniken zu erlernen und anzuwenden, um das Gleichgewicht zwischen dem Aktivitätsniveau von Sympathikus und Parasympathikus zu fördern. Mit Entspannungstechniken wie Atmung, Meditation oder Yoga und aktiver Stressreduktion kannst du deinem Nervensystem Sicherheit signalisieren und es deinem Hormonsystem erleichtern, wieder zu seinem inneren Gleichgewicht zurückzufinden.

Deine 1. Priorität

Die Veränderung beginnt mit deiner inneren Haltung und dem Wunsch, ab jetzt dich und deine Gesundheit an die erste Stelle zu setzen. Selten ist Zeitmangel der Grund, warum gesundes Kochen, Sport, erholsame Pausen oder ausgleichende Freizeitaktivitäten und Hobbys viel zu wenig Raum in unserem Leben einnehmen. Wenn du dich selbst als wertvoll und wichtig betrachtest, wirst du dir auch Zeit nehmen, gut für dich und deinen wundervollen Körper zu sorgen, der Tag und Nacht alles dafür tut, dass du am Leben bist. Höchste Zeit, ihm und dir selbst die Fürsorge zu schenken, die ihr verdient und braucht.

Betreibe Selbstfürsorge und Achtsamkeit

Erlaubst du dir, auf deine Bedürfnisse einzugehen und selbst gut für dich zu sorgen? Ruhst du dich aus, wenn du erschöpft bist? Sagst du „Nein“, wenn du spürst, dass es dir zu viel wird? Kochst du dir etwas Gesundes, obwohl du müde bist, und machst du einen Spaziergang, obwohl die Wäsche sich stapelt? Wie klingt das für dich? Regt sich da Widerstand? Kommen Gedanken wie:
„Dafür habe ich keine Zeit.“
„Wenn ich es nicht mache, macht es keiner.“
„Das ist total egoistisch.“
„Meine Kinder stehen an erster Stelle.“
„Das mache ich, wenn ich mehr Zeit habe.“
„Wer nichts leistet, ist nichts wert.“
„Ich langweile mich, wenn ich nichts zu tun habe.“
„Geld verdienen ist wichtiger.“
„Ich will niemanden vor den Kopf stoßen.“
„Ich habe ein schlechtes Gewissen.“

Es gibt viele Gründe, warum vor allem Frauen sich viel zu wenig Zeit für sich selbst nehmen. Ja, wir haben viel um die Ohren, haben Verantwortung für Kinder und Familienmitglieder, müssen den Haushalt wuppen und noch so viel mehr. Aber der eigentliche Grund, warum wir uns so wenig Zeit für uns selbst nehmen, sind Glaubenssätze und unbewusste Überzeugungen, die wir in der Kindheit gelernt haben, die uns durch die Erziehung mitgegeben wurden und bis heute prägen.

MIT GLAUBENSSÄTZEN IN DEN TEUFELSKREIS

Zahlreiche Glaubenssätze bestimmen den größten Teil unser Gedanken und Handlungen. Niemanden verärgern zu wollen, von allen geliebt werden zu wollen, Angst vor Kritik, nicht auffallen wollen, sich aufopfern, damit es anderen gut geht, einem Schönheitsideal entsprechen zu müssen, seit Kindertagen als Dickerchen abgestempelt zu werden oder nicht gut genug zu sein: die Liste deiner persönlichen Glaubenssätze ist wahrscheinlich noch viel länger.

Solche gelernten Überzeugungen bringen uns immer wieder dazu, dass wir die eigenen Bedürfnisse im Alltag automatisch hintenanstellen. Erst die Kinder, der Partner, die Arbeit, der Haushalt – und wenn dann noch Zeit bleibt, sind wir mal dran. Nur genau diese Zeit ist eben nie da, solange alle anderen wichtiger sind als wir selbst.

Mangelnde Selbstfürsorge führt dazu, dass du aus dem alltäglichen Hamsterrad nicht mehr aussteigen kannst. Du steckst fest im Überlebensmodus, deine Stresshormone übernehmen das Ruder. Irgendwann bist du nur noch genervt, ausgebrannt und erschöpft. Dein Akku ist leer. In so einem Zustand hast du keine Energie mehr. Keine Energie, dich zu bewegen, dir gesundes Essen zuzubereiten, dich mit Freunden zu treffen oder mit deinem Partner zu kuscheln. Du kannst weder für dich selbst noch für deine Lieben so da sein, wie du es dir wünschst.

ERSTE HILFE FÜR DICH!

Wenn du schon mal geflogen bist, kennst du diesen Satz: „Im unwahrscheinlichen Fall eines Druckverlustes fallen automatisch Sauerstoffmasken aus der Kabinendecke. Ziehen Sie die Maske ganz zu sich heran und drücken Sie sie fest auf Mund und Nase. Helfen Sie danach Kindern und hilfsbedürftigen Menschen."

Erst soll ich mir also selbst helfen, bevor ich meinem Kind die Maske aufsetze. Ist das nicht egoistisch? Nein, es ist nicht egoistisch, sondern lebensnotwendig. Wie willst du anderen helfen, wenn du selbst keine Luft bekommst? Betrachte Selbstfürsorge als deine Sauerstoffmaske. Sie sorgt dafür, dass es dir gut geht und du mitfühlend und fürsorglich für andere da sein kannst.

Es ist alles andere als egoistisch, selbst gut für sich zu sorgen. Es ist die Basis für ein glückliches, entspanntes Leben. Und nicht nur das. Ohne Selbstfürsorge wirst du auch deine Wechseljahresbeschwerden nicht loswerden.

WAS GENAU BEDEUTET SELBSTFÜRSORGE?

Es geht darum, achtsam zu sein – gegenüber sich selbst und dem eigenen Körper. Und dir selbst schließlich das zu geben, was du in diesem Moment brauchst, um in einen guten Zustand oder ein angenehmes Gefühl zu kommen. Selbstfürsorge ist die Entscheidung, Verantwortung für die eigene Gesundheit zu übernehmen. Sie wird dir helfen, konsequent und aus tiefster Überzeugung die richtigen Schritte in Richtung Hormon-Balance zu unternehmen.

Wenn du das Hormon-Balance-Programm als Teil deiner Selbstfürsorge betrachtest, wirst du eine ganz andere Motivation haben, gesund zu kochen, nährstoffreiche natürliche Lebensmittel zu essen, die dir Energie geben, und auf Lebensmittel zu verzichten, die dir Energie rauben. Du wirst dich nicht bewegen, um abzunehmen, sondern weil du damit deinem Körper gibst, was er braucht, um gesund zu sein.

Alltägliche Selbstfürsorge

Es geht darum, dass du für dich selbst da bist, achtsam bist, dass du deine Bedürfnisse wahrnimmst und ihnen nachkommst, dass du dir regelmäßig Zeit nimmst für die Dinge, die deine Gesundheit unterstützen, die dir Energie geben und dich entspannen. Und zwar nicht nur in guten Zeiten, sondern besonders in stressigen, herausfordernden Zeiten. Selbstfürsorge bedeutet, immer mal wieder im Tagesverlauf innezuhalten und sich selbst zu fragen:

Wie geht es mir gerade?

Was brauche ich jetzt?

Was würde mir jetzt guttun?

Dein Körper ist immer für dich da. Er tut jeden Tag sein Bestes, um alles in Balance zu halten. Und deshalb braucht er gerade jetzt, in den stürmischen Wechseljahren, deine Unterstützung, Fürsorge und Geduld. Nicht nur ein paar Tage oder Wochen. Er braucht dich immer. Er muss sich auf dich verlassen können, immer wieder.

Wenn du deinem Körper diese Sicherheit gibst, wirst du bemerken, dass du wieder besser schläfst, mehr Energie hast, ausgeglichener bist und selbst hartnäckige Pfunde wieder schmelzen, auch ohne Hungern und Quälerei.

Es sind die kleinen alltäglichen achtsamen Momente, Handlungen und Gewohnheiten, die darüber entscheiden, ob wir in Balance sind oder nicht. Es macht einen Unterschied, ob du bis spätnachts TV schaust oder an einem Projekt arbeitest, morgens übermüdet aus dem Bett fällst und mit einem Coffee-to-go zur Arbeit hetzt. Oder ob du ausgeruht aufwachst und dir 15 Minuten Zeit für dich selbst nimmst, vielleicht mit einem wärmenden Tee, etwas Stretching oder ein paar Schritten an der frischen Luft. Probiere es aus und staune, wie viel sich dadurch verändert.

Sorge für ausreichend Bewegung und Training in den Wechseljahren

Mentalen und emotionalen Stress, wie er heute vorherrscht, verarbeiten wir vor allem im Kopf. Gerade wenn wir zur Ruhe kommen oder schlafen wollen, werden Sorgen, Ängste und Gedanken laut und die Anspannung immer größer. Der Körper reagiert auf Existenzängste, Beziehungskonflikte, Schuldgefühle oder Termindruck wie in Urzeiten: Stresshormone werden ausgeschüttet, Puls, Blutdruck, Muskelspannung, Blutfette und Blutzucker steigen. Energie wird bereitgestellt für Kampf oder Flucht. Was jedoch fehlt, ist die erforderliche Bewegung, um Stresshormone wie Adrenalin, Noradrenalin, Insulin und Cortisol abzubauen. In den Wechseljahren steigt unsere Stressbelastung. Deren Auswirkung spüren viele Frauen durch körperliche Beschwerden wie Herz-Kreislauf-Probleme, Muskel- und Gelenkbeschwerden, Hitzewallungen, Gewichtszunahme, Schlaf- oder Verdauungsprobleme. Neu und besonders belastend sind für viele Frauen aber auch Angstgefühle, depressive Verstimmungen oder fehlendes Selbstvertrauen.

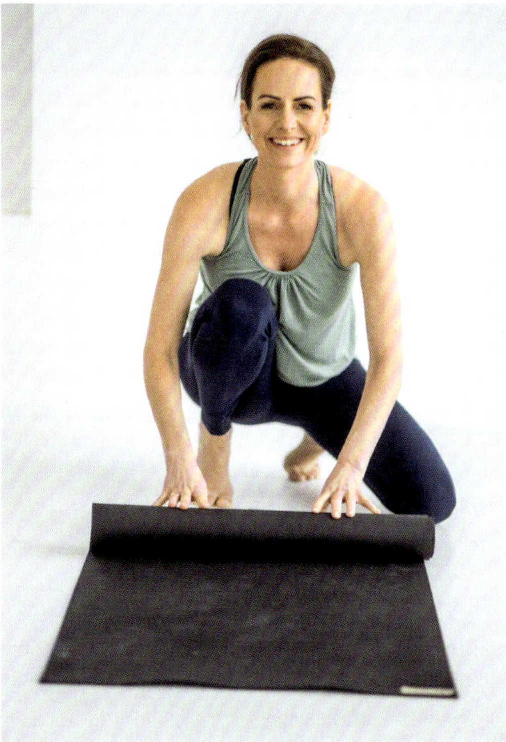

Leistungsorientierter, sehr intensiver Sport ist für Frauen mit Wechseljahresbeschwerden nicht geeignet, weil er zusätzlichen Stress auslösen kann. Insbesondere intensiv betriebene Ausdauersportarten wie Laufen, Triathlon oder auch Rennradfahren können die ohnehin bereits belasteten Nebennieren in den Wechseljahren zusätzlich schwächen.
Tatsächlich spüren oft auch ambitionierte Freizeitsportlerinnen, die es gewöhnt sind, viel und intensiv zu trainieren und nie Gewichtsprobleme hatten, in den Wechseljahren, dass sie Beschwerden entwickeln. Sie fühlen sich erschöpft, gereizt, weniger belastbar, schlafen schlecht, leiden unter Hitzewallungen, häufigen Infekten, Muskel- und Gelenkschmerzen, sind verletzungsanfälliger oder nehmen zu. Und das, obwohl Sport doch eigentlich all das verbessern sollte.

→ BEWEGUNG – KEIN LEISTUNGSORIENTIERTER SPORT

Statt Stress mit Antidepressiva, Schlaftabletten oder Alkohol herunterzuschlucken, sollten wir unsere Stresshormone so abbauen, wie es die Natur vorgesehen hat: durch Bewegung. Aber das Maß muss stimmen. Um Stress und Spannungen abzubauen, sollte Bewegung uns fordern, aber nicht überfordern.
Je gestresster oder erschöpfter du bist und je stärker deine Wechseljahresbeschwerden sind, desto moderater sollte deine Trainingsbelastung sein. Bewegung zum Stressabbau soll in erster Linie das Nervensystem ausgleichen und wieder eine Balance zwischen An- und Entspannung herstellen, die dir Energie für deinen Alltag gibt und dich nachts entspannt schlafen lässt.

Dein Maß an Sport

Entscheidend ist deine subjektive Einschätzung: Sport und Bewegung sollten dir Energie schenken, deine Stimmung und Motivation verbessern und dich gut schlafen lassen. Ist das nicht der Fall, solltest du Trainingsintensität und Trainingsumfang möglicherweise senken und mehr regeneratives Training wie Yoga, Pilates, Stretching, Faszien- oder Mobilitytraining und Walking oder trainingsfreie Tage integrieren.

Versteh mich nicht falsch. Sport und Bewegung sind unverzichtbar für ein gesundes Leben und zur Vorbeugung und Vermeidung deiner Wechseljahresbeschwerden. Ausdauersportarten trainieren das Herz-Kreislauf-System und schützen vor Herzerkrankungen oder Bluthochdruck. Krafttraining oder Übungen mit dem eigenen Körpergewicht erhalten Muskulatur und Knochenmasse, verbessern unsere Insulinsensitivität und senken das Risiko für Osteoporose, Diabetes und Übergewicht. Aber gerade in den Wechseljahren ist das richtige Maß entscheidend. Dafür gibt es keine allgemeine Formel und Empfehlung.

Atem und Psyche

Die alten Griechen sahen im Zwerchfell den Sitz der Seele. In der Tat ist es nicht nur unser wichtigster Atemmuskel. Auch unsere psychische Verfassung ist eng mit der Funktionsweise des Zwerchfells verknüpft. Ist es zum Beispiel durch seelische Belastungen oder chronischen Stress in seiner Bewegung eingeschränkt oder verspannt, können körperliche und psychische Beschwerden auftreten wie Rückenschmerzen, Magen- und Verdauungsprobleme, Brustenge, Herz-Rhythmusstörungen, Schulter und Nackenverspannungen, Kopfschmerzen oder emotionale Unausgeglichenheit.

Nutze deine Atmung

Dir ist nun bewusst, dass die Aktivität des sympathischen und des parasympathischen Anteils des vegetativen Nervensystems ausgeglichen sein sollten. Doch durch unseren modernen Lebensstil ist unser Nervensystem andauernd in erhöhter Alarmbereitschaft. Infolgedessen wird der Parasympathikus, der für Stressabbau und Regeneration dringend erforderlich ist, geschwächt. Und dagegen gibt es zum Glück ein einfaches Mittel:
Über bewusste Atemübungen, vor allem durch langsames Ausatmen, können wir gezielt den Parasympathikus aktivieren, Stresshormone abbauen und dem Körper das Gefühl von Sicherheit vermitteln.

→ MIT ATEMÜBUNGEN DEN PARASYMPATHIKUS ANSPRECHEN

Dafür fokussieren wir uns bei den folgenden Atemübungen auf die Bauch- bzw. Zwerchfellatmung. Das Zwerchfell (Diaphragma) ist unser größter Atemmuskel. Es liegt etwas über Nabelhöhe und spannt sich wie ein Zelt im Brustkorb auf.
In seiner Funktion als Atemmuskel schiebt sich das Zwerchfell bei jedem Einatmen nach unten, sodass die Bauchorgane in Richtung Becken bewegt werden. Bei jedem Ausatmen gleiten sie wieder zurück. Da der Beckenboden mit dem Zwerchfell verbunden ist, fördert die tiefe Zwerchfellatmung auch die Elastizität des Beckenbodens. Mit jedem tiefen Atemzug werden die Lungen geweitet und die Bauchorgane bewegt. Die Rückenmuskulatur entspannt sich, die Verdauung wird unterstützt, der Blutdruck gesenkt, das Immunsystem gestärkt. Vor allem aber stimulieren wir mit der Zwerchfellatmung den Parasympathikus.

Atmen gegen Stress und für die Nebennieren

Diese vier Atemübungen sind ebenso einfach wie wirksam: Sie vermitteln deinem Nervensystem das Gefühl von Sicherheit und unterstützen den Abbau von Stresshormonen. Mit ihnen kannst du dich jederzeit beruhigen, entspannen oder mental stärken.

Lege immer mal wieder kurze Pausen ein, um bewusst zu atmen, besonders wenn du dich gestresst fühlst oder unter Druck stehst. Du kannst Atemübungen vor wichtigen Ereignissen wie einem Meeting, einer Präsentation oder einer schwierigen Aufgabe einsetzen, vor dem Essen für eine bessere Verdauung oder vor dem Schlafengehen, um die Anspannungen des Tages loszulassen und ruhig einzuschlafen. Je öfter du sie übst, desto selbstverständlicher wird es für dich, sie für dich zu nutzen.

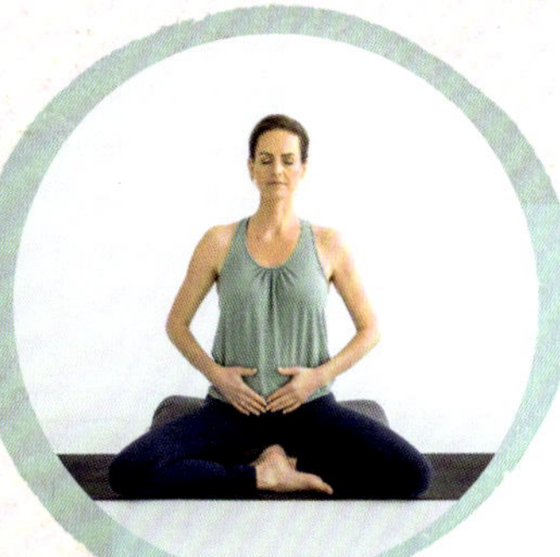

Übung 1: Einfache Zwerchfellatmung

Wirkung

Die einfache Zwerchfellatmung harmonisiert das Nervensystem, reduziert Stress und Müdigkeit, senkt die Herzfrequenz und den Blutdruck.

Anleitung

1. Setze dich entspannt und aufrecht auf den Boden oder einen Stuhl oder lege dich mit aufgestellten Füßen auf den Boden.
2. Lege eine Hand auf deinen Bauch und spüre, wie er sich beim Einatmen sanft nach außen wölbt und beim Ausatmen wieder flacher wird. Lass deinen Bauch dabei möglichst locker. Der Brustkorb sollte sich kaum bewegen.
3. Atme auf diese Weise weiter und achte darauf, dass Ein- und Ausatmung gleich lange dauern (zum Beispiel vier Sekunden ein, vier Sekunden aus) oder deine Ausatmung doppelt so lange dauert wie deine Einatmung (zum Beispiel drei Sekunden ein-, 6 Sekunden ausatmen).

Übung 2: Die 4-7-8-Atmung

Wirkung

Die 4-7-8-Atmung beruhigt, lindert Angstgefühle, Wut oder Aggressionen und erleichtert das Einschlafen.

Anleitung

1. Setze dich entspannt und aufrecht hin oder lege dich auf den Boden.
   Du kannst die Übung auch im Bett liegend zum Einschlafen praktizieren.
2. Lege deine Hand auf deinen Bauch, um dich daran zu erinnern, in den Bauchraum zu atmen.
3. Atme vier Sekunden lang durch die Nase ein.
4. Halte den Atem sieben Sekunden an, bleib dabei ganz entspannt.
5. Atme acht Sekunden lang durch die Nase aus.
6. Wiederhole Punkt 3 bis 5 viermal und spüre anschließend nach.

Praktiziere die Übung zweimal täglich. Geübte können die Übung auch länger durchführen. Anfänger können die Atemzeiten auch halbieren, indem sie zum Beispiel zwei Sekunden lang einatmen, drei Sekunden den Atem halten und vier Sekunden ausatmen.

Übung 3: Die Bienenatmung

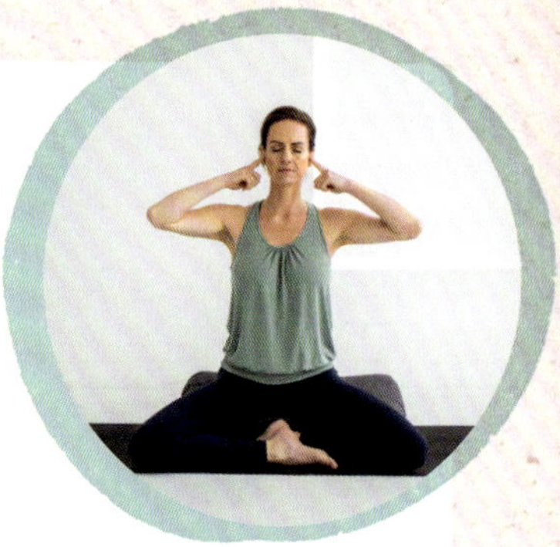

Wirkung

Diese Übung hilft auf sehr einfache Weise, effektiv Stress abzubauen. Sie wirkt beruhigend und angstlösend, lindert Wut, Ängste und mentale Verspannungen und hilft bei Kopfschmerzen und Migräne.

Anleitung

Bei der Bienenatmung wird beim Ausatmen der summende Ton einer Biene erzeugt.

1. Setze dich bequem und aufrecht auf einen Stuhl oder auf den Boden. Schließe Mund und Augen, entspanne den Kiefer und deine Schultern.
2. Noch intensiver wird die Übung, wenn du beide Ohren verschließt, indem du den Zeigefinger der rechten und der linken Hand leicht auf den Ohrknorpel drückst.
3. Atme durch die Nase ein und erzeuge beim Ausatmen durch den geschlossenen Mund ein summendes Geräusch in hoher Tonlage – wie das Summen einer Biene. Die Zunge liegt dabei entspannt am Gaumen, die Zungenspitze weich an der Rückseite der Schneidezähne.
4. Wiederhole die Übung sechsmal. Halte im Anschluss deine Augen geschlossen und komme zur normalen Atmung zurück. Spüre nach, wie es dir jetzt geht.

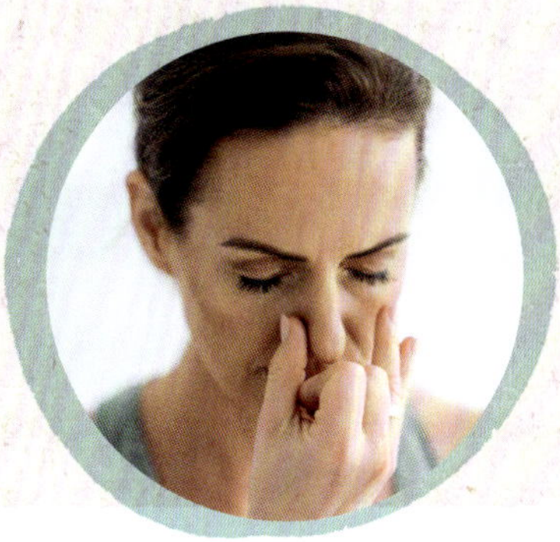

Übung 4: Die Wechselatmung

Wirkung

Die Wechselatmung löst emotionale oder mentale Spannungen. Sie fördert Konzentration und geistige Klarheit. Mir hilft sie auch gegen Kopfschmerzen, Hitzewallungen, nächtliches Gedankenkreisen oder Müdigkeit.

Anleitung

Bei der Wechselatmung (Nadi Shodhana) atmest du abwechselnd durch das rechte und das linke Nasenloch ein und aus.

1. Setze dich bequem und aufrecht hin. Wenn du magst, schließe deine Augen. Bringe deine rechte Hand in eine Haltung zu deiner Nase, bei der du den Zeige- und den Mittelfinger beugst und den Daumen und die anderen Finger gestreckt hältst. Der Daumen verschließt und öffnet das rechte Nasenloch und der kleine Finger und Ringfinger verschließen und öffnen das linke Nasenloch. Achte darauf, dass du möglichst geräuschlos und dosiert atmest, so als würdest du durch ein Nadelöhr atmen.
2. Verschließe das rechte Nasenloch mit dem rechten Daumen und atme links vier Sekunden lang ein.
3. Verschließe das linke Nasenloch mit dem Ringfinger und nimm den Daumen vom rechten Nasenloch weg. Atme langsam durch das rechte Nasenloch vier Sekunden lang aus.
4. Atme rechts vier Sekunden lang ein. Schließe dann das rechte Nasenloch mit dem Daumen, öffne das linke Nasenloch und atme vier Sekunden lang aus.
5. Eine Runde beginnt mit dem Einatmen links und endet mit dem Ausatmen links. Wiederhole diesen Ablauf fünf- bis zehnmal und beende die Übung immer, indem du auf der linken Seite ausatmest.
6. Verlängere möglichst in jeder Runde deine Ein- und Ausatemzeit um eine Sekunde: In Runde zwei atmest du fünf Sekunden ein und aus, in Runde drei sechs Sekunden, dann sieben und acht Sekunden. Atme gleichmäßig und ohne Anstrengung. Anfänger können es bei 4-Sekunden-Zyklen belassen.
7. Zum Schluss lege deine Hände in deinen Schoß oder auf deine Knie, schließe die Augen und spüre, wie es dir jetzt geht.

Yoga in den Wechseljahren

Das unberechenbare Auf und Ab unserer Hormone in der Perimenopause erzeugt bei vielen Frauen das Gefühl, aus der Balance zu geraten oder den Boden unter den Füßen zu verlieren. Yoga kann uns in den Wechseljahren ein wertvoller Begleiter sein: Durch die regelmäßige Praxis schenken wir unseren Bedürfnissen mehr Achtsamkeit und bringen Nerven-, Hormon- und Immunsystem wieder in Einklang.

→ DIE GANZHEITLICHE WIRKUNG DES YOGA

Der Begriff „Yoga" kommt aus dem altindischen Sanskrit und bedeutet sinngemäß „Einklang, Einheit, Harmonie". Es kombiniert körperliche Übungen, Atemtechniken, Meditation und Entspannungstechniken, um Körper, Geist und Seele in Einklang zu bringen, Stress abzubauen und eine tiefere Verbindung mit sich selbst zu entwickeln.
Bewegung, Atmung, Entspannung - das sind die drei essenziellen Bausteine des Yoga. Sie stärken deine Muskeln, Faszien, Beckenboden, Knochen und Gelenke und aktivieren auch deinen Stoffwechsel und können dein Hormon- und Nervensystem ausgleichen. Durch regelmäßiges Üben unterstützt du die Selbstregulation und Selbstheilungskräfte deines Körpers und kannst unangenehme Wirkungen der hormonellen Umstellung lindern.

→ WELCHER YOGASTIL PASST ZU DIR?

Es gibt viele Yogastile mit unterschiedlichen Schwerpunkten, darunter das klassische Hatha Yoga, fließende kraftvolle Yogastile wie Vinyasa Yoga, Ashtanga Yoga oder auch Power Yoga, energetisches Kundalini Yoga oder das ruhige Yin oder Restorative Yoga mit dem Fokus auf Entspannung. Inzwischen gibt es auch Hormon-Yoga-Kurse, zum Beispiel für Frauen mit Kinderwunsch, Zyklus- oder Wechseljahresbeschwerden.
Es braucht mitunter einige Anläufe und Probestunden in unterschiedlichen Yogastudios oder bei unterschiedlichen Yogalehrenden, bis du den Yogastil gefunden hast, der zu dir passt. Auch online gibt es viele Yogaangebote, falls du lieber zu Hause üben möchtest oder vor Ort keine Yogaangebote findest.
Ich persönlich praktiziere am liebsten zwei verschiedene Yogaformen. Zum einen das Vinyasa Yoga mit kraftvollen Asanas, die den Fokus auf bewusste Atmung, Kraft und Flexibilität setzen. Und zum anderen Yin Yoga oder Restorative Yoga, das ich liebe und praktiziere, um mein Nervensystem zu beruhigen, Stress abzubauen oder abends zur Ruhe zu kommen. Die Positionen werden über mehrere Minuten, begleitet durch tiefes Atmen und Loslassen, gehalten. Das hat einen meditativen, entspannenden Effekt und entspannt auch das Faszien- bzw. Bindegewebe und macht es geschmeidig.

Yoga für dein Nervensystem

Die folgenden sechs Yogaübungen aus dem Restorative Yoga sind sowohl für absolute Yogaanfänger als auch für Fortgeschrittene geeignet. Es sind Übungen zum Entspannen und Loslassen, die besonders erdend und ausgleichend auf dein Hormon- und Nervensystem wirken und somit Wechseljahresbeschwerden lindern.

Im Restorative Yoga (deutsch „Regeneratives Yoga“) werden die Positionen für mehrere Minuten gehalten, um bewusst zu atmen, die Flexibilität zu verbessern und eine tiefe körperliche und mentale Entspannung zu fördern. Dabei nutzt man Kissen, Decken und Blöcke, um zum Beispiel Haltungen zu intensivieren oder die Entspannung zu erleichtern.

Du kannst mit oder ohne Bolster üben

In den Übungen, die ich dir vorstelle, verwende ich ein sogenanntes Bolster, ein großes, zylinderförmiges Kissen. Es bietet Unterstützung und Komfort in verschiedenen Positionen, hilft beim Entspannen, Dehnen oder Meditieren. Wenn du kein Yogabolster zu Hause hast, kannst du auch eine oder mehrere Decken oder Handtücher fest zusammenrollen oder du benutzt ein anderes festes Kissen. Aber keine Sorge, die Übungen sind auch ganz ohne Bolster möglich und wunderbar entspannend.

Du kannst ganz flexibel üben

Praktiziere die sechs Übungen als eine entspannende Yogaeinheit, die alle sechs Asanas beinhaltet, oder suche dir eine oder mehrere Übungen aus, die dir guttun.
Im Alltag baue ich zwischendurch oft nur eine der Übungen zum Entspannen ein. Abends vor dem Schlafengehen mache ich im Bett gern Viparita Karani (Der schlafende See). Das ist herrlich entspannend und ist eine schöne Vorbereitung für eine entspannte Nacht.
Versuche bitte, jeden Tag mindestens eine dieser Übungen zu machen, da sie dich, je mehr du mit ihnen vertraut bist, in eine tiefe körperliche und mentale Entspannung bringen können. Und das ist gerade in dieser stürmischen Zeit des Wechsels so essenziell.
Da es sich um sehr ruhige Haltungen handelt, in denen du dich bis auf deine Atembewegungen nicht bewegst, achte darauf, dass du warm genug angezogen bist.
Schaffe eine angenehme Atmosphäre mit gedämpftem Licht, Kerzen oder Entspannungsmusik, wenn du das magst.

Übung 1: Unterstützte Kindeshaltung (Salamba Balasana)

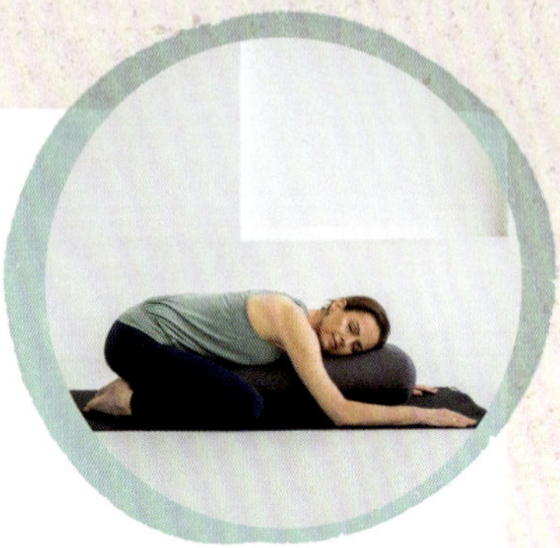

Ausführung

1. Setze dich in eine kniende Position und bringe deine Knie mehr als hüftbreit auseinander, während deine Füße sich berühren.
2. Lege das Bolster längs vor dir auf die Matte zwischen deine Knie. Es sollte deine Bauch- und Brustregion unterstützen, wenn du dich nach vorne beugst.
3. Lege deinen Oberkörper lang gestreckt und sanft über das Bolster und deine Unterarme oben daneben auf dem Boden ab. Die Hüften bleiben über den Fersen, die Arme und Schultern sind entspannt. Neige den Kopf zur Seite und wechsle die Seite nach der Hälfte der Zeit.
4. Beginne, dich auf deine Atmung zu konzentrieren. Atme tief in deinen Bauch ein und spüre, wie sich dieser gegen das Bolster ausdehnt. Beim Ausatmen erlaube dir, tiefer in die Position zu sinken. Lasse jegliche Anspannung in deinem Körper los. Die Atmung sollte ruhig und gleichmäßig sein, während du dich mit jeder Ausatmung immer tiefer in die Entspannung begibst.
5. Bleibe 3-5 Minuten in dieser Position und erlaube deinem Körper, sich vollständig zu entspannen und loszulassen. Wenn du bereit bist, dich aus der Position zu lösen, tue dies langsam und achtsam.

Übung 2: Sitzende Vorwärtsbeuge (Paschimottanasana)

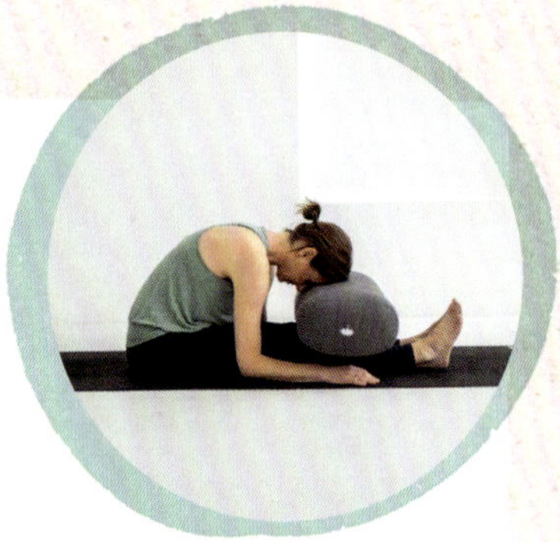

Ausführung

1. Setze dich mit gestreckten Beinen hin und lege das Bolster quer über deine Oberschenkel, sodass es deine Knie leicht anhebt.
2. Richte deine Wirbelsäule einatmend noch mal ganz lang auf, indem du deine Arme nach oben zur Decke streckst. Neige dich nun ausatmend nach vorn über das Bolster, lege deine Unterarme seitlich entlang der Beine am Boden und deine Stirn auf dem Bolster ab. Du kannst deine Beine gern beugen, um den unteren Rücken zu entlasten.
3. Beginne, bewusst und tief zu atmen. Spüre mit jeder Einatmung, wie sich Bauch und Brustkorb zu allen Seiten ausdehnen. Und lass mit jeder Ausatmung deinen Kopf, deinen Oberkörper und deine Schulter tiefer Richtung Boden sinken.
4. Bleibe 3-5 Minuten in dieser Position und nutze diese Zeit, um loszulassen – sowohl körperlich als auch geistig. Spüre die sanfte Dehnung entlang deiner Wirbelsäule und der Rückseite deiner Beine und erlaube dir, vollständig in die Entspannung einzutauchen. Löse dich anschließend langsam aus der Position und spüre nach, wie du dich jetzt fühlst.

Übung 3: Unterstützte Schulterbrücke (Setu Bandha Sarvangasana)

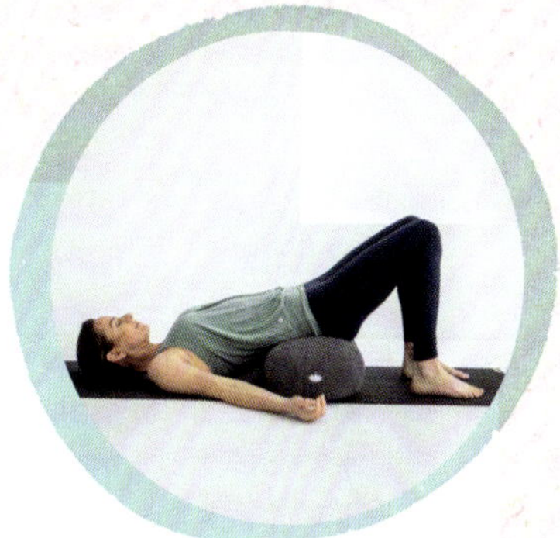

Ausführung

1. Lege dich in Rückenlage mit aufgestellten Füßen auf die Matte. Hebe dein Becken an, platziere das Bolster unter deinem Kreuzbein und lege dein Becken stabil und schwer auf dem Bolster ab.
2. Lege deine Arme mit den Handflächen nach oben seitlich neben deinem Körper auf der Matte ab. Entspanne deine Schultern. Die Halswirbelsäule ist schön lang gestreckt und der Nacken entspannt.
3. Schließe deine Augen und beginne, bewusst durch die Nase ein- und auszuatmen. Fokussiere dich auf den Atemfluss, der durch deinen Körper strömt. Spüre mit jedem Einatmen, wie sich Bauch und Brustkorb nach oben und seitlich ausdehnen. Mit jedem Ausatmen lass dein Becken immer schwerer auf dein Bolster sinken und erlaube deinem Körper, sich noch mehr zu entspannen.
4. Bleibe etwa 3-5 Minuten in dieser Position und genieße die Entspannung, die sich mit jedem Atemzug in deinem ganzen Körper ausbreitet. Lass aufkommenden Gedanken möglichst wenig Raum und richte deine volle Aufmerksamkeit auf deine Atembewegungen.
5. Wenn du bereit bist, kehre langsam zurück, indem du dein Becken hebst, das Bolster entfernst und dich auf die Seite rollst, bevor du dich langsam wieder aufrichtest.

Übung 4: Unterstützte liegende Drehung (Supta Matsyendrasana)

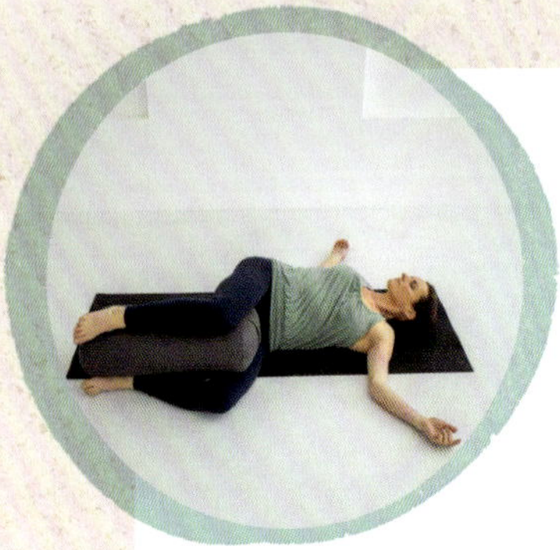

Ausführung

1. Lege dich mit angewinkelten Beinen auf deine linke Seite. Zur Entlastung der Halswirbelsäule kannst du dir eine gefaltete Decke oder ein Kissen unter den Kopf legen. Platziere das Bolster längs zwischen deinen Oberschenkeln.
2. Lasse deine Beine angewinkelt auf der linken Seite und lege dich flach auf den Rücken zurück. Strecke deine Arme seitlich aus, sodass sie in einer Linie mit den Schultern sind. Wenn möglich, lege beide Schulterblätter auf der Matte ab oder lass sie entspannt Richtung Boden sinken. Lass deine Beine locker auf dem Bolster ruhen und spüre, wie deine Wirbelsäule sich sanft in die Drehung begibt.
3. Atme tief und gleichmäßig durch die Nase ein und aus. Konzentriere dich darauf, mit jedem Atemzug und ohne Anstrengung tiefer in die Drehung zu sinken. Spüre, wie sich die Spannung in deinem Rücken und deinen Schultern löst, während du dich immer mehr öffnest.
4. Bleibe 2-3 Minuten in dieser Position. Wenn du bereit bist, dich aus der Position zu lösen, rolle dich langsam auf die Seite und wiederhole die Übung auf der anderen Seite.

Übung 5: Der schlafende See (Viparita Karani)

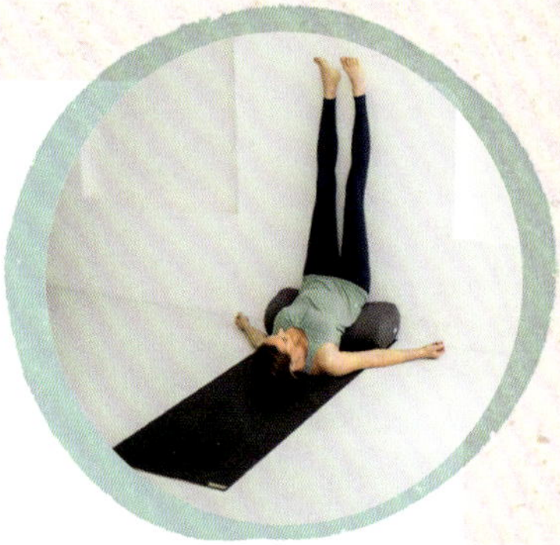

Ausführung

1. Platziere deine Matte längs vor eine Wand und lege dein Bolster quer an die Wand. Setze dich zunächst seitlich auf das Bolster, lege dich von da aus langsam auf den Rücken und strecke deine Beine an der Wand nach oben aus. Du kannst selbst entscheiden, ob du sie leicht beugen oder strecken möchtest. Die Arme liegen ganz entspannt seitlich ausgestreckt am Boden.
2. Schließe sanft deine Augen und fokussiere dich auf deine Atmung. Atme durch die Nase ein, sodass Bauch und Brustkorb sich zu allen Seiten ausdehnen können. Lass mit jeder Ausatmung alle Spannungen in deinem Körper los und erlaube dir, dein Becken immer schwerer auf das Bolster sinken zu lassen.
3. Verweile 3-10 Minuten in dieser Position oder so lange, wie es für dich angenehm ist. Erlaube deinem Körper und Geist, sich vollständig zu entspannen und in einen Zustand der Ruhe zu kommen. Wenn du die Position beenden möchtest, rolle langsam zur Seite, komm in eine bequeme Sitzposition zurück und spüre nach.

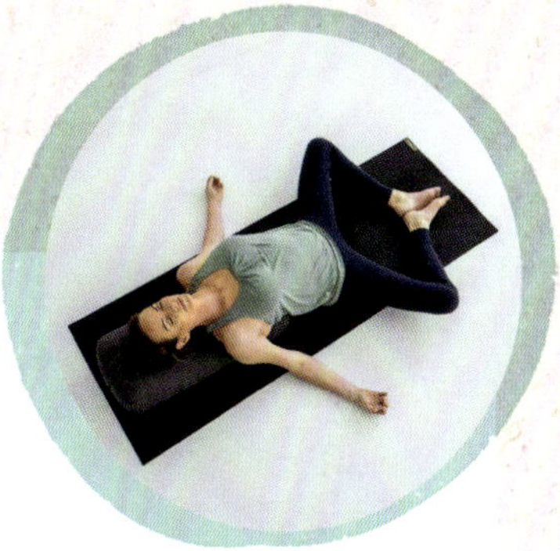

Übung 6: Der liegende Schmetterling (Supta Baddha Konasana)

Ausführung

1. Setze dich auf die Matte mit aufgestellten Beinen und platziere das Bolster hinter dir längs auf deiner Matte. Lege deinen Oberkörper nun langsam mit seitlich ausgestreckten Armen auf dem Bolster ab. Der untere Rücken sollte nicht auf dem Bolster liegen.
2. Bringe die Fußsohlen zusammen, ziehe sie näher an den Oberkörper heran und lasse die Knie sanft nach außen fallen, sodass sich die Beine in einer Schmetterlingsposition befinden. Achte darauf, dass dein Nacken lang gestreckt und entspannt auf dem Bolster liegt. Lege dir ein eingerolltes Handtuch darunter, wenn das angenehmer für dich ist.
3. Beginne, deine Atmung zu vertiefen und bewusst in deinen Bauchraum fließen zu lassen. Mit jedem Einatmen durch die Nase erlaube deinem Körper, sich zu öffnen, und mit jedem Ausatmen lasse dich tiefer in die Position sinken. Spüre, wie sich deine Muskeln entspannen und deine immer länger werdenden Atemzüge durch den ganzen Körper strömen.
4. Verweile 3-5 Minuten in dieser Position oder so lange, wie es sich für dich angenehm anfühlt. Erlaube dir, deine gesamte Aufmerksamkeit auf diesen Moment zu bündeln, und beobachte, wie Körper und Geist mit jedem Atemzug mehr und mehr loslassen. Wenn du bereit bist, dich aus der Position zu lösen, schließe deine Knie, rolle dich langsam auf die Seite und spüre nach, wie du dich jetzt fühlst.

Schlüssel 2

Zirkadianer Rhythmus und Schlaf

Todmüde am Tag und putzmunter in der Nacht. Das ist leider ein Zustand, der den meisten Frauen in den Wechseljahren sehr vertraut ist. Schlafstörungen gehören zu den häufigsten Beschwerden in den Wechseljahren. Sie sind ein Hauptgrund dafür, dass so viele Frauen sich erschöpft, unkonzentriert und unausgeglichen fühlen, unter Heißhunger sowie Blutzuckerschwankungen leiden und Gewichtsabnahme so verdammt schwer wird ab unseren 40ern.

Aus dem Takt

Tatsächlich können die Hormonumstellungen der Perimenopause unseren Tag-Nacht-Rhythmus aus dem Takt bringen und damit drei der wichtigsten Hormone, die für einen tiefen, erholsamen Schlaf sorgen: Cortisol, Serotonin und Melatonin.

Schlafmangel oder Schlafstörungen über einen längeren Zeitraum können die Homöostase von Immun-, Nerven-, Verdauungs- und Hormonsystem stören und nicht nur für eine Reihe von Beschwerden verantwortlich sein. Bestehen sie über einen längeren Zeitraum, können sie sogar Herz-Kreislauf-Erkrankungen oder Diabetes verursachen.

Doch diese Prozesse sind reversibel, indem du wieder zu einem gesunden Tag-Nacht-Rhythmus zurückfindest und sich deine Schlafqualität wieder bessert. Fakt ist aber, dass wir in der Perimenopause proaktiv an einer gesunden Schlafroutine arbeiten müssen, um uns bald wieder sehr viel energievoller und ausgeglichener zu fühlen.

Unsere innere Uhr

Unsere Hormonausschüttungen und Körperfunktionen folgen einem ungefähren 24-Stunden-Rhythmus, den man zirkadianer Rhythmus bzw. Tag-Nacht-Zyklus nennt. Als wir noch kein künstliches Licht hatten, gingen wir bei Sonnenuntergang schlafen und standen bei Sonnenaufgang auf. Wir aßen nur bei Tageslicht, hielten uns überwiegend draußen in der Natur auf, legten täglich viele Kilometer zu Fuß zurück und ernährten uns von dem, was die Natur hergab.

Das Hauptsteuerorgan des zirkadianen Rhythmus ist der suprachiasmatische Kern (SCN), der sich im Hypothalamus unseres Gehirns befindet. Der SCN ist unsere innere Uhr, die den Körper auf den Wechsel zwischen Tag und Nacht einstellt.

Unsere innere Uhr wird vor allem von äußeren Zeitgebern aus unserem Lebensumfeld beeinflusst. Die stärksten sind Licht und Dunkelheit. Abhängig davon, ob das Gehirn über unsere Augen Licht oder Dunkelheit wahrnimmt, werden je nach Tageszeit unterschiedliche Hormonausschüttungen oder auch Stoffwechselprozesse veranlasst, die sämtliche Körper- oder Organfunktionen zu ganz bestimmten Tages- oder Nachtzeiten aktivieren oder runterfahren.

Selbsttest: Braucht dein zirkadianer Rhythmus Unterstützung?

Beantworte die folgenden Fragen mit „Ja“ oder „Nein“:

- ◯ Fühlst du dich morgens oft müde, auch wenn du ausreichend geschlafen hast?
- ◯ Hast du Schwierigkeiten, abends einzuschlafen, obwohl du müde bist?
- ◯ Wachst du nachts häufig auf und kannst nicht wieder einschlafen?
- ◯ Fühlst du dich tagsüber oft energielos und unmotiviert?
- ◯ Hast du Heißhunger auf Süßes oder Kohlenhydrate, besonders am Abend?
- ◯ Fällt es dir schwer, dich auf eine regelmäßige Schlafenszeit einzustellen?
- ◯ Brauchst du Koffein oder andere Stimulanzien, um tagsüber wach zu bleiben?
- ◯ Fühlst du dich abends oft übermäßig aufgedreht oder unruhig?
- ◯ Hast du Schwierigkeiten, morgens aus dem Bett zu kommen und deinen Tag zu beginnen?
- ◯ Bemerkst du starke Stimmungsschwankungen im Tagesverlauf?

Auswertung

Zähle, wie viele Fragen du mit „Ja“ beantwortet hast.
0-2 „Ja“: Es gibt wenige Anzeichen für Schlafstörungen oder gestörten zirkadianen Rhythmus. Es könnte dennoch hilfreich sein, deine Schlafgewohnheiten zu überprüfen.
3-5 „Ja“: Es gibt einige Anzeichen für Schlafstörungen oder gestörten zirkadianen Rhythmus.
6 oder mehr „Ja“: Es gibt deutliche Anzeichen für Schlafstörungen oder gestörten zirkadianen Rhythmus. Du solltest proaktiv etwas an deinem Lebensstil ändern, um nicht erste gesundheitliche Beschwerden zu entwickeln.

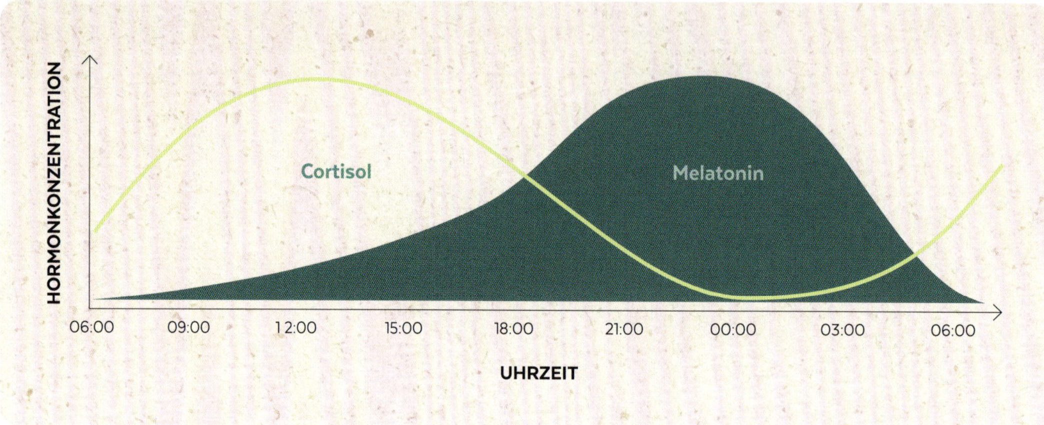

Hormone regulieren unseren Schlaf

Es gibt drei Haupthormone, die für einen tiefen, erholsamen Schlaf verantwortlich sind: Cortisol, Serotonin und Melatonin. Ob wir gut schlafen und wie erholt und leistungsfähig wir tagsüber sind, hängt vom Gleichgewicht dieser drei Hormone ab.

→ CORTISOL

Cortisol hast du bereits als Stresshormon kennengelernt. Vor allem aber ist es der entscheidende Taktgeber für unseren zirkadianen Schlaf-Wach-Rhythmus. Gesund ist es, wenn der Cortisolspiegel am frühen Morgen am höchsten ist, damit wir morgens motiviert aus dem Bett springen und tagsüber fokussiert und energiegeladen unseren täglichen Verpflichtungen nachkommen können. Die Cortisolspiegel sinken im Tagesverlauf und erreichen abends vor dem Schlafengehen ihren Tiefststand.

Ist deine Cortisolproduktion aus dem Takt geraten, fühlst du dich tagsüber erschöpft, müde und ausgebrannt, kommst abends nicht zur Ruhe und schläfst schlecht.

→ SEROTONIN

Serotonin ist ein sogenannter Neurotransmitter, ein Botenstoff, der hauptsächlich im Darm, aber auch im Gehirn gebildet wird. Es reguliert unsere Körpertemperatur, unseren Appetit, unsere Stimmung und Motivation sowie unsere emotionale Verfassung. Deshalb ist Serotonin auch als Glückshormon bekannt.

Tageslicht gibt dem Körper den Impuls für die Serotoninbildung und das ist eine wichtige Voraussetzung dafür, dass wir tagsüber wach, gut gelaunt und energiegeladen sind.

Serotonin ist so wichtig für einen guten Schlaf, weil es die Hormonvorstufe für die Bildung von Melatonin, unserem Schlafhormon, ist. Ohne ausreichend Serotonin können wir nicht genug Melatonin bilden und schlafen schlechter.

→ MELATONIN

Melatonin wird aus Serotonin gebildet und ermöglicht einen tiefen, regenerativen Schlaf. Eine gesunde Melatoninproduktion kann nur bei Dunkelheit erfolgen, wenn ausreichend Serotonin zur Verfügung steht und Cortisol am späten Abend seinen Tagestiefpunkt erreicht.

Melatonin ist zwar allgemein als Schlafhormon bekannt. Aber es hat weitere wichtige Funktionen.

Eine zentrale Bedeutung hat Melatonin als sehr starkes Antioxidans. Es hemmt Oxida-

tionsprozesse in der Zelle und kann damit Entzündungen eindämmen. Melatonin wirkt außerdem immunschützend, neuroprotektiv, antientzündlich, antidepressiv, schmerzlindernd, blutdrucksenkend, krampflösend, antidiabetogen und antikanzerogen.
Melatonin reguliert zudem die Freisetzung von GnRH, LH und FSH im Gehirn, Hormonvorstufen für die Produktion von Östrogen und Progesteron.
Melatonin ist der wichtigste Gegenspieler für Cortisol und kann die negativen Folgen hoher Stresshormonspiegel ausgleichen. Ein gestörter Tag-Nacht-Rhythmus kann verhindern, dass wir gesunde Melatoninmengen bilden, und infolgedessen zu schlechtem Schlaf führen.
Mit zunehmendem Alter und sinkender Östrogenproduktion geht die Melatoninbildung im Zuge der Menopause deutlich zurück. Deshalb ist es wichtig, die Hormonbildung entsprechend unserem Tag-Nacht-Rhythmus gezielt zu unterstützen.

Warum unser Lebensstil zu Schlafstörungen führt

Wir müssen uns nur einmal unseren normalen Tagesablauf vor Augen führen. Du beginnst deinen Tag im Eiltempo und fühlst dich schon beim Aufstehen müde und erschöpft, weil du in der Nacht zuvor nicht genug Schlaf bekommen hast.
In der Hektik des morgendlichen Chaos kämpfst du damit, deine Kinder fertig zu machen und sie zur Schule zu bringen und danach selbst mit einem Coffee to go zur Arbeit zu hetzen. Klar, wieder mal Stau.
Endlich angekommen jonglierst du zwischen Meetings, Deadlines und beruflichen Verpflichtungen.
So langsam bekommst du Hunger, aber zwischen zwei Terminen bleibt nur Zeit für einen schnellen Snack und noch einen Kaffee, um die Mittagsmüdigkeit zu vertreiben.

Wenn der Abend hereinbricht, hast du noch eine lange Liste von Aufgaben zu erledigen: Hausarbeit, Kochen, Hilfe bei den Hausaufgaben der Kinder und Vorbereitung für den nächsten Tag. All diese alltäglichen Tagesereignisse führen zu einer hohen Ausschüttung unserer Stresshormone Adrenalin und Cortisol, deren Produktion im Tagesverlauf eigentlich abfallen sollte als Voraussetzung für guten Schlaf.
Endlich auf dem Sofa angekommen, willst du einfach nur noch entspannt deine Lieblingsserie schauen und dazu ein Gläschen Wein oder deine geliebte Schokolade genießen.
Oder du verlierst das Zeitgefühl beim Scrollen durch deine Social-Media-Kanäle.
Das blaue Licht von Handy, TV oder Laptop und das späte Snacken lassen deinen Körper glauben, es wäre Tag. Damit wird die Melatoninproduktion verhindert und die Insulin- und Cortisolbildung, die nachts eigentlich auf dem Tiefststand sein sollten, werden erhöht.
Plötzlich bist du wieder hellwach und bleibst viel zu lange vor dem Fernseher hängen, anstatt ins Bett zu gehen. Du schläfst nicht gut und am nächsten Morgen beginnt der Teufelskreis von vorn.
Werden Cortisol, Serotonin und Melatonin zum falschen Tageszeitpunkt oder in zu geringer Menge ausgeschüttet, verhindern sie einen tiefen, erholsamen Schlaf.
Nicht nur Licht und Dunkelheit, sondern auch Schlafgewohnheiten, Lebensstil, Schichtarbeit, Reisen in verschiedene Zeitzonen, Stress oder der Zeitpunkt der Nahrungsaufnahme beeinflussen unseren zirkadianen Rhythmus und das Gleichgewicht unserer Hormone.
Bei vielen von uns besteht aufgrund unseres Lebensstils, der nicht mehr synchron zu unserem zirkadianen Rhythmus verläuft, ein Konflikt zwischen der inneren biologischen Uhr und den äußeren Zeitgebern. Dadurch schlafen wir schlechter und fühlen uns am nächsten Tag todmüde, gereizt oder unkonzentriert.

Schlafmangel: Langfristige Folgen für Körper und Psyche

Gewichtszunahme
Schlafmangel erhöht die Cortisol- und Insulinspiegel, die Fetteinlagerung begünstigen. Er hemmt zudem die Ausschüttung des Sättigungshormons Leptin und steigert unseren Appetit auf Süßes und Fettiges, was zu Gewichtszunahme beitragen kann.

Herz-Kreislauf-Beschwerden
Infolge von Schlafstörungen werden vermehrt Stresshormone ausgeschüttet, die das Risiko für kardiovaskuläre Probleme wie Bluthochdruck, Herzinfarkt oder Schlaganfall erhöhen.

Insulinresistenz
Schlafmangel beeinträchtigt in hohem Maß die Regulation des Blutzuckers und erhöht das Risiko für Insulinresistenz, Prädiabetes bzw. Diabetes Typ 2. Bereits eine Woche mit nur vier Stunden Schlaf pro Nacht kann zu einer signifikanten Beeinträchtigung der Glukosetoleranz und der Insulinresistenz führen.

Konzentrations- und Gedächtnisschwierigkeiten
Schlaf ist für die Regeneration unseres Gehirns wichtig. Vor allem im Tiefschlaf werden Erfahrungen, Gelerntes, motorische Fähigkeiten und Emotionen sortiert und im Erinnerungsvermögen gespeichert. Langfristig kann Schlafmangel unser Erinnerungs- und Konzentrationsvermögen sowie die geistige Leistungsfähigkeit beeinträchtigen.

Migräne und Kopfschmerzen
Der Schlaf-Wach-Rhythmus hat einen großen Einfluss auf Migräne und Kopfschmerzen. Zudem verstärkt Schlafmangel das Schmerzempfinden, weil die dafür zuständigen Gehirnregionen sehr aktiv sind.

Muskel- und Gelenkschmerzen
Im Schlaf schüttet der Körper Wachstumshormone aus, die das Wachstum und die Regeneration von Organen, Knochen und Muskeln unterstützen.

Chronisch stille Entzündungen
Das Immunsystem arbeitet nachts auf Hochtouren und beseitigt Eindringlinge wie Viren oder Bakterien. Anhaltende Schlafdefizite verstärken Entzündungsprozesse und die Anfälligkeit für Infektions- und Erkältungskrankheiten.

Angstzustände und Depressionen
Wenn das Gehirn im Schlaf nicht ausreichend regenerieren und die Eindrücke des Tages nicht verarbeiten kann, können Stimmungsschwankungen, Reizbarkeit, Angstzustände und Depressionen eine mögliche Folge sein.

Und Schlafstörungen über einen längeren Zeitraum können weitreichende gesundheitliche Konsequenzen haben.
Ich möchte dir keine Angst machen. Aber dir ganz klar vor Augen führen, dass du Schlafstörungen, auch wenn sie in den Wechseljahren weit verbreitet sind, nicht auf die leichte Schulter nehmen und aktiv werden solltest, um deine Schlafqualität zu verbessern.

Gesunder Schlaf ist im Übrigen auch der effektivste Weg, dein parasympathisches Nervensystem und deine Nebennieren zu stärken, deine Cortisolspiegel auszugleichen und damit den Weg zu ebnen für harmonische, beschwerdefreie Wechseljahre. Um wieder erholsam schlafen zu können, müssen wir dafür sorgen, dass Cortisol, Serotonin und Melatonin zur richtigen Zeit in den richtigen Mengen ausgeschüttet werden und wir eine gesunde Schlafroutine entwickeln. Dabei helfen dir die folgenden Tipps.

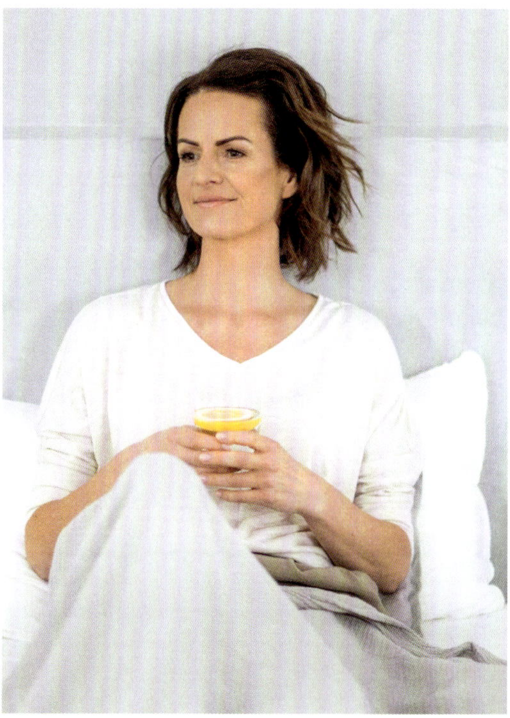

Dein Schlaf-Masterplan: Strategien für einen erholsamen Schlaf

Vorab: Mach dir keinen Stress, wenn du nicht sofort alle Empfehlungen auf einmal umsetzt. Starte mit dem, was dir am leichtesten fällt.

→ TANKE AM MORGEN NATÜRLICHES TAGESLICHT

Die Grundlage für guten Schlaf und die Taktung deines zirkadianen Rhythmus legen die ersten Minuten deines Tages. Der stärkste Taktgeber für unsere Hormonausschüttung in den nächsten 24 Stunden ist natürliches Tageslicht am Morgen.
Wenn wir uns morgens natürlichem Tageslicht aussetzen, insbesondere in den ersten Stunden nach dem Aufwachen, gelangen die Lichtsignale über unsere Netzhaut direkt zum Gehirn und signalisieren den Beginn des Tages. Durch Tageslicht wird die Melatoninbildung gestoppt und die Produktion von Cortisol aktiviert. Dadurch können wir wach, konzentriert und leistungsfähig in den Tag starten.
Besonders Frauen, die unter einem niedrigen morgendlichen Cortisolspiegel und starker Müdigkeit leiden, sollten sich morgens mindestens zehn Minuten ans geöffnete Fenster oder auf die Terrasse stellen, einen kleinen Spaziergang machen oder zu Fuß oder mit dem Fahrrad zur Arbeit fahren.

→ BEACHTE DIE WECHSELNDE INTENSITÄT DES LICHTS

Je nachdem, ob die Sonne scheint oder es bedeckt ist, variiert die Lichtintensität.
Bei Sonnenschein liegt die Lichtstärke bei 100.000 Lux. Da reichen schon drei Minuten Tageslicht, um die Cortisolausschüttung anzuregen. An einem bewölkten Tag haben wir ca. 10.000 Lux und brauchen idealerweise 30 Minuten für die optimale morgendliche Hormon-

ausschüttung. Künstliches Raumlicht hat nur 100 bis maximal 1.000 Lux und wir bräuchten mehrere Stunden, um die durch Lichteinfall optimalen Cortisolmengen auszuschütten.
In unseren Breitengraden scheint die Sonne leider nicht jeden Tag und viele von uns haben im Alltag nicht die Möglichkeit, morgens draußen 30 Minuten Zeit zu verbringen.
Es ist wichtig, auch hier nicht wieder in Perfektion verfallen zu wollen: Du weißt nun, dass Tageslicht wichtig ist. Und wenn du dir zumindest fünf bis zehn Minuten Zeit dafür nimmst und dich später am Tag, wann immer es dir möglich ist, draußen aufhältst, dann ist das doch schon wunderbar.
Übrigens profitieren auch deine Stimmung und dein emotionales Wohlbefinden vom morgendlichen Licht, da es die Serotoninbildung ankurbelt. Und erinnerst du dich? Je mehr Serotonin wir haben, desto mehr Melatonin kann am Abend daraus gebildet werden für einen tiefen, erholsamen Schlaf.

→ISS BEI TAGESLICHT UND ZU FESTEN ZEITEN

Regelmäßiges Essen zu festen Zeiten unterstützt eine effiziente Verdauung und Nährstoffaufnahme und verhindert Verdauungsprobleme wie Sodbrennen und Magenbeschwerden, die insbesondere durch unregelmäßige Essenszeiten entstehen können. Der Zeitpunkt deiner Mahlzeiten ist neben der Lichtexposition auch ein wichtiger Regulator für die innere Uhr. Beachte die beiden folgenden Essen-für-Schlaf-Regeln:

Essen für Schlaf 1

Iss bei Tageslicht
und faste bei Dunkelheit.

Die beste Verdauungs- und Stoffwechselaktivität sowie Insulinsensitivität haben wir in der Morgen- und Mittagszeit. Zum Abend hin nimmt die Stoffwechselaktivität deutlich ab und der Blutzucker steigt, weil die Zellen am Abend weniger sensitiv auf Insulin reagieren.

Essen für Schlaf 2

Iss morgens wie ein Kaiser,
mittags wie ein König und
abends wie ein Bettelmann.

Deine letzte Mahlzeit solltest du spätestens zwei bis drei Stunden vor dem Schlafen gegessen haben. Achte aber auch abends auf eine blutzuckerfreundliche Mahlzeit, die aus komplexen Kohlenhydraten, Protein und gesunden Fetten besteht, damit du besser schläfst.

→ KAFFEE NUR AM VORMITTAG

Kaffee und andere koffeinhaltige Getränke und Lebensmittel wie Tee, Cola und Schokolade können sich auf unseren Schlaf auswirken. Das Koffein blockiert die Adenosinrezeptoren im Gehirn, die uns normalerweise müde machen. Gleichzeitig wird die Freisetzung von anregenden Neurotransmittern wie Dopamin und Noradrenalin erhöht.
Koffein hat eine Halbwertszeit von etwa fünf bis sechs Stunden. Das bedeutet, dass nach dieser Zeit die Hälfte der aufgenommenen Koffeinmenge im Körper abgebaut ist. Es dauert jedoch ungefähr acht bis zehn Stunden, bis der größte Teil des Koffeins vollständig aus dem Körper eliminiert ist. Selbst wenn du trotz Kaffeekonsum gut einschläfst, kann deine Schlafqualität beeinträchtigt sein, da das Koffein die Schlafqualität verringern kann.
Wenn du unter Schlafstörungen leidest, solltest du Kaffee nur vormittags trinken oder eventuell ganz weglassen. Nach meiner Erfahrung trägt der konsequente Verzicht auf Kaffee sehr zur Linderung von Hitzewallungen, Schlafstörungen oder Stimmungsschwankungen bei.

→ REGELMÄSSIGE BEWEGUNG

Körperliche Aktivität ist neben Licht und Nahrungsaufnahme ebenfalls ein wichtiger Taktgeber für unseren zirkadianen Rhythmus. Durch Bewegung werden Endorphine und Serotonin ausgeschüttet, die sich positiv auf deine Stimmung auswirken und Stress, Anspannung oder Angstgefühle abbauen, die Ein- und Durchschlafstörungen verursachen können.
Regelmäßige Bewegung tagsüber kann die Produktion von Melatonin in der Nacht erhöhen, was dir dabei hilft, schneller einzuschlafen und einen tieferen, erholsameren Schlaf zu haben.
Wenn du dich tagsüber ausreichend bewegst, bist du abends körperlich erschöpft und das macht es einfacher, in einen tiefen Schlaf zu gelangen. Gleichzeitig trägt körperliche Aktivität dazu bei, Muskelspannungen abzubauen, die sich im Laufe des Tages aufgebaut haben können, was zu einem insgesamt entspannteren Körpergefühl beiträgt und das Einschlafen erleichtert.

→ ACHTE AUF PAUSEN

Versuche, auch in stressigen Zeiten für Auszeiten zu sorgen, um Stress abzubauen, deine Cortisolspiegel zu senken und präventiv für besseren Schlaf zu sorgen. Nimm dir tagsüber oder nach Feierabend bewusst Zeit für eine Mittagspause, einen kleinen Spaziergang, eine Atem- oder Yogaübung oder eine gemütliche Tasse Tee.

→ FESTE EINSCHLAF- UND AUFSTEHZEITEN

Dein Körper funktioniert am besten, wenn er einem regelmäßigen Tagesablauf folgt. Wenn du zu unregelmäßigen Zeiten ins Bett gehst und aufwachst, verwirrst du deinen biologischen Rhythmus. Dein Körper ist darauf programmiert, zu bestimmten Tageszeiten bestimmte Hormone auszuschütten, die deinen Schlaf-Wach-Zyklus regulieren. Durch das Einhalten fester Einschlaf- und Aufstehzeiten hilfst du deinem Körper, seinen natürlichen Rhythmus zu finden und zu erhalten.
Lege deshalb Zeiten für dich fest, wann du abends ins Bett gehst und wann du morgens aufstehst, und folge diesen, um deinem Körper zu helfen, einen gesunden Schlaf-Wach-Zyklus zu etablieren. Dein Körper lernt, wann er schlafen und wann er wach sein soll, und passt entsprechend die Hormonausschüttung an. Dadurch wird es einfacher, einzuschlafen und durchzuschlafen, ohne nächtliches Erwachen oder Schlafunterbrechungen.
Diesen Rhythmus solltest du möglichst auch am Wochenende beibehalten. Auch wenn du freihast und eigentlich nicht aufstehen musst, solltest du nicht mehr als 40 bis maximal 60 Minuten länger schlafen als gewöhnlich,

um deine innere Uhr nicht zu verwirren. Das ist sicher gar nicht so einfach, wenn man am Wochenende gerne den fehlenden Schlaf der Woche nachholen möchte. Aber veränderte Aufstehzeiten am Wochenende machen es deinem Körper schwer, in einen guten Schlaf-Wach-Rhythmus zu finden und darin zu bleiben.

→ SORGE FÜR DUNKELHEIT AM ABEND

Ebenso wie das Tageslichtsignal deine Cortisolausschüttung am Morgen aktiviert, ist Dunkelheit am Abend das Signal für die Melatoninausschüttung.
Mit Sonnenuntergang solltest du auch deine Lichtquellen im Haus minimieren. Nutze zudem statt kalter LED-Deckenlampen nun kleine Stehlampen mit warmem Licht sowie Kerzen oder, falls vorhanden, schönes warmes Kaminfeuer als Lichtquellen.
Kein Blaulicht: Das von elektronischen Bildschirmen ausgestrahlte blaue Licht kann die Produktion von Melatonin unterdrücken, dem Hormon, das den Schlaf-Wach-Rhythmus reguliert.
Stelle den sogenannten „Nightshift"-Modus deines Handys an, um den Blaulichtanteil zu reduzieren. Schalte Handy, Fernseher oder Computer mindestens ein bis zwei Stunden vor dem Schlafengehen aus.
Solltest du nachts auf die Toilette müssen, lass das Licht ausgeschaltet oder nutze nur eine ganz kleine Lichtquelle, um die Melatoninbildung nicht zu beeinträchtigen.

→ TRINKE ABENDS NUR NOCH WENIG

Wir alle wissen, dass wir täglich mindestens zwei Liter Wasser trinken sollten. Viele Frauen vergessen im Alltagstrubel zu trinken und holen das abends nach.
Aber das späte Trinken kann dazu führen, dass wir nachts auf die Toilette müssen. Und da wir ohnehin in den Wechseljahren weniger tief schlafen, werden wir auch leichter von einer vollen Blase geweckt. Versuche, den größten Teil deiner Flüssigkeitszufuhr in der ersten Tageshälfte bis 16.00 Uhr abzudecken und zum Abend hin immer weniger zu trinken. Vielleicht stellst du fest, dass du dadurch in der Nacht weniger zur Toilette musst.

→ SCHAFFE EINE SCHLAFFÖRDERNDE UMGEBUNG

Sorge dafür, dass dein Schlafzimmer immer schön kühl ist. Eine Temperatur von ungefähr 18 bis 20 Grad Celsius ist ideal, weil dein Körper sich besser entspannen kann, wenn es nicht zu warm ist. Ist es zu warm, schwitzt du mehr, das Risiko für nächtliche Schweißausbrüche steigt und die stören einen erholsamen Schlaf.
Wie du weißt, ist es wichtig, dass dein Schlafzimmer dunkel ist, um Melatonin bilden zu können. Investiere in gute Vorhänge oder Rollläden, um das Licht von draußen fernzuhalten. Auch kleine Lichter von elektronischen Geräten wie Digital- oder Radioweckern können stören.
Ruhe ist ebenfalls wichtig. Lärm von draußen oder möglicherweise durch einen schnarchenden Partner kann deinen ohnehin leichten Schlaf stören. Ich kenne so viele Frauen, die jede Nacht mehrfach aufwachen oder nicht in den Tiefschlaf finden, weil der Partner schnarcht. Sollte das auch bei dir der Fall sein, musst du dringend etwas dagegen unternehmen. Der Schlaf ist viel zu wichtig für deine Gesundheit und dein Wohlbefinden.

Ohrstöpsel sind eine gute Möglichkeit. Wenn das nicht hilft, dann solltest du erwägen, dass du und dein Partner in getrennten Räumen schlafen, wenn eure Wohnsituation das zulässt. Und natürlich kann dein Partner Rat einholen, was er gegen sein Schnarchen unternehmen kann: sich zum Beispiel eine andere Schlafposition angewöhnen oder möglichen physiognomischen Ursachen auf den Grund gehen. Guter Schlaf ist einfach heilig.

→ ENTSPANNUNGSRITUAL ZUM EINSCHLAFEN

Um Stresshormone abzubauen und dich auf eine erholsame Nacht vorzubereiten, sind Atemübungen (siehe Seite 45) oder ruhige Yogaübungen, wie ich sie dir ab Seite 49 vorgestellt habe, besonders gut geeignet.
Finde heraus, was dir am besten hilft. Es braucht kein stundenlanges Abendritual. Je einfacher du es hältst, desto höher ist die Wahrscheinlichkeit, dass du dir dein Einschlafritual wirklich zur Gewohnheit machst und tatsächlich beibehältst.

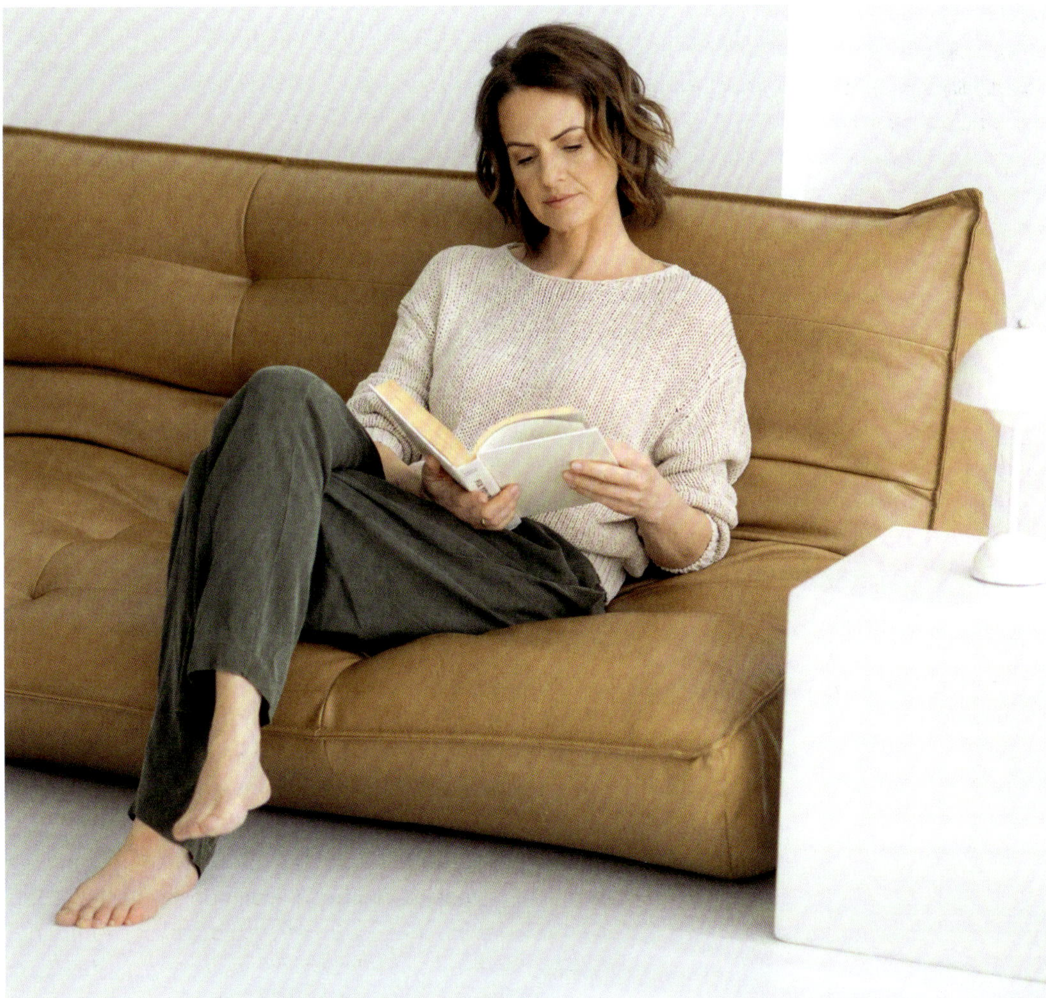

Schlüssel 3
Blutzuckerbalance

Schweißausbrüche, Zittern, Herzrasen, Schwindel, Kopfschmerzen, Konzentrationsschwäche, Heißhunger, Sprach- und Sehstörungen: Auch diese Symptome stehen in der langen Liste von Wechseljahresbeschwerden, gegen die nach der Meinung einiger Ärztinnen und Ärzte nur die Hormonersatztherapie hilft. Kaum jemand kommt auf die Idee, dass wir solche Beschwerden ganz leicht über die Ernährung wieder in den Griff bekommen können. Dabei entsteht tatsächlich ein Großteil unserer Wechseljahressymptome durch einen unausgeglichenen Blutzuckerspiegel.

Blutzuckerschwankungen können unmittelbar eine Reihe von spezifischen Symptomen auslösen (siehe Selbsttest auf Seite 65). Zudem sind sie ein maßgeblicher Stressauslöser, der die Nebennieren zu Überstunden zwingt und mit Wechseljahresbeschwerden wie Hitzewallungen, Schlafstörungen, Stimmungsschwankungen und Gewichtszunahme in Zusammenhang steht.
Der Körper ist immer bestrebt, den Blutzuckerspiegel in einem eng definierten Normbereich zu halten, um jederzeit ausreichend Energie in Form von Glukose zur Verfügung zu haben, damit Gehirn, Muskeln und Organe leistungsfähig sind und wir überleben. Der Blutglukosespiegel sollte durchschnittlich zwischen 70–140mg/dl liegen, wobei 80–120 mg/dl anzustreben sind.
Wenn der Blutzuckerspiegel diesen Normbereich über- oder unterschreitet, bedeutet das Stress für den Körper und er reagiert mit der Ausschüttung von Stresshormonen, die den Blutzucker wieder in den Normbereich zurückbringen.

Wechseljahresbeschwerden in Zusammenhang mit Blutzuckerschwankungen

Durch den Rückgang des Östrogenspiegels ist es jetzt für den Körper schwerer, Insulin effektiv zu nutzen und den Blutzucker zu regulieren. Passen wir unser Ernährungs- und Bewegungsverhalten nicht an diese neue Stoffwechselsituation an, können verschiedene Wechseljahresbeschwerden entstehen, die durch zu hohen, zu niedrigen oder schwankenden Blutzuckerspiegel ausgelöst oder verstärkt werden:

→ STIMMUNGSSCHWANKUNGEN
Blutzuckerschwankungen können zu Stimmungsschwankungen, Reizbarkeit und emotionaler Instabilität führen.

→ GEWICHTSZUNAHME
Insulinresistenz und Schwankungen des Blutzuckers können eine Gewichtszunahme, insbesondere im Bauchbereich, begünstigen und das Risiko für Herz-Kreislauf-Erkrankungen und Typ-2-Diabetes erhöhen.

→ ENERGIESCHWANKUNGEN
Ungleichgewichte im Blutzucker können zu Energieeinbrüchen und Müdigkeit führen und die allgemeine Vitalität und Lebensqualität beeinträchtigen.

→ NACHTSCHWEISS UND HITZEWALLUNGEN
Obwohl die genaue Ursache von Hitzewallungen nicht vollständig geklärt ist, können Schwankungen des Blutzuckerspiegels zu ihrer Häufigkeit und Intensität beitragen.

Selbsttest: Braucht dein Blutzuckerspiegel Unterstützung?

Welche der folgenden Fragen beantwortest du für dich mit „Ja“?

- ◯ Hast du häufig Heißhungerattacken oder plötzliche Hungergefühle, insbesondere nach dem Verzehr von kohlenhydratreichen Lebensmitteln?
- ◯ Fühlst du dich oft müde oder energielos, insbesondere nach dem Essen?
- ◯ Leidest du unter häufigem Durstgefühl und musst oft auf die Toilette, auch in der Nacht?
- ◯ Bemerken andere, dass du oft reizbar oder ungeduldig bist, insbesondere zwischen den Mahlzeiten?
- ◯ Hast du regelmäßig Kopfschmerzen, insbesondere nach dem Verzehr von zuckerhaltigen oder kohlenhydratreichen Lebensmitteln?
- ◯ Hast du Schwierigkeiten, Gewicht zu verlieren oder dein Gewicht zu kontrollieren, auch wenn du dich gesund ernährst und Sport treibst?
- ◯ Leidest du unter unspezifischen Symptomen wie Schwindel, Zittern oder Schweißausbrüchen, insbesondere wenn du längere Zeit nichts gegessen hast?
- ◯ Hast du einen Bauchumfang von über 88 cm?
- ◯ Hattest du in letzter Zeit einen gesteigerten Appetit, insbesondere auf süße oder kohlenhydratreiche Lebensmittel?
- ◯ Hast du einen sitzenden Lebensstil und bewegst dich wenig, auch wenn du versuchst, auf deine Ernährung zu achten?

Auswertung

Zähle, wie viele Fragen du mit „Ja" beantwortet hast.

0-2 „Ja“: Es gibt wenige Anzeichen für Blutzuckerprobleme oder Insulinresistenz, aber es schadet nicht, deinen Lebensstil und deine Ernährung zu überprüfen, um Wechseljahresbeschwerden vorzubeugen.

3-5 „Ja“: Es gibt einige Anzeichen für mögliche Blutzuckerprobleme oder Insulinresistenz und du solltest die Empfehlungen zur Blutzuckerregulation beherzigen.

6 oder mehr „Ja“: Es gibt deutliche Anzeichen für Blutzuckerprobleme oder Insulinresistenz. Das Hormon-Balance-Programm hilft dir, ganzheitlich über Ernährung, Stressreduktion und Bewegung deine Blutzucker- und Insulinspiegel wieder zu normalisieren.

→ GEWICHTSZUNAHME

Es kann insbesondere eine Zunahme des viszeralen Fetts auftreten. Dabei handelt es sich um das Fett, das um deine Organe herum wächst und das Risiko für Herz-Kreislauf-Erkrankungen und Typ-2-Diabetes erhöht.

→ SCHLECHTER SCHLAF

Instabile Blutzuckeranteile im Blut verursachen Insulin- und Stresshormonausschüttungen und sind dadurch ein häufiger Grund für nächtliches Aufwachen.

Der Zuckerstoffwechsel

Die Energie, die der Körper zum Überleben braucht, müssen wir tagtäglich über die Nahrungsaufnahme sicherstellen. In Fastenphasen kann der Körper unter Beteiligung von Stresshormonen auch aus der Leber, Körperfett und Aminosäuren (aus Muskeln und Körpergeweben) Energie gewinnen.
Zur Energiegewinnung werden die verschiedenen mit der Nahrung aufgenommenen Zuckerarten (zum Beispiel Glukose, Fructose, Saccharose oder Laktose) im Darm in Glukose (Traubenzucker) zerlegt und in das Blut aufgenommen. Deshalb steigt der Blutzuckerspiegel, wenn du etwas isst.

Faustregel zum Zucker

Vereinfacht kann man sagen:
Je höher der Zuckergehalt deiner Mahlzeit, desto höher steigt der Blutzucker und auch desto schneller ist der Blutzuckeranstieg. Dennoch ist der Blutzucker bzw. wie dein Körper Zucker verarbeitet von weiteren Faktoren abhängig: zum Beispiel vom Ballaststoff- oder Fettgehalt der Nahrung, von deinem Bewegungsverhalten, deiner Stressbelastung oder sogar von der Tageszeit.

Im Blut angekommen werden die Glukosemoleküle nun zu den Zellen im ganzen Körper transportiert. Das Gehirn wird direkt und ohne weitere Umwege mit Glukose versorgt. Für alle anderen Zellen braucht es ein Transporthormon, damit Glukose ins Zellinnere gelangt: Insulin, das in der Bauchspeicheldrüse gebildet wird.
Wenn alle Körperzellen gut versorgt sind, wird Glukose mithilfe von Insulin in der Leber und in den Muskeln gespeichert. Ist dann immer noch Zucker im Blut, speichert Insulin den Rest im Fettgewebe. Insulin ist daher auch als Fettspeicherhormon bekannt. Je höher der Kohlenhydratkonsum ist und je mehr Insulin ausgeschüttet wird, desto mehr Körperfett wird gespeichert.

Blutzuckerschwankungen führen zu hohen Insulin- und Cortisolausschüttungen

Ein schneller steiler Anstieg des Blutzuckers über den Normbereich hinaus führt zu ungewöhnlich hohen Insulinausschüttungen, die wiederum einen starken Blutzuckerabfall auslösen.

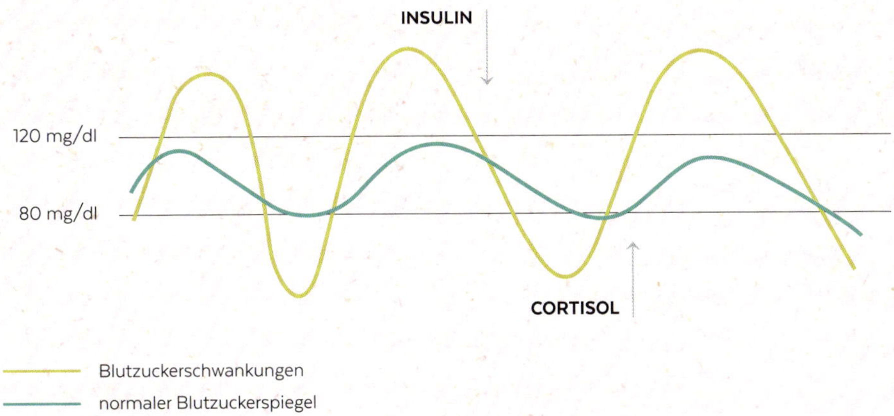

Wenn der Blutzuckerspiegel Achterbahn fährt, sorgen Cortisol und Insulin dafür, dass er im Normbereich bleibt. Insulin senkt den Blutzuckeranteil. Die Stresshormone Adrenalin, Noradrenalin und Cortisol heben den Blutzuckeranteil, wenn er zu tief absinkt. So können Blutzuckerschwankungen über einen längeren Zeitraum zu erhöhten Insulin- und Cortisolausschüttungen führen.

Alarm im Gehirn

Sinkt der Blutzucker unter den Normbereich, bewertet das Gehirn dies als lebensbedrohlichen Energiemangel. Symptome wie Reizbarkeit, Angst- und Panikattacken, Schwindel, Kopfschmerzen, Konzentrationsstörungen oder Heißhunger auf Süßes können Anzeichen für zu niedrigen Blutzucker sein. Wird der niedrige Blutzuckerspiegel nicht durch Nahrungsaufnahme angehoben, zum Beispiel weil wir fasten, gerade eine Diät machen oder einfach zu gestresst sind, um zu essen, leitet der Körper sein Notfallprogramm ein. Unsere Stresshormone Adrenalin, Noradrenalin und Cortisol veranlassen die Leber, die gespeicherte Glukose verfügbar zu machen und den Blutzucker wieder ansteigen lassen.
Je mehr unser Blutzuckeranteil im Blut aus dem Gleichgewicht gerät, desto höher wird der Bedarf an Cortisol und Insulin, um ihn auszugleichen. Dauerhaft erhöhte Cortisol- und Insulinspiegel wirken sich negativ auf die Bildung und die Balance unserer Sexualhormone, den Stoffwechsel und das Immunsystem in den Wechseljahren aus. Sie sind zudem einer der Gründe, warum viele Frauen in der Lebensmitte von einer plötzlichen Gewichtszunahme überrascht werden.

Gewichtszunahme in den Wechseljahren

In den Wechseljahren nehmen viele Frauen an Gewicht zu, obwohl sie ihr Ernährungs- und Bewegungsverhalten nicht geändert haben. Oder es gelingt ihnen nicht, trotz Sport und Kalorienrestriktion abzunehmen. Besonders auffällig ist, dass sich auch die Figur merklich verändert. Busen und Bauch werden größer, Po und Beine dünner.

→ WAS GESCHIEHT

Sinkende Östrogenspiegel in der Perimenopause setzen die Insulinsensitivität der Zellen herab. Das bedeutet, dass die Bauchspeicheldrüse nun mehr Insulin produzieren muss, um den Blutzuckerspiegel zu senken.
Je höher die Konzentration unseres Fettspeicherhormons Insulin im Blut ist, desto mehr Körperfett wird eingelagert, vor allem im Bauchbereich. Leider ist überschüssiges Fettgewebe am Bauch, vor allem das innere Viszeralfett, deutlich ungesünder als das an Hüften, Po oder Oberschenkeln.
Unterhautfett (subkutanes Fett) kannst du am äußeren Bauch fühlen. Viszeralfett sammelt sich in der Bauchhöhle um die inneren Organe an. Das Viszeralfett ist besonders hormonaktiv, denn es bildet Botenstoffe, die eine Insulinresistenz und chronisch stille Entzündungen auslösen können.
Je mehr Bauchfett, desto größer ist das Risiko, am sogenannten metabolischen Syndrom zu erkranken. Das metabolische Syndrom ist ein Überbegriff für verschiedene Risikofaktoren und Erkrankungen einschließlich Übergewicht, Bluthochdruck, erhöhtem Blutzucker- bzw. Insulinspiegel oder Insulinresistenz.
Hohe Insulinspiegel können auch dazu beitragen, dass man ständig Hunger hat und selbst nach einer Mahlzeit kein Sättigungsgefühl verspürt. Denn anhaltend hohe Insulinspiegel setzen die Wirkung unseres Sättigungshormons Leptin herab. Leptin wird in den Fettzellen gebildet. Es signalisiert dem Gehirn, dass die Fettspeicher gefüllt sind und sich ein Sättigungsgefühl einstellen kann.
Hohe Insulinspiegel oder eine Insulinresistenz können eine Leptinresistenz auslösen. In dem Fall nimmt das Gehirn die Leptinsignale nicht mehr wahr, was ein unstillbares Essverlangen auslösen kann.
In der Anwesenheit von Insulin ist Fettverbrennung quasi unmöglich. Je höher und häufiger Blutzucker- und Insulinspitzen auftreten, desto mehr Körperfett wird gebildet, das wiederum chronisch stille Entzündungen, erhöhte Cortisolspiegel und damit eine Gewichtszunahme fördert.

→ WARUM ES GESCHIEHT UND SINN MACHT

Dass frau in der Perimenopause mehr Körperfett einlagert, ist zu einem gewissen Grad normal. Der Körper versucht, den Östrogenabfall über die vermehrte Bildung von Körperfett auszugleichen. Fettzellen sind nämlich in der Lage, mithilfe des Enzyms Aromatase aus Testosteron die Östrogenformen Östron und Östriol zu bilden. Das kann Frauen mit niedrigen Östrogenspiegeln zugutekommen. Jedoch kann sich bei Frauen mit hohem Körperfettanteil die Östrogendominanz verstärken. Eine Östrogendominanz wiederum fördert die Einlagerung von Körperfett - ein Teufelskreis.
Ein gesunder Körperfettanteil, vor allem am Bauch, ist also zur Unterstützung unserer Hormon-Balance in den Wechseljahren wichtig. Aber natürlich auch, um uns wohlzufühlen.

Insulinresistenz, Schlafstörungen, Erschöpfung, Gewichtszunahme: ein Teufelskreis

- **Je höher der Blutzuckerspiegel, desto mehr Insulin muss die Bauchspeicheldrüse produzieren, um ihn zu senken.** Irgendwann sprechen die Zellen aufgrund der hohen Insulinbelastungen nicht mehr auf die Wirkung des Insulins an: Sie werden resistent, was dazu führt, dass zu viel Glukose im Blut verbleibt. Dies wiederum signalisiert der Bauchspeicheldrüse, die Insulinproduktion anzukurbeln. Schließlich wird immer mehr Insulin benötigt, um die Glukose aus dem Blut in die Zellen zu transportieren. Die Folge ist eine erhöhte Konzentration sowohl von Glukose als auch von Insulin im Blut.

- **Gleichzeitig hungern die Zellen im Körper nach mehr Glukose für die Energieversorgung.** Man fühlt sich ständig erschöpft, hungrig, unkonzentriert und giert die ganze Zeit über nach Zucker, obwohl genug davon im Blut ist.

- **Insulinresistenz führt auch zu Schlafstörungen,** weil die hohen Insulin- und Blutzuckerkonzentrationen die Ausschüttung von Stresshormonen wie Adrenalin und Cortisol provozieren, die dich gegen 2 bis 3 Uhr morgens aufwachen und nicht mehr einschlafen lassen.

- **Hohe nächtliche Insulin- und Cortisolspiegel verhindern die Verbrennung von Körperfett,** die nachts am effektivsten ist – eine wesentliche Ursache für Gewichtszunahme.

- **Der körperliche und psychische Stress, der wiederum durch Schlafstörungen ausgelöst wird, beeinflusst unser Ernährungs- und Bewegungsverhalten tagsüber.** Um gegen die Erschöpfung anzukommen, halten wir uns mit Kaffee, Süßem und Kohlenhydraten wach. Wir sind einfach zu müde für Bewegung und Training. Und schon sind wir mittendrin im Teufelskreis aus Blutzuckerachterbahn, Schlafstörungen, Erschöpfung und Gewichtszunahme.

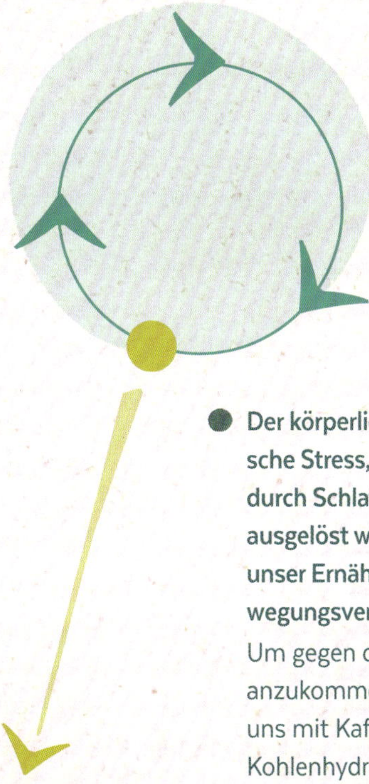

Aus diesem Teufelskreis können wir aussteigen, indem wir uns um ausgeglichene Blutzuckerspiegel über Tag kümmern. Und das ist gar nicht so kompliziert!

→ NEUE WEGE ZUM WOHLFÜHLGEWICHT

Ich kann dir versprechen: Auch in den Wechseljahren ist ein gesundes Körpergewicht möglich. Allerdings braucht es jetzt mehr Geduld und vor allem andere Abnehmstrategien als früher. Kohlsuppendiät, Kalorien zählen, Abnehmshakes, Fasten, Low Carb oder stundenlanges Ausdauertraining funktionieren nicht mehr. Ich rate dir sogar ausdrücklich von sehr restriktiven Ernährungs- und Trainingsprogrammen ab. Sie stellen eine enorme Belastung für deine ohnehin gestressten Nebennieren dar und können Wechseljahresbeschwerden wie Hitzewallungen, Stimmungsschwankungen, Kopfschmerzen, Heißhunger, Schlafstörungen oder Erschöpfung um ein Vielfaches verstärken.
Die Basis für dein Wohlfühlgewicht in den Wechseljahren bildet vor allem ein stabiler Blutzuckerspiegel, also ein über den Tag ausgeglichener Glukoseanteil im Blut.

Strategien für einen gesunden Blutzuckerspiegel

Ein ausgeglichener Blutzuckerspiegel lindert Stimmungsschwankungen, Hitzewallungen und Schlafstörungen. Er hebt deutlich unsere Energie, Konzentrations- und Leistungsfähigkeit, die wiederum wichtig sind, um proaktiv und mit einem positiven Mindset mit den Herausforderungen des Wechsels umzugehen. Die gute Nachricht ist, dass wir unseren Blutzuckerspiegel über unser Ess- und Bewegungsverhalten und mit einigen cleveren Tricks ganz einfach ausgleichen und stabil halten können.

→ WÄHLE DIE RICHTIGEN KOHLENHYDRATE

Um den Blutzucker auszugleichen, musst du nicht auf jegliche Form von Zucker oder Kohlenhydraten verzichten. Im Gegenteil: Wir brauchen immer eine bestimmte Menge an Glukose im Blut, damit das Gehirn leistungsfähig ist und wir ausreichend Energie haben für einen gesunden Stoffwechsel und Hormonhaushalt.
Entscheidend ist, den Konsum von Lebensmitteln zu minimieren, die einen hohen Anteil an Einfach- und Zweifachzuckern enthalten wie Glukose, Fruktose oder Saccharose. Sie werden sofort im Darm aufgespalten und lösen hohe Blutzuckerspitzen aus.

Zu vermeiden

Zu den Lebensmitteln mit hohem Anteil an Einfach- und Zweifachzuckern zählen zum Beispiel weißer Haushaltszucker und Auszugsmehle, die in Süßigkeiten, Kuchen und Gebäck, Eis, Schokolade, Cornflakes, Brot, Pasta oder Pizza enthalten sind. Auch viele Fast-Food- und Fertiggerichte sowie Alkohol, Limonaden, Säfte und Energydrinks enthalten Zucker.

Dagegen bestehen Mehrfachzucker aus langen Ketten von Zuckermolekülen, die aufgrund ihrer komplexen Struktur langsamer aufgespalten und ins Blut aufgenommen werden. Beim Konsum solcher komplexen Kohlenhydrate steigt der Blutzuckerspiegel langsamer und weniger steil an.

Zu empfehlen

Zu den empfehlenswerten Lebensmitteln mit komplexen Kohlenhydraten zählen zum Beispiel glutenfreies Vollkorngetreide, Gemüse, Hülsenfrüchte oder (Süß-)Kartoffeln. Diese Lebensmittel lassen nicht nur den Blutzucker langsamer ansteigen. Sie enthalten auch Ballaststoffe, die für lang anhaltende Sättigung, eine gesunde Darmfunktion, Verdauung und Entgiftung wichtig sind.

→ EIN WORT ZUM OBST

Ich zähle Obst – außer in Form von Saft – auch zu den empfehlenswerten Kohlenhydraten. Das mag etwas verwunderlich sein, weil Obst aus Einfachzuckern wie Glukose, Fruktose und Saccharose besteht. Aber im Obst ist der Zucker an Faser- bzw. Ballaststoffe gebunden, wodurch er langsamer über den Darm in die Blutbahn gelangt. Je nach Zuckergehalt und Insulinsensitivität reagiert die Blutzuckerkurve bei manchen Menschen dennoch recht sensibel auf Obst.
Wie bei allen Lebensmitteln kommt es auch beim Obstverzehr auf eine gesunde Menge, dessen Zuckergehalt und den Grad der Verarbeitung an. Zuckerärmere Obstsorten sind zum Beispiel Beeren, Äpfel, Aprikosen, Kiwis, Grapefruits, Avocados, Orangen, Zitronen, Nektarinen, Birnen oder Wassermelonen. Trockenobst kann ein gesundes Süßungsmittel sein, sollte aber nicht als Snack konsumiert werden.
Obstsäfte enthalten viel Zucker und sollten, wenn überhaupt, immer erst nach einer Mahlzeit getrunken werden.
Zudem bleibt die Blutzuckerkurve flacher, wenn wir vor oder mit dem Obstverzehr auch Ballaststoffe, gesunde Fette oder Proteine verzehren, zum Beispiel einen Apfel mit Mandeln, Beeren mit Naturjoghurt oder Trauben mit Ziegengouda zu uns nehmen. Warum das so ist, erfährst du im nächsten Punkt.

→ ISS ZU JEDER MAHLZEIT PROTEINE UND GESUNDE FETTE

Proteine kommen sowohl in pflanzlichen als auch in tierischen Lebensmitteln vor, zum Beispiel in Eiern, Fleisch, Fisch, Milchprodukten, Hülsenfrüchten, Samen, Saaten und Nüssen. Gesunde proteinreiche Lebensmittel enthalten meist auch gesunde Fette, wie zum Beispiel Lachs, Eier, Avocado, Lein- oder Chiasamen. Nicht nur Ballaststoffe, auch Proteine und Fette in den Mahlzeiten sorgen dafür, dass die Glukose nur langsam in den Blutkreislauf gelangt und Blutzuckerspitzen vermieden werden. Indem du Kohlenhydrate nicht isoliert innerhalb einer Mahlzeit isst, sondern immer mit einer Fett- und Eiweißquelle kombinierst, hältst du deinen Blutzucker schön stabil, bist lange anhaltend gesättigt und beugst Heißhunger, Müdigkeit, Stimmungstiefs und nächtlichem Aufwachen vor.
In den Rezepten ab Seite 112 habe ich darauf geachtet, dass sowohl die Mahlzeiten, als auch die herzhaften und süßen Snacks Ballaststoffe bzw. komplexe Kohlenhydrate, gesunde Proteine und Fette enthalten.

Top 1 für die Hormon-Balance

Wenn man mich nach einer einzigen Sache fragen würde, die für die Hormon-Balance wichtig ist, dann würde ich antworten: **Das Frühstück!**

→ FRÜHSTÜCK IST PFLICHT

Ein ausgewogenes, blutzuckerfreundliches Frühstück stellt die Weichen für gesunde Cortisol-, Blutzucker- und Insulinspiegel für den ganzen Tag und eine erholsame Nacht. Nachdem wir in der Nacht gefastet und unsere Glykogenspeicher der Leber aufgebraucht haben, benötigt der Körper nun wertvolle Energie in Form von komplexen Kohlenhydraten sowie gesunde Fette und Proteine, die die Grundbausteine für einen gesunden Stoffwechsel und Hormonhaushalt bilden.

Verzichten wir auf das Frühstück, wie beim intermittierenden Fasten, ist der Körper gezwungen, den Blutzuckerspiegel über die Ausschüttung von Stresshormonen anzuheben, was unsere ohnehin beanspruchten Nebennieren in den Wechseljahren zusätzlich belastet. Zudem arbeitet unser Glukosestoffwechsel morgens am effektivsten. Studien haben ergeben, dass bei Probanden, die morgens und abends das gleiche Gericht aßen, der Blutzucker- und Insulinanstieg am Abend fast doppelt so hoch war. Insofern sollten wir unsere Mahlzeiten sprichwörtlich so gestalten: Iss morgens wie ein Kaiser, mittags wie ein König und abends wie ein Bettelmann. Wie bei allen anderen Mahlzeiten sollte das Frühstück zuckerarm sein und aus komplexen Kohlenhydraten und Ballaststoffen sowie Eiweiß und gesunden Fetten bestehen. Toast mit Marmelade, Cornflakes mit Milch oder Käsebrötchen sind also nicht hormon- und blutzuckerfreundlich.

Du findest im Rezeptteil ab Seite 112 einige leckere, sättigende Frühstücksideen. Wenn es morgens schnell gehen soll, bereite dein Frühstück am Vorabend vor und probiere aufwendigere Rezepte am Wochenende aus.

→ ISS VOR JEDER MAHLZEIT ETWAS GEMÜSE

Das ist ein guter Trick, wenn deine Mahlzeit nicht ganz so gesund und blutzuckerfreundlich ausfällt, zum Beispiel falls du doch mal Pizza oder Pasta isst. Ein kleiner Vorspeisensalat, etwas Rohkost oder ein Teller Gemüsesuppe vorweg sorgen dafür, dass dein Darm erst mal mit dem Aufspalten von Ballaststoffen beschäftigt ist. Isst du erst danach deine Mahlzeit, fällt der Blutzuckeranstieg deutlich geringer aus. Eine Alternative ist, zuerst die Gemüsebeilage deines Gerichtes zu essen, dann die Proteinkomponente und am Ende die Kohlenhydrate bzw. das Dessert. Gemüse zu Beginn und Kohlenhydrate zum Schluss sorgen für flache Blutzuckerverläufe, selbst wenn die Mahlzeit an sich nicht so gesund ist.

→ DER TRICK MIT DEM APFELESSIG

Statt eines Vorspeisensalats hast du auch die Möglichkeit, deine Blutzuckerkurve flach zu halten, indem du vor oder während der Mahlzeit ein großes Glas Wasser mit einem Esslöffel Apfelessig trinkst. Nutze am besten einen Strohhalm, um den Zahnschmelz nicht zu schädigen. Eine Variante ist, dein Salatdressing mit Apfelessig zuzubereiten. Der Trick funktioniert auch, wenn du doch mal ein Stück Kuchen essen und Blutzuckerspitzen vermeiden möchtest.

Naturtrüber Apfelessig stabilisiert nicht nur den Blutzucker, sondern enthält auch gesunde Milchsäurebakterien, die eine gesunde Darmflora und Verdauung unterstützen.

→ BEWEGE DICH NACH DEM ESSEN

Wenn du dich nach einer süßen oder kohlenhydratreichen Mahlzeit bewegst oder leichte Kraftübungen machst, nehmen deine Muskeln überschüssige Glukose auf und du vermeidest hohe Blutzuckerspitzen und Insulinausschüttungen. Ideal ist ein 10- bis 20-minütiger Spaziergang nach dem Essen oder ein paar Übungen, bei denen deine Muskeln arbeiten müssen, zum Beispiel Kniebeugen, Liegestütze am Tisch, Treppenläufe oder Fersenheben im Stehen. Ein Spaziergang nach dem Essen hat auch den positiven Effekt, dass du danach weniger an Müdigkeit oder Völlegefühl leidest und deine Stresshormon- und Insulinspiegel deutlich gesenkt werden.

→ SORGE FÜR EINEN GESUNDEN SCHLAF

Die Bedeutung von Schlaf für einen gesunden Blutzuckerspiegel wird oft übersehen. Zu wenig Schlaf oder auch häufiges nächtliches Aufwachen hat einen Einfluss auf unseren Glukosestoffwechsel am folgenden Tag. Das hängt mit unserem zirkadianen Rhythmus zusammen, der unsere Insulinsensitivität beeinflusst bzw. wann und wie gut wir Kohlenhydrate verstoffwechseln. Schlafstörungen, die Frauen in den Wechseljahren erleiden, können daher ein nicht unerheblicher Auslöser für Insulinresistenz und Blutzuckerprobleme sein. Zugleich sind Letztere auch mögliche Ursachen für nächtliches Aufwachen. Deshalb tragen eine blutzuckerfreundliche Ernährung sowie ein gesunder zirkadianer Rhythmus einschließlich gesunder Schlafroutinen zu einem gesunden Blutzuckerspiegel bei. Wertvolle Tipps für besseren Schlaf findest du ab Seite 59.

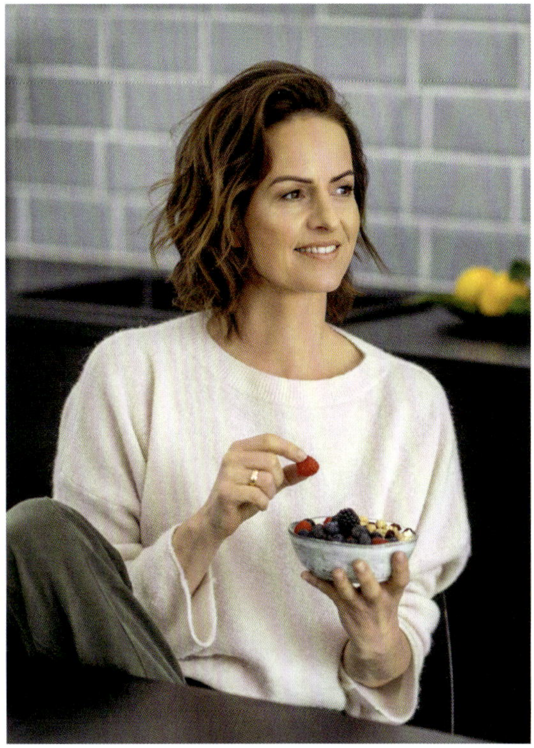

→ REDUZIERE DEIN STRESSLEVEL

Sobald der Körper Cortisol ausschüttet, steigt der Blutzucker und Insulin wird produziert. Diese Tatsache ist für alle Frauen wichtig, die sich vermeintlich gesund ernähren und dennoch unter Blutzuckerschwankungen und Gewichtszunahme leiden. Da die hormonelle Situation der Perimenopause ohnehin zu einer höheren Nebennierenbelastung beiträgt, ist Stressreduktion auch für einen gesunden Blutzuckerspiegel essenziell. Im Kapitel Nebennierengesundheit findest du ab Seite 40 bewährte Tipps, wie du die Ausschüttung von Stresshormonen senken kannst, und leicht durchführbare Atemtechniken sowie Yoga-Übungen dafür (ab Seite 45).

Schlüssel 4
Darmgesundheit

Blähungen, Blähbauch, Verstopfung, Durchfall, Übelkeit, Krämpfe oder Sodbrennen. Verdauungsbeschwerden nehmen bei Frauen in der Lebensmitte häufig zu. Das ist kein Zufall, denn Hormonhaushalt und Darmgesundheit sind eng miteinander verbunden. Neue Forschungen zeigen, dass die Zusammensetzung unserer Darmflora, auch Mikrobiom genannt, sich im Zuge der Wechseljahre verändert.
Östrogen und Progesteron fördern die Artenvielfalt unseres Darmmikrobioms, in dem die gesunden Darmbakterien dominieren und die schädlichen Bakterien in Schach gehalten werden. Zudem unterstützen Östrogen und Progesteron eine intakte Darmschleimhaut, die wichtig für ein gesundes Immunsystem und die Nährstoffaufnahme ist.
Die Hormonveränderungen der Wechseljahre und die Zunahme altersbedingter chronisch stiller Entzündungen können neben Verdauungsstörungen bei Frauen ab der Lebensmitte eine Vielzahl weiterer Beschwerden verursachen.

Darm, Immunsystem und chronisch stille Entzündungen

Immunsystem, Nervensystem und Hormonsystem sind keine in sich abgeschlossenen Regelkreise, sondern sie stehen in permanenter Wechselwirkung miteinander. Kommt es zu anhaltenden Störungen in einem oder mehreren dieser Systeme, können die Homöostase – das Gleichgewicht aller Körperfunktionen – und die Regulationsfähigkeit des Körpers beeinträchtigt werden.
Der Darm nimmt eine wichtige Schlüsselfunktion bei der Regulation von Immun-, Nerven- und Hormonsystem ein. Störungen der Darmfunktion können daher zu Symptomen und Erkrankungen führen, die weit über Verdauungsprobleme hinausgehen: zum Beispiel Autoimmunerkrankungen, Allergien und Nahrungsmittelunverträglichkeiten, Depressionen, chronisches Erschöpfungssyndrom, Hauterkrankungen oder Hormonstörungen.

Das Mikrobiom

Der Darm ist mit einer dicken Schicht aus Billionen von Mikroorganismen ausgekleidet, die zusammen ein komplexes Ökosystem bilden, das „Mikrobiom". Wenn wir gesund sind, bestehen eine große Artenvielfalt und ein symbiotisches Gleichgewicht verschiedenster Darmbakterien.
Diese helfen dabei, die Nahrung zu zersetzen und zu verwerten, sodass wir lebenswichtige Nährstoffe aufnehmen können. Sie hindern Krankheitserreger und Toxine daran, sich im Darm auszubreiten. Einige haben einen direkten positiven Einfluss auf das Immunsystem, den Stoffwechsel, unsere Stimmung und sogar unseren Hormonhaushalt.

Selbsttest: Wie gesund ist dein Darm?

Welche der folgenden Fragen beantwortest du für dich mit „Ja"?

- ◯ Leidest du regelmäßig unter Blähungen, Flatulenz oder einem aufgeblähten Gefühl im Bauchbereich?
- ◯ Hast du häufig Verstopfung oder Durchfall?
- ◯ Hast du oft Bauchschmerzen oder Unwohlsein nach dem Essen, insbesondere nach bestimmten Lebensmitteln?
- ◯ Nimmst du ungewöhnliche Veränderungen in der Konsistenz, Farbe, Geruch des Stuhls wahr?
- ◯ Hast du in letzter Zeit Nahrungsmittelintoleranzen oder -empfindlichkeiten entwickelt?
- ◯ Fühlst du dich häufig müde oder energielos, insbesondere nach dem Essen?
- ◯ Leidest du unter Hautproblemen wie Akne, Ekzemen oder trockener Haut?
- ◯ Hast du in letzter Zeit ein geschwächtes Immunsystem bemerkt, das zu häufigen Infektionen führt?
- ◯ Hast du häufiger Kopfschmerzen oder Migräne, insbesondere nach dem Verzehr bestimmter Lebensmittel?
- ◯ Hast du eine familiäre Vorgeschichte von Darmerkrankungen wie Morbus Crohn, Colitis ulcerosa oder Reizdarmsyndrom?
- ◯ Ernährst du dich ballaststoffarm (wenig Obst, Gemüse, Vollkorn) und hauptsächlich aus verarbeiteten Lebensmitteln?
- ◯ Nimmst du regelmäßig Antibiotika oder andere Medikamente ein, die sich negativ auf dein Darmmikrobiom auswirken können?

Auswertung

Zähle, wie viele Fragen du mit „Ja" beantwortet hast.

0-2 „Ja": Es gibt wenige Anzeichen für Darm- und Verdauungsbeschwerden oder unausgewogenes Darmmikrobiom.

3-5 „Ja": Es gibt einige Anzeichen für eine beeinträchtigte Darmgesundheit. Durch eine darmgesunde Lebensführung wirst du deine Symptome deutlich lindern können.

6 oder mehr „Ja": Es gibt deutliche Hinweise auf Darm- und Verdauungsbeschwerden. Werde jetzt aktiv und setze die Empfehlungen zur Darmgesundheit Schritt für Schritt um, damit es dir bald besser geht.

Wenn die Artenvielfalt im Darm abnimmt, kann es zu einer Überbesiedelung schädlicher Mikroorganismen kommen. Die Zahl der nützlichen Darmbakterien verringert sich, sodass sie Viren, Pilze oder Krankheitserreger nicht mehr effektiv abwehren können. Eine sogenannte Dysbiose, ein Ungleichgewicht, entwickelt sich und das kann zu gesundheitlichen Beschwerden führen.
Äußere Einflüsse, die eine Dysbiose auslösen können, sind zum Beispiel Stress, Rauchen, einseitige Ernährung, Toxine oder Medikamente wie Antibiotika oder die Anti-Baby-Pille.

Das Östrobolom

Das Mikrobiom des Darms ist zu einem hohen Maß an der Regulation unseres Östrogenspiegels beteiligt. Es kann einen wichtigen Beitrag dazu leisten, einen schwankenden Östrogenspiegel auszugleichen und entsprechende Symptome zu lindern.
Das Östrobolom ist eine Bakteriengruppe des Mikrobioms, die reguliert, wie viel Östrogen über den Stuhl ausgeschieden und wie viel im Körper verbleibt und wieder genutzt wird. Die Östrobolom-Bakterien produzieren ein Enzym namens Beta-Glucuronidase, das in der Lage ist, bei Bedarf Östrogene, die die Leber bereits für die Ausscheidung zerlegt hat, wieder zu reaktivieren und erneut in den Blutkreislauf abzugeben.
Eine Dysbiose, eine Störung des Mikrobioms durch ein übermäßiges Wachstum schädlicher Bakterien, Hefen oder Parasiten, kann zum Anstieg der Beta-Glucuronidase und damit einem Überhang an Östrogenen führen. Das kann eine Östrogendominanz, die ohnehin bei vielen Frauen in der Perimenopause besteht, verstärken und auch das Risiko östrogenabhängiger Erkrankungen nimmt zu.
Auf der anderen Seite kann eine geringe mikrobielle Vielfalt dazu führen, dass das Östrobolom wenig Beta-Glucuronidase produziert und das körpereigene Östrogen schlecht umgewandelt und absorbiert wird. Dadurch können Symptome eines Östrogenmangels entstehen wie Hitzewallungen, trockene Schleimhäute, Blasenentzündungen, Schlafstörungen und auch Zyklusstörungen.

→ FOKUS AUF DIE DARMGESUNDHEIT

Ein gesundes Östrobolom spielt eine wichtige Rolle im Östrogenstoffwechsel und reguliert gesunde Östrogenspiegel. Weil auch das Östrobolom als Teil unserer Mikrobioms seine Zusammensetzung in der Perimenopause verändert, ist der Fokus auf die Darmgesundheit für eine gesunde Östrogenbalance und Linderung möglicher Symptome entscheidend.

→ EINE GROSSE EINFLUSSMÖGLICHKEIT FÜR UNS

Die Östrobolom-Bakterien sind aber auch in der Lage, Phytoöstrogene aus Pflanzen für uns verwertbar zu machen. Sie wandeln sekundäre Pflanzenstoffe wie Lignane, Isoflavone oder Coumestane aus Leinsamen, Hülsenfrüchten, Kohlgemüse oder Himbeeren in östrogenähnliche Verbindungen um, die wir als Phytoöstrogene (Pflanzenöstrogene) bezeichnen. Und das können wir uns zunutze machen.

Natur pur: Phytoöstrogene für den Östrogenspiegel

Phytoöstrogene sind sekundäre, natürliche Pflanzenstoffe. Sie ähneln strukturell dem menschlichen Östrogen, wodurch wir sie gut einsetzen können, um unseren Östrogenspiegel zu regulieren.

Zu den Phytoöstrogenen gehören Stilbene, Lignane, Coumestane, Isoflavone und Flavonoide. Durch ihre strukturelle Ähnlichkeit können pflanzliche Phytoöstrogene dieselben Zellrezeptoren besetzen wie unsere körpereigenen Östrogene und im Körper ähnliche Effekte wie diese auslösen. Phytoöstrogene wirken jedoch nur schwach am Zellrezeptor. Im Vergleich dazu entfalten unsere körpereigenen Östrogene eine 100- bis 1000-mal stärkere Wirkung. Xenoöstrogene wie Umweltschadstoffe oder synthetische Hormone wirken teilweise noch stärker.

Ganz nach Wunsch einsetzbar

Weil sie die Östrogenrezeptoren sowohl aktivieren als auch blockieren können, besitzen Phytoöstrogene zugleich eine sanfte östrogene als auch antiöstrogene Wirkung. Auf diese Weise können sie sowohl die Auswirkungen einer zu hohen als auch zu niedrigen Östrogenexposition ausgleichen. Diesen harmonisierenden Effekt am Östrogenrezeptor können wir uns zunutze machen, um erhöhte, zu niedrige oder schwankende Östrogenspiegel auszugleichen. Bei zu niedrigen Östrogenspiegeln in der Meno- und Postmenopause können Phytoöstrogene die Östrogenrezeptoren sanft stimulieren und die Symptome eines Östrogenmangels lindern. In der Perimenopause können Phytoöstrogene die teilweise starken Schwankungen der Östrogenspiegel ausgleichen und Wechseljahresbeschwerden mildern.

Wie Phytoöstrogene wirken

Wenn du Phytoöstrogene über pflanzliche Nahrungsmittel oder über Nahrungsergänzungsmittel aufnimmst, konkurrieren sie am Zellrezeptor nicht nur mit körpereigenen, sondern auch mit aggressiven Xenoöstrogenen und Östrogenmetaboliten (Zwischenprodukte beim Östrogenabbau der Leber). Je mehr Rezeptoren von Phytoöstrogenen besetzt sind, desto mehr ungesunde Östrogene werden blockiert. Auf diese Weise können wir die Auswirkungen einer Östrogendominanz lindern. Aber wir können damit auch die Belastung durch schädigende Östrogenformen minimieren, die das Risiko für östrogenabhängige Krebserkrankungen wie Brust- oder Gebärmutter(hals)krebs erhöhen können.
Ich empfehle daher Frauen in den Wechseljahren, viele Lebensmittel in die tägliche Ernährung einzubauen, die Phytoöstrogene enthalten.

Phytoöstrogenreiche Lebensmittel

Viele der Lebensmittel, die ich nun aufführe, verwende ich auch in den Rezepten ab Seite 112.

SOJABOHNEN UND DEREN PRODUKTE

Isoflavone und Lignane gehören zu den wirksamsten Phytoöstrogenen. Den höchsten Gehalt an Isoflavonen haben Sojabohnen und deren Produkte. Soja sollte möglichst in fermentierter Form gegessen werden wie Tempeh, Misopaste, Natto oder fermentierter Tofu. Fermentation kann zum einen die Konzentration an Phytoöstrogenen in Lebensmitteln und deren Bioverfügbarkeit erhöhen. Zum anderen wird der Gehalt an Sojalektinen, die bei hohem Verzehr die Darmschleimhaut schädigen können, reduziert und die Bekömmlichkeit verbessert. Achte bei der Verwendung von Sojaprodukten zudem auf Bioqualität, um sicherzugehen, dass sie nicht schadstoffbelastet sind.

LEINSAMEN & CO.

Leinsamen gehören zu den Lebensmitteln mit dem höchsten Gehalt an schützenden Lignanen. Sie sind regelrechte Superfoods. Sie sind sehr ballaststoffreich und fördern eine gesunde Darmtätigkeit, sie senken das Beta-Glucuronidase-Enzym und regulieren so die Ausscheidung ungesunder Östrogenmetaboliten. Die enthaltenen Omega-3-Fettsäuren wirken antientzündlich. Iss einfach täglich ein bis zwei Esslöffel frisch gemahlene Leinsamen im Müsli oder Smoothie. Auch Chia- und Sesamsamen oder Kürbiskerne enthalten nennenswerte Mengen an Lignanen.

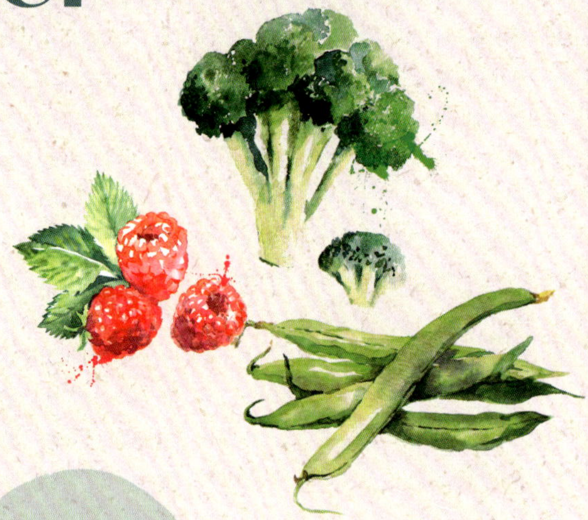

WEITERE PHYTOÖSTROGEN-JOKER

Hülsenfrüchte (z. B. Bohnen, Erbsen, Linsen), Beeren, rote Trauben, Oliven, Kohlsorten (z. B. Brokkoli, Blumenkohl), Zwiebeln, Knoblauch, Alfalfasprossen oder Fenchel.

HEILPFLANZEN

Zu den Heilpflanzen mit einem hohen Anteil an Phytoöstrogenen zählen Rotklee, Traubensilberkerze, Hopfen, Sibirischer Rhapontikrhabarber, Salbei oder Süßholzwurzel. Sie werden ebenfalls zur natürlichen Behandlung von Wechseljahresbeschwerden eingesetzt. Die Anwendung und mögliche Kontraindikationen sollten mit der behandelnden ärztlichen Fachperson oder dem/der Heilpraktiker:in besprochen werden.

Der Körper kann pflanzliche Phytoöstrogene ohne die Mithilfe des Östroboloms nicht effektiv nutzen. Das kann eine Ursache sein, warum bei manchen Frauen phytoöstrogenhaltige Nahrungsergänzungsmittel, die zur Behandlung von Wechseljahressymptomen eingesetzt werden, nicht wie gewünscht wirken. Da Phytoöstrogene eine ausgleichende Wirkung auf die Östrogenspiegel in der Peri- und Postmenopause haben können, ist die Gesundheit unseres Mikrobioms gerade jetzt besonders wichtig.

Chronisch stille Entzündungen und Wechseljahresbeschwerden

Die Darmschleimhaut ist, ähnlich wie die Haut und die Mund- und Nasenschleimhäute, eine natürliche Schutzbarriere. Sie sorgt dafür, dass Nährstoffe aus der Nahrung hineingelassen werden, und verhindert, dass schädliche Stoffe, wie zum Beispiel Bakterien, Viren, Toxine oder Allergene, in den Körper eindringen. Der Darm muss ständig zwischen „gut" (zum Beispiel Nährstoffe) und „böse" (zum Beispiel Krankheitserreger) unterscheiden. Aus diesem Grund befinden sich etwa 80 Prozent aller aktiven Immunzellen im Darm. Damit ist der Darm unser wichtigstes Immunorgan und trägt maßgeblich zu einem intakten Immunsystem bei.

→ FOLGENREICHE ENTZÜNDUNGEN

Kommt es zum Beispiel durch eine Dysbiose, Schadstoffe, Stress oder entzündungsfördernde Nahrung zu Entzündungen an der Darmschleimhaut, können Zwischenräume entstehen, durch die Bakterien, unverdaute Nahrungsbestandteile und Toxine aus dem Darm in den Blutkreislauf gelangen. Diese unerwünschte Durchlässigkeit der Darmschleimhaut wird als „Leaky Gut Syndrom" (zu Deutsch „durchlässiger Darm") bezeichnet. Eine erhöhte Darmdurchlässigkeit kann die Aufnahme lebenswichtiger Nährstoffe, Vitamine und Spurenelemente einschränken.
Enzyme wie Laktase oder das für den Abbau von Histamin wichtige DAO (Diaminoxidase) werden vermindert gebildet, was Laktose- oder Histaminintoleranz fördern kann.
Und schließlich kann es zu anhaltenden Immunreaktionen kommen, die chronisch systemische Entzündungen auslösen. Diese können sich unbemerkt und schleichend im ganzen Körper ausbreiten. Deshalb bezeichnet man sie auch als „chronisch stille Entzündungen" (englisch: „Silent Inflammation").
Solche Entzündungsprozesse können zum Beispiel die Energieproduktion der Mitochondrien einschränken und Müdigkeit, Erschöpfung und Antriebslosigkeit auslösen. Sämtliche Organe und Gelenke können betroffen sein, auch die Haut und selbst das Gehirn.
Folgen chronisch stiller Entzündungen können chronische Schleimhautentzündungen sein, zum Beispiel von Nasennebenhöhlen (Sinusitis), Mandeln (Tonsillitis), Bronchien (Bronchitis), Haut (Dermatitis), Zahnfleisch (Parodontitis), Augenbindehaut (Konjunktivitis) oder Vagina (Vaginitis).
Zudem gibt es über 60 Autoimmunerkrankungen als Folge chronisch stiller Entzündungen. Zu den häufigsten zählen: Kreisrunder Haarausfall, Diabetes mellitus Typ 1, Hashimoto-Thyreoiditis, Morbus Basedow, Morbus Crohn, multiple Sklerose, Psoriasis, Zöliakie, Vitiligo oder rheumatoide Arthritis.
Leider kann auch das Gehirn von stillen Entzündungen betroffen sein und depressive Verstimmungen, Antriebslosigkeit, Konzentrations- und Gedächtnisprobleme bzw. Hirnnebel (Brain Fog) auslösen. Fortschreitende stille Entzündungen können zu schwerwiegenden neurodegenerativen Störungen wie Alzheimer oder Demenz führen.

→ ÄHNLICH UND ENG VERKNÜPFT

Bei näherer Betrachtung überschneiden sich viele Wechseljahresbeschwerden mit den Folgen chronisch stiller Entzündungen. Das Absinken der immunschützenden Östrogen- und Progesteronspiegel kann chronische Entzündungen in der Meno- und Postmenopause fördern. Chronisch stille Entzündungen, die übrigens auch bei Männern im Alter zunehmen, sind ein entscheidender Grund für Beschwerden und Erkrankungen bei Frauen in der Meno- und Postmenopause und erklären viele der Symptome, die Frauen auch noch NACH den Wechseljahren erleben.
Das Ausmaß der Beschwerden wird jedoch im Wesentlichen bestimmt durch unsere Darmgesundheit, die wir durch eine antientzündliche nährstoffdichte und ballaststoffreiche Ernährung ganz einfach unterstützen können. Die Ernährung hat einen direkten Einfluss auf die Zusammensetzung des Mikrobioms und ist einer der wichtigsten Faktoren für eine gesunde Darmfunktion und ein starkes Immunsystem.

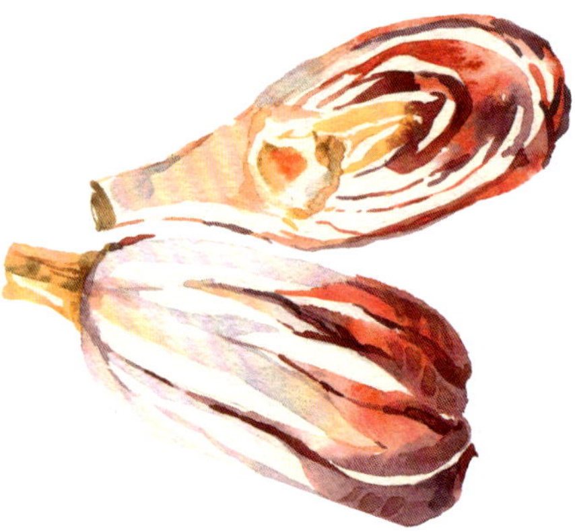

Die besten Antientzündungs-Strategien für einen gesunden Darm und ein starkes Immunsystem

Minimiere entzündungsfördernde Lebensmittel

Der sicherste Weg, entzündungsfördernde Lebensmittel zu meiden, ist, einen großen Bogen um industriell hergestellte, hoch verarbeitete Produkte zu machen. Die meisten enthalten Bestandteile und Zusatzstoffe, die zu einer Ausbreitung von ungünstigen Darmbakterien führen, die die Darmschleimhaut schwächen und Entzündungen begünstigen. Aber auch Bestandteile natürlicher Lebensmittel wie Gluten oder Kuhmilch können entzündungsfördernd wirken.

Was du vermeiden solltest

- → industriell hergestellte und hoch verarbeitete Lebensmittel wie Tiefkühlpizza, Fertigprodukte, Wurstwaren, Süßwaren – unter anderem wegen der darin enthaltenen Zusatzstoffe
- → Zusatzstoffe wie Konservierungsstoffe, Emulgatoren, künstliche Zuckeraustauschstoffe
- → gesättigte Fettsäuren und Transfette, enthalten zum Beispiel in Backwaren, Chips, Margarine, frittierten Speisen
- → hohen Konsum von raffiniertem Haushaltszucker
- → glutenhaltige Getreideprodukte aus Weizen wie Brot, Pasta, Kuchen
- → Kuhmilch(-produkte)
- → Fleisch und Wurstwaren aus Massentierhaltung
- → hohen Alkoholkonsum
- → Lebensmittel aus nicht biologischem Anbau, die mit Pestiziden, Herbiziden, Fungiziden behandelt wurden

Iss bunt und abwechslungsreich

Indem du eine hohe Vielfalt verschiedenster, vor allem faser- und ballaststoffreicher pflanzlicher Lebensmittel in deine tägliche Ernährung integrierst, kann eine hohe Artenvielfalt von Mikroorganismen im Darm aufgebaut werden.
Durch eine einseitige Ernährung werden nur bestimmte Bakterien gefüttert, während andere aushungern. Dies kann die Diversität stark minimieren, zu Verdauungs- und Darmbeschwerden führen und chronische Entzündungen fördern. Versuche deshalb, nicht immer die gleichen Gemüse wie Gurke, Tomate, Paprika zu kaufen, sondern bring bunte Abwechslung und Farben auf deinen Teller. Wie wäre es denn mal mit Brokkoli, Linsen, Mangold, Radieschen, Kichererbsen, Rote Bete, Fenchel oder Chicorée? In den Rezepten ab Seite 112 findest du bunte Inspirationen für deine gesunde Ernährung.

Iss schützende Polyphenole

Polyphenole sind eine Klasse von Pflanzenstoffen, die in vielen Lebensmitteln wie Obst, Gemüse, Nüssen, Samen oder Tee vorkommen. Sie sind bekannt für ihre antioxidativen Eigenschaften und schützen die Zellen vor Schäden durch freie Radikale.
Diese Schutzfunktion ist wichtig für die Gesundheit des Darms, da freie Radikale Entzündungen und Zellschäden im Darm verursachen können.
Polyphenole tragen auch dazu bei, dass sich die Mikroorganismen im Darm wohlfühlen. Sie fördern das Wachstum erwünschter Bakterien und hemmen zugleich die Entwicklung schädlicher Mikroorganismen. Integriere daher viele unterschiedliche polyphenolreiche Lebensmittel in deine tägliche Ernährung, zum Beispiel:

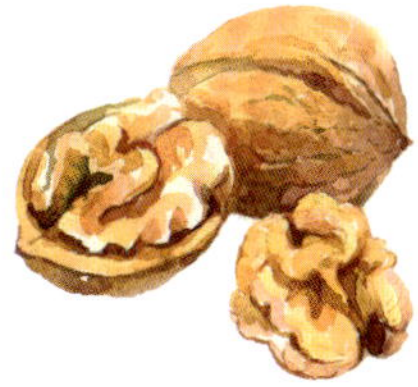

→ Beeren
→ Äpfel
→ grünes Gemüse
→ Nüsse und Samen
→ grüner Tee
→ Zwiebeln und Knoblauch

Iss täglich genügend Ballaststoffe

Ballaststoffe sind langkettige Zuckermoleküle, die der Mensch nicht verdauen kann.

Lösliche Ballaststoffe, sogenannte Präbiotika:
Sie dienen den guten Darmbakterien als Futter. Diese produzieren daraus kurzkettige Fettsäuren wie Butyrat, Acetat und Propionat, die vor Entzündungen der Darmschleimhaut und im gesamten Körper schützen.

Inulin ist enthalten in:
→ Chicorée
→ Topinambur
→ Artischocken
→ Pastinaken
→ Löwenzahnwurzel
→ Porree
→ Zwiebeln oder Schwarzwurzeln

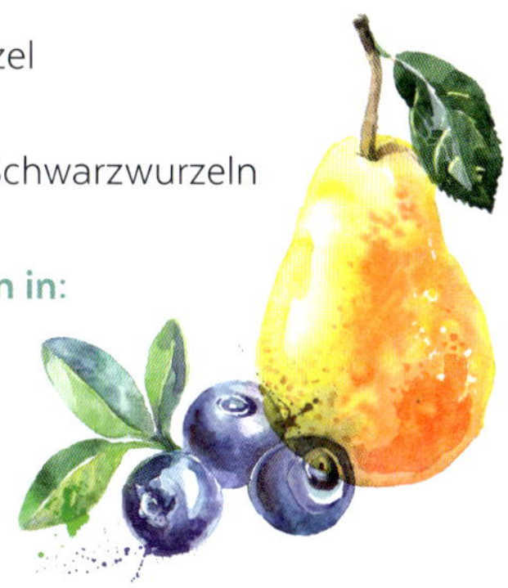

Pektin ist enthalten in:
→ Äpfeln
→ Birnen
→ Quitten
→ Heidelbeeren
→ Kakis

Beta-Glucane befinden sich in:
→ Hafer

Resistente Stärke gewinnen wir aus:
→ gekochten und danach abgekühlten Kartoffeln, Reis oder Nudeln

Wenn du Kartoffeln, Reis und Nudeln erst kochst und dann über Nacht in den Kühlschrank stellst, wird aus normaler Stärke der Ballaststoff resistente Stärke. Durch den durch den Abkühlungsvorgang höheren Gehalt an resistenter Stärke steigt der Blutzuckerspiegel nicht so stark an und die Insulinausschüttungen werden reduziert.

Unlösliche Ballaststoffe

Sie erhöhen vor allem das Stuhlvolumen und beschleunigen die Darmtätigkeit und das ist für die Östrogenausscheidung besonders wichtig. Verdauungsfördernde Ballaststoffe findest du in pflanzlichen Lebensmitteln, zum Beispiel in:

- Gemüse – wie Kohl, Möhren, Fenchel und Kartoffeln
- Vollkornprodukten – wie Hafer, Buchweizen
- Hülsenfrüchten – wie Linsen, Bohnen, Erbsen, Kichererbsen
- Obst – wie Beeren, Äpfel, Avocados,
- Trockenfrüchten – wie Datteln, Feigen und Pflaumen
- Nüssen – wie Mandeln, Walnüssen, Macadamianüssen
- Samen – wie Leinsamen, Chiasamen und Sesam

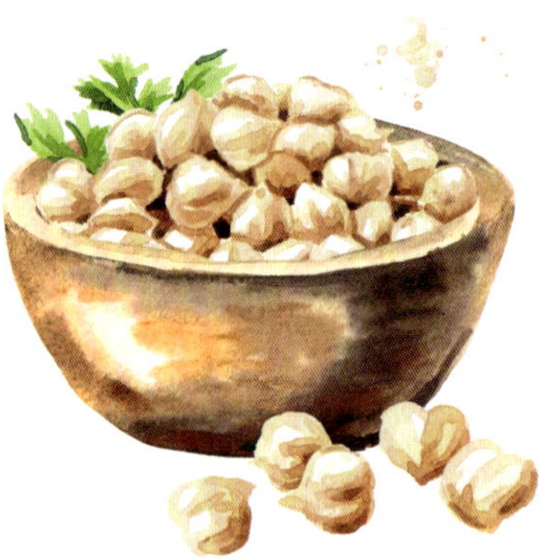

Iss gesunde Fette

Vor allem Omega-3-Fettsäuren unterstützen die gesunde Zusammensetzung des Mikrobioms und fördern die Produktion von entzündungshemmenden Substanzen.

Gute Quellen für Omega-3 sind:

- Leinöl
- Lein-, Hanf- und Chiasamen
- fettreicher Fisch – wie Lachs, Forelle und Makrele
- Algen- und Fischöl

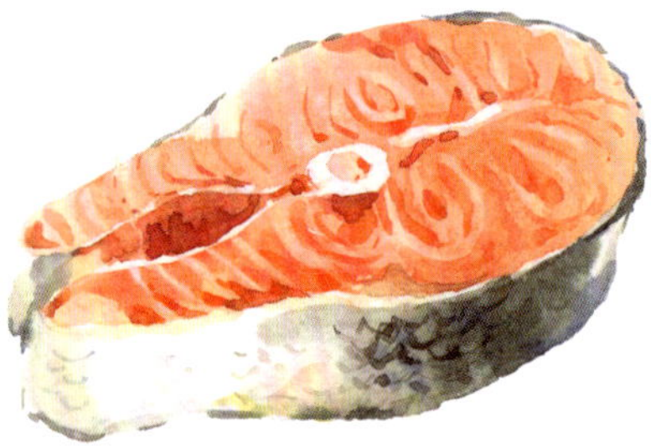

Iss fermentierte Lebensmittel

Fermentierte Lebensmittel enthalten lebendige Bakterienkulturen, sogenannte Probiotika, die besonders die Vielfalt des Mikrobioms erhöhen, wichtige Nährstoffe enthalten und leicht verdaubar sind. Baue fermentierte Lebensmittel täglich in deine Ernährung ein, zum Beispiel:

- nicht pasteurisiertes Sauerkraut
- Kimchi
- Miso
- Kombucha
- Wasserkefir
- fermentierte Milchprodukte – wie Joghurt, Kefir und Quark

Bedenke aber, dass fermentierte Lebensmittel viel Histamin enthalten; das vertragen Menschen mit einer Histaminintoleranz nicht gut. Hohe Östrogenspiegel in der Perimenopause können die Histaminausschüttung fördern. Bei starken Östrogendominanz-Symptomen kannst du ausprobieren, ob es deine Beschwerden lindert, wenn du fermentierte oder histaminhaltige Nahrungsmittel weglässt.

Entspanne dich vor dem Essen

Bei Stress schaltet der Körper in den Überlebensmodus und lenkt den Blutfluss zu lebenswichtigen Organen wie Herz, Lunge oder Gehirn um. Da der Darm nicht zu diesen Organen gehört, werden die Darmbewegungen verlangsamt, weniger Verdauungsenzyme gebildet und Nährstoffe nicht optimal aufgespalten. Die Darmschleimhaut wird durchlässiger für entzündungsfördernde Substanzen.

→ Atme vor dem Essen fünf- bis zehnmal tief in den Bauch ein und aus.

→ Kaue jeden Bissen so lange, bis er eine breiige Konsistenz hat, um ausreichend Verdauungsenzyme zu bilden, die deinen Darm entlasten.

Mehr Ruhe und Achtsamkeit beim Essen können effektiv Völlegefühl, Blähungen und Sodbrennen nach dem Essen reduzieren.

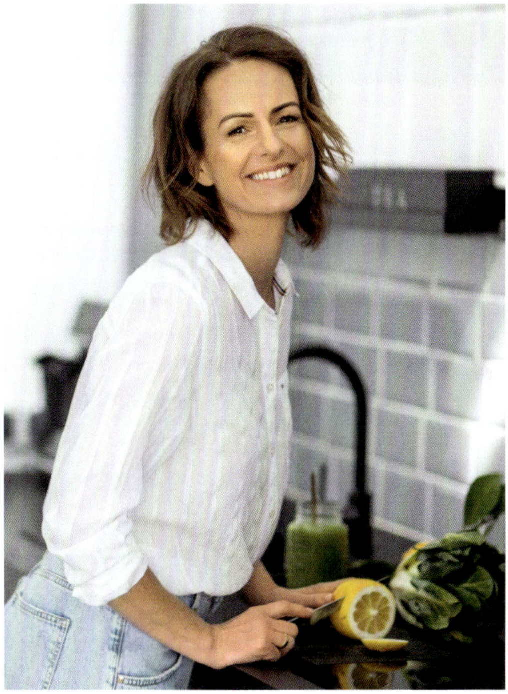

Top 1 zur Darmgesundheit

Wer über 30 verschiedene Pfanzenarten pro Woche isst, hat ein vielfältiges Darmmikrobiom. Das ergab die American Gut Projekt-Studie 2018 mit über 10.000 Teilnehmenden. Deine Challenge: Steigere die gesunde Vielfalt deiner Darmflora, indem du mindestens 30 verschiedene pflanzliche Lebensmittel in der Woche isst. Probiere neue Gemüse, Kräuter, Getreide, Hülsenfrüchte, Nüsse und Samen.

Schlüssel 5
Lebergesundheit

Im Verlauf der Wechseljahre sind viele Frauen mit hohen Cholesterin- und Blutzuckerwerten, Gallensteinen, auffälligen Leberwerten und Beschwerden wie Erschöpfung, juckender oder unreiner Haut, Wassereinlagerungen, Blähbauch, Übelkeit oder Appetitlosigkeit konfrontiert. All diese Symptome können auf Einschränkungen der Leberfunktion hindeuten.

Entgiften und reinigen

Die Leber liegt im rechten Oberbauch unterhalb des Zwerchfells. Genau wie der Darm ist die Leber ein lebenswichtiges Regulationsorgan, von dem die Homöostase aller Körpersysteme und in großem Maß unser Wohlbefinden in den Wechseljahren abhängt. Den meisten Menschen ist die Leber wahrscheinlich als Entgiftungsorgan bekannt. In der Tat ist sie neben Darm, Nieren, Lymphe, Haut und Lungen der wichtigste Teil unseres genialen körpereigenen Entgiftungssystems, das rund um die Uhr für uns im Einsatz ist, um das Blut von Giftstoffen zu reinigen und zur Ausscheidung vorzubereiten.

Allein durch unsere natürlichen internen Stoffwechselprozesse entstehen belastende Stoffe wie Endotoxine, Ammoniak, Bilirubin, Fuselalkohole und Hormonmetaboliten, die über das Blut und die Pfortader in die Leber gelangen. Hier werden sie in ungiftige wasserlösliche Substanzen umgewandelt. Die daraus entstandenen Abbauprodukte gelangen entweder über die Galle in den Darm oder in die Nieren, wo sie mit dem Stuhl oder dem Urin ausgeschieden werden. Für die Verarbeitung solcher körpereigenen Giftstoffe ist unser Entgiftungssystem von Anbeginn bestens ausgestattet. Der Körper verfügt also über die geniale Fähigkeit, sich selbst zu reinigen.

Die Aufgabe wird größer

Die Menge an Schadstoffen, die von außen in den Körper gelangen, hat in den letzten Jahrzehnten drastisch zugenommen. Täglich muss die Leber eine Flut von gesundheitsschädlichen Stoffen entgiften, die über die Atmung, die Nahrung und die Haut in den Körper gelangen. Das Tückische: Sie kommen in zahllosen Alltagsprodukten vor, beispielsweise in Haushaltsreinigern, Desinfektionsmitteln, Kosmetik- und Pflegeprodukten, Duftkerzen, Kunststoffverpackungen, Möbeln, Farben und Teppichen. Wir nehmen sie auch über Getreide, Obst und Gemüse auf, die mit Pestiziden oder Fungiziden behandelt wurden. Wenn neben der steigenden Schadstoffbelastung die Entgiftungswege über Darm und Lymphe nicht richtig arbeiten und die Leber zudem aufgrund chronisch stiller Entzündungen, hoher Cortisol- und Blutzuckerspiegel oder dem Fehlen wichtiger Nährstoffe ihren Aufgaben nicht mehr in vollem Umfang nachkommen kann, hat das weitreichende gesundheitliche Auswirkungen.

Selbsttest: Braucht deine Leber Unterstützung?

Welche der folgenden Fragen beantwortest du für dich mit „Ja"?

- ○ Fühlst du dich oft müde oder energielos, auch nach ausreichendem Schlaf?
- ○ Leidest du unter häufigen Verdauungsstörungen wie Blähungen, Gasbildung, Verstopfung oder Durchfall?
- ○ Hast du Hautprobleme wie Akne, Ekzeme oder Hautausschläge, die nicht verschwinden?
- ○ Hast du in letzter Zeit unerklärliche Gewichtszunahme erlebt, obwohl du deine Ernährung nicht verändert hast?
- ○ Reagierst du empfindlich auf bestimmte Lebensmittel, insbesondere fettreiche oder frittierte Speisen?
- ○ Leidest du unter Muskelkater, -schmerzen oder -schwäche, obwohl du nicht übermäßig sportlich aktiv bist?
- ○ Leidest du häufig an Kopfschmerzen oder Migräne, ohne offensichtliche Ursache?
- ○ Hast du regelmäßig mit Übelkeit oder einem unangenehmen Gefühl im Magen zu kämpfen?
- ○ Hat sich dein Stuhlgang in letzter Zeit verändert, wie zum Beispiel die Farbe, Konsistenz oder Häufigkeit?
- ○ Reagierst du häufig empfindlich auf Alltagsgerüche wie Reinigungsmittel, Parfüms oder Abgase?
- ○ Trinkst du regelmäßig Alkohol oder verträgst ihn nicht, selbst bei gelegentlichem Konsum?
- ○ Nimmst du regelmäßig Medikamente ein, insbesondere schmerzstillende Mittel oder andere verschreibungspflichtige Medikamente, die die Leber belasten können?

Auswertung

Zähle, wie viele Fragen du mit „Ja" beantwortet hast.
0-3 „Ja": Deine Leber und dein Entgiftungssystem scheinen gut zu funktionieren. Dennoch ist es wichtig, weiterhin einen gesunden Lebensstil zu pflegen, um die Gesundheit langfristig zu erhalten.
4-7 „Ja": Es gibt einige Anzeichen dafür, dass deine Leber und dein Entgiftungssystem möglicherweise zusätzliche Unterstützung benötigen. Es könnte ratsam sein, deine Lebensgewohnheiten zu überprüfen und mögliche Belastungen für die Leber zu reduzieren.
8-12 „Ja": Es scheint, dass deine Leber und dein Entgiftungssystem gezielte Maßnahmen zur Unterstützung benötigen.

Verwerten und regulieren

Neben ihrer Entgiftungsfunktion ist die Leber an der Verwertung von Fetten, Kohlenhydraten und Eiweißen beteiligt. Sie ist auch für die Regulierung des Blutzuckerspiegels und eine konstante Energieversorgung zuständig. Die Leber produziert täglich bis zu einem Liter Gallenflüssigkeit, die für die Verdauung von Fetten, die Aufnahme der fettlöslichen Vitamine A, D, E und K sowie den Abtransport von Giftstoffen zum Darm wichtig ist.
Auch ein großer Teil des körpereigenen Cholesterins entsteht in der Leber, aus dem alle Steroidhormone entstehen wie Progesteron, Testosteron, Östrogen, Cortisol oder DHEA. Die Leber stellt wichtige Eiweiße her, die sowohl für den Transport von Fetten oder Hormonen als auch für die Blutgerinnung wichtig sind. Und in der Leber werden wichtige Hormone gebildet, aktiviert oder abgebaut.

Unterschätzte Leber!

Aus vielfältigen Gründen ist die Lebergesundheit wichtig für das ausgeglichene Zusammenspiel von Stoffwechsel, Verdauungs-, Immun- und Hormonsystem. Umgekehrt können auch Störungen in anderen Regelsystemen, zum Beispiel Blutzuckerschwankungen, Darmdysbiosen oder hohe Cortisolspiegel, die Leberfunktion beeinträchtigen.

Anzeichen einer überlasteten Leber

Vielen Frauen ist gar nicht bewusst, dass ihre Leber möglicherweise überlastet ist. Da die Leber keine Nervenfasern besitzt, spüren wir keine Schmerzen, wenn es ihr nicht gut geht. Deshalb wird eine Lebererkrankung häufig beiläufig im Rahmen einer Ultraschall- oder Blutuntersuchung diagnostiziert. Die Zeichen einer geschwächten Leberfunktion sind zunächst eher unspezifisch, zum Beispiel Müdigkeit, Reizbarkeit, Wut, Aggressionen, Heißhunger, nächtliches Aufwachen, Juckreiz oder Hautprobleme wie Akne oder Ekzeme, morgendliche Appetitlosigkeit, Schweißausbrüche. Sodbrennen, Blähungen, Völlegefühl oder Verstopfung, Mundgeruch, eine belegte Zunge, hohe Cholesterinwerte, Gallenprobleme oder die Gelbfärbung von Haut und Augen können mit Lebererkrankungen (zum Beispiel Fettleber, Hepatitis) in Zusammenhang stehen.

Der Einfluss der Leber auf den Hormonhaushalt

Leber und Cortisol

Ist die Leber überlastet, entsteht während des Entgiftungsprozesses eine große Menge freier Sauerstoffradikale. Freie Radikale sind wichtig für unsere Immunabwehr. Wenn aber zu viele gebildet werden, entsteht oxidativer Stress, der Zell- und DNA-Schäden und chronisch stille Entzündungen im Körper auslösen kann. Chronische Entzündungen erhöhen die Cortisolspiegel, die für eine Vielzahl von Wechseljahresbeschwerden verantwortlich sind (siehe „Schlüssel 1“ ab Seite 30).

Leber und Insulin

Die Leber ist auch für die Regulation des Glukoseanteils im Blut zuständig. Sie spei-

chert Zucker in Form von Glykogen, das dann freigesetzt wird, wenn der Blutzucker abfällt, zum Beispiel, weil wir länger nichts essen, bei Stress oder nach hohen Insulinausschüttungen.
Ist die Leber überlastet, kann sie nicht angemessen auf Blutzuckerschwankungen reagieren. Das kann zu Über- oder Unterzuckerung führen und auf Dauer eine Insulinresistenz begünstigen, das heißt, die Körperzellen reagieren auf das Hormon Insulin nicht mehr angemessen und die Regulation des Blutzuckers wird gestört.
Zudem ist bei einer kohlenhydratlastigen Ernährung, bei chronischem Stress und Bewegungsmangel zu viel Zucker (Glukose) im Blut. Wenn die Glykogenspeicher der Leber voll sind, wandelt sie überschüssige Glukose in Fettsäuren (Triglyceride) um, die sich in den Leberzellen einlagern. Die zunehmende Verfettung der Leber kann zur nicht-alkoholischen Fettleber führen, die Insulinresistenz, Typ-2-Diabetes, Übergewicht und Herz-Kreislauf-Erkrankungen verursachen kann, welche sich ihrerseits negativ auf die Gesundheit der Leber auswirken können.

Leber und Schilddrüse

Die Schilddrüse produziert überwiegend das inaktive Schilddrüsenhormon Thyroxin, kurz T4. T4 ist eine Speicherform des Hormons, die der Körper so nicht verwenden kann. Die Zellen brauchen das aktiv wirksame T3, das Trijodthyronin. Nur das freie T3 kann an den Schilddrüsenrezeptoren andocken, die in jeder Körperzelle zu finden sind.
Um an genug T3 zu kommen, muss der Körper es aus T4 herstellen. Das passiert zum Großteil in der Leber, zu einem kleinen Teil im Darm. Konversionsstörungen von T4 zu T3 in der Leber können daher eine Ursache sein, warum sich manche Frauen trotz Schilddrüsenmedikamenten, die oftmals nur T4 enthalten, nicht gut fühlen. Deshalb helfen dir meine Empfehlungen zur Unterstützung der Darm- und Lebergesundheit auch, wenn du unter Funktionsstörungen der Schilddrüse leidest.

Leber und Östrogenstoffwechsel

Die Leber spielt eine Schlüsselrolle in der Verstoffwechselung und Ausscheidung von Östrogenen und beeinflusst deshalb maßgeblich deren Wirkung. Beschwerden, die mit einem gestörten Östrogenabbau in der Leber einhergehen können, sind zum Beispiel PMS (prämenstruelles Syndrom), schwere, lange oder schmerzhafte Periodenblutungen, Myome, Eierstockzysten, Migräne, Kopfschmerzen, Angstzustände, Depressionen, Brain Fog, Gelenkschmerzen, geschwollene druckempfindliche Brüste, Blähungen oder Verstopfung. Auch östrogenrezeptorpositive Krebserkrankungen (zum Beispiel Brustkrebs) stehen in Zusammenhang mit Störungen des Östrogenabbaus in Leber und Darm.
Hormone wie Östrogene werden wie alle Stoffwechselendprodukte und Schadstoffe von der Leber entgiftet.

Xenoöstrogene und endokrine Disruptoren: Wie sie die Wechseljahresbeschwerden verstärken

Verschiedene körpereigene und -fremde Östrogenformen wirken auf das Hormonsystem. Alle durchlaufen die gleichen Um- und Abbauprozesse in der Leber, jedoch belasten manche die Leber stärker als andere. Dazu zählen synthetische Östrogene wie Ethinylestradiol und Estradiolvalerat, die in hormonellen Verhütungsmitteln und Hormonersatztherapien verwendet werden. Die Verstoffwechselung täglich zugeführter synthetischer Östrogene kann die Entgiftungskapazitäten der Leber übersteigen. Das kann zu einem Überschuss schädlicher Östrogenformen und freier Radikaler führen und die Fähigkeit der Leber zur Entgiftung anderer Substanzen beeinträchtigen.

Wenn die Einnahme synthetischer Hormone medizinisch erforderlich ist, ist es wichtig, die Leber bei der Entgiftung hormonwirksamer Medikamente zu unterstützen.

Eine ähnliche Wirkung auf die Leber haben Xenoöstrogene, die zur Gruppe sogenannter endokriner Disruptoren gezählt werden. Endokrine Disruptoren sind Chemikalien (siehe Tabelle Seite 89), die den Hormonhaushalt im Körper stören können, indem sie die Produktion, die Freisetzung, den Transport, den Stoffwechsel, die Bindung, Wirkung oder Ausscheidung von Hormonen beeinflussen.

Diese endokrinen Disruptoren haben eine ähnliche Struktur wie unsere körpereigenen Hormone. Deshalb sind sie zum Beispiel in der Lage, an die gleichen Zellrezeptoren anzudocken wie unsere Sexualhormone. Dann können sie die natürliche Hormonwirkung schwächen oder verstärken, indem sie die Menge der in den Zellen produzierten Rezeptorproteine verändern.

Darüber hinaus können die endokrinen Disruptoren Enzyme hemmen, die für den Abbau und die Ausscheidung von Hormonen verantwortlich sind. Das kann zu einem Anstieg der Hormonspiegel im Körper führen, da die natürliche Regulation gestört ist.

Das Tückische an diesen Hormongiften ist, dass sie in vielen Produkten enthalten sind, die wir täglich benutzen: Kosmetikprodukte wie Puder, Maskara, Lippenstift oder Nagellack, Shampoo, Spülung, Haarspray, Bodylotion, Peeling – bis hin zu Waschmitteln und Reinigungsprodukten, Lebensmittelverpackungen, Kleidung und Textilien oder Beschichtungen von Kochgeschirr.

Detox im Alltag

Da wir alltäglich mit Hormongiften in Kontakt kommen, sollten wir uns bewusst machen, welche Produkte sie enthalten und wie wir sie vermeiden oder reduzieren können.

Es ist nicht möglich und nicht nötig, alle potenziell gefährdenden Stoffe zu eliminieren. Aber wir können die Menge reduzieren, vor allem der Stoffe, die auf direktem Weg in den Körper gelangen wie Hautpflegeprodukte, Lebensmittel oder Stoffe, die wir einatmen.

Zugleich ist es wichtig, unsere Leber zu stärken, damit sie den Körper effektiv von solchen Schadstoffbelastungen entlasten kann.

Endokrine Disruptoren im Alltag und wie du sie vermeidest

Endokriner Disruptor	enthalten in	gesunde Alternativen
Bisphenol A (BPA)	Plastikflaschen und -behälter, Lebensmittelkonservendosen, Thermopapier (Quittungen)	Verwende Glas- oder Edelstahlbehälter für deine Lebensmittel und Getränke. Wähle frische Lebensmittel statt konservierter. Reduziere den Kontakt mit Thermopapier, zum Beispiel durch Verwendung von Handschuhen beim Umgang damit.
Phthalate	Kunststoffprodukte (zum Beispiel Verpackungen, Spielzeug), Kosmetika, Duftstoffe	Verwende phthalatfreie Produkte, insbesondere in Lebensmitteln und Kosmetik. Wähle Produkte mit natürlichen Duftstoffen und vermeide synthetische Duftstoffe.
Per- und polyfluorierte Alkylsubstanzen (PFAS)	Antihaftbeschichtungen (zum Beispiel Teflon-Pfannen), Lebensmittelverpackungen	Wähle stattdessen Edelstahl- oder Gusseisenpfannen. Verwende wiederverwendbare Lebensmittelbehälter aus Glas oder Edelstahl anstelle von verpackten Produkten.
Parabene	Kosmetika, Hautpflegeprodukte, pharmazeutische Produkte	Verwende parabenfreie Kosmetika und Hautpflegeprodukte. Überprüfe die Inhaltsstoffe von Medikamenten und wähle parabenfreie Optionen, wenn verfügbar.
Synthetische Duftstoffe	Parfüms, Kosmetika, Reinigungsmittel, Raumdüfte	Vermeide Produkte mit synthetischen Duftstoffen und wähle stattdessen natürliche oder duftstofffreie Alternativen. Suche nach Produkten, die mit natürlichen ätherischen Ölen oder natürlichen Aromen parfümiert sind.
Pestizide	Obst, Gemüse, Getreide	Wähle Bio-Produkte, um die Aufnahme von Pestizidrückständen zu vermeiden. Wasche anderes Obst und Gemüse gründlich, um Pestizidrückstände zu entfernen. Berücksichtige, dass saisonale und lokale Produkte oft weniger Pestizidbelastung aufweisen.
Triclosan	Zahnpasta, antibakterielle Handseife, Deodorant, Mundwasser, Desinfektionsmittel	Vermeide Produkte, die Triclosan enthalten, und wähle stattdessen natürliche Zahnpflegeprodukte und Seifen. Beachte, dass einfache Seife oft ausreicht, um die Hände gründlich zu reinigen. Verwende deodorantfreie Alternativen oder solche mit natürlichen Inhaltsstoffen.
Flammschutzmittel	Elektronik, Möbel, Textilien	Entscheide dich für elektronische Geräte und Möbel, die frei von Flammschutzmitteln sind. Wasche neue Textilien vor dem Gebrauch, um mögliche Rückstände zu reduzieren.
Dioxine	Industrieabfälle, PVC, verbrannte Materialien	Vermeide den Kontakt mit verbrannten Materialien und Industrieabfällen. Vermeide PVC-haltige Produkte, insbesondere in Kinderspielzeug und Verpackungen. Wähle umweltfreundliche Alternativen, wenn möglich.

Die drei Phasen der Leberentgiftung

Je effektiver dein Entgiftungssystem ist, desto besser geht es dir! Wenn du weißt, wie die Entgiftung von Östrogen und Schadstoffen abläuft und unter welchen Voraussetzungen diese Substanzen schnell und reibungslos abgebaut werden, wirst du meine Empfehlungen zur Stärkung der Leber und Unterstützung eines gesunden Östrogenabbaus besser nachvollziehen und umsetzen können.
Entgiftung bedeutet, dass der Körper schädliche Substanzen unschädlich macht und ausscheidet. Alle Östrogene, egal ob körpereigene, bioidente, synthetische (zum Beispiel aus hormonellen Verhütungsmitteln) oder Xenoöstrogene (aus Umweltschadstoffen), werden in der Leber genauso abgebaut wie andere Stoffwechselendprodukte, Chemikalien, Koffein, Alkohol oder Medikamente.

→ **PHASE 1:** Schadstoffe und Hormone werden in der Leber durch CYP450-Enzyme in chemisch aktive Zwischenprodukte bzw. Metaboliten zerlegt. Östrogen wird in drei Metaboliten zerlegt, von denen einer schützend und zwei potentiell krebsfördernd wirken können. Da diese Zwischenprodukte und Östrogenmetaboliten häufig noch toxischer sind als der Ausgangsstoff, ist es wichtig, dass sich hier schnell und nahtlos die 2. Entgiftungsphase anschließt.

→ **PHASE 2:** Die aktiven Zwischenprodukte und Östrogenmetaboliten werden für die sichere Ausscheidung unschädlich gemacht.

→ **PHASE 3:** Die Zwischenprodukte und Östrogenmetaboliten werden über Nieren und Darm ausgeschieden.

Wie die Leber entgiftet

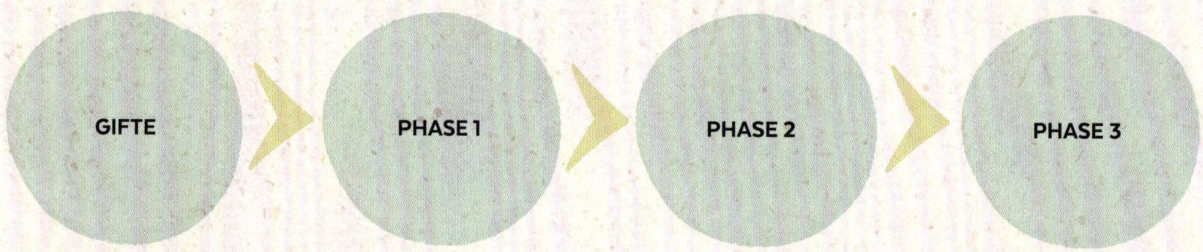

GIFTE

- → Stoffwechselendprodukte
- → Mikroorganismen
- → Drogen
- → Alkohol
- → Schadstoffe/Umweltgifte
- → Insektizide
- → Pestizide
- → Lebensmittelzusätze

PHASE 1

Notwendige Nährstoffe:

- → B-Vitamine
- → Folsäure
- → Gluthation
- → Antioxidantien
- → Carotinoide
- → Vitamin E
- → Vitamin C

PHASE 2

Notwendige Nährstoffe:

- → Selen
- → Schwefel
- → Aminosäuren (Glutamin, Glycin, Taurin, Cystein)

PHASE 3

Abfallprodukte werden ausgeschieden über:

- → Gallenblase: Galle
- → Darm: Stuhl
- → Nieren: Urin
- → Haut: Schweiß

Für einen reibungslosen Ablauf der Leberentgiftung benötigen wir bestimmte Nährstoffe wie Vitamine, Mineralien, Aminosäuren und Antioxidantien. Durch unsere Nahrungsmittel beeinflussen wir die Effizienz dieser Abläufe. In der Grafik auf Seite 90 siehst du die Entgiftungsphasen und die wichtigsten Nährstoffe.

Östrogendominanz und Entzündungen als Folge von Entgiftungsstörungen

Sind die Abläufe in einer dieser Entgiftungsphasen nicht voll funktionsfähig bzw. überlastet, entstehen besonders schädliche Zwischenprodukte, die sich im Körper ansammeln können. Zudem bilden sich in einem gestörten Entgiftungsprozess hohe Mengen aggressive Sauerstoffmoleküle, sogenannte freie Radikale. Diese lösen oxidativen Stress und somit Zellschäden (zum Beispiel der DNA oder der Mitochondrien) und Entzündungen aus. Das alles ist ja schon problematisch genug, doch außerdem können unzureichend entgiftete Östrogenmetaboliten zu einer Vielzahl an Wechseljahresbeschwerden führen.
Obwohl in der Menopause die absoluten Östrogenwerte sinken, weil weniger Östrogen in den Eierstöcken gebildet wird, erleben Frauen während der Wechseljahre oft ausgeprägte Symptome einer Östrogendominanz. Zu diesen zählen, wie oben bereits aufgeführt, Migräne, Kopfschmerzen, Angstzustände, Depressionen, Brain Fog (Gehirnnebel), Gelenkschmerzen, geschwollene druckempfindliche Brüste, Blähungen oder Verstopfung. Zudem nimmt das Risiko, an östrogenabhängigem Brustkrebs zu erkranken, ab dem 50. Lebensjahr deutlich zu, obwohl die Östrogenspiegel nach der Menopause ihren niedrigsten Stand erreichen. Warum ist das so?
Diese Beschwerden entstehen nicht aufgrund zu hoher Östrogenspiegel, sondern infolge eines unzureichenden Östrogenabbaus in der Leber. Wenn zum Beispiel Entgiftungsphase 2 ins Stocken gerät, kann Östrogen zwar die erste Entgiftungsphase durchlaufen. Aber es kann in dieser Form noch nicht ausgeschieden werden, weil der Umwandlungsprozess in Phase 2 noch nicht geschehen ist. Es kann auch nicht in der Leber „geparkt" werden, weil ja ständig neue Substanzen zur Entgiftung in der Leber ankommen. Also werden die ungesunden Östrogenmetaboliten wieder zurück in den Blutkreislauf entlassen, wo sie erneut und teilweise viel aggressiver mit den Östrogenrezeptoren interagieren und ungewöhnlich starke Östrogendominanz-Beschwerden auslösen können.
Zum Glück können wir einiges dagegen unternehmen.

Nährstoffe und Lebensmittel für die Leberentgiftung und den Östrogenstoffwechsel

Die Leber arbeitet nach einem hierarchischen System, wonach sie die giftigsten Substanzen wie Alkohol, Nikotin und andere Schadstoffe zuerst verarbeitet. Wenn die Leber nicht optimal arbeitet oder mit internen und externen Giften überlastet ist, können sich Hormone, die ausgeschieden werden sollten, im Körper ansammeln und zu einem Hormonungleichgewicht führen. Dies kann verstärkte Hormon- und Wechseljahresbeschwerden zur Folge haben.
Deshalb ist es für die Hormongesundheit so wichtig, die Belastung durch Schadstoffe zu reduzieren und die reibungslose Entgiftungsfunktion der Leber und anderer Ausleitungsorgane zu stärken.

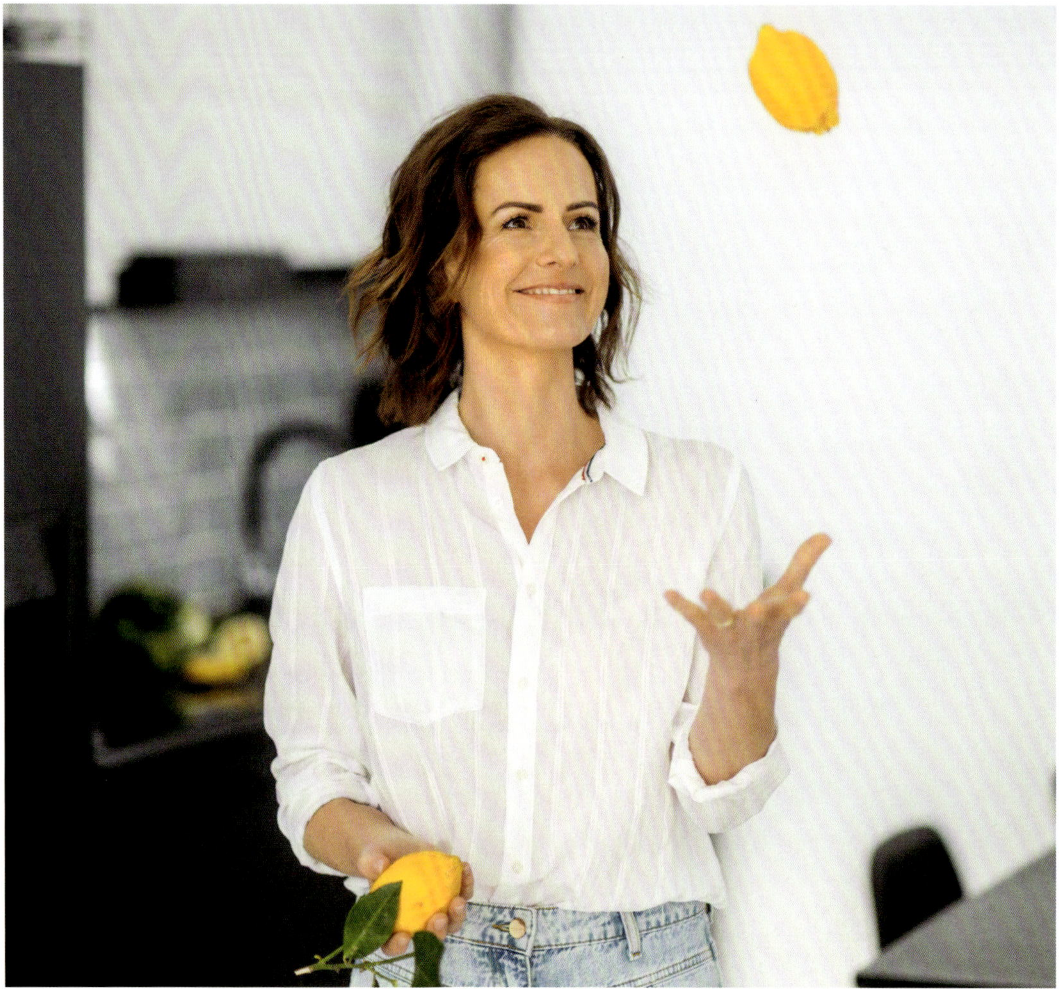

Die Leber ist ein bemerkenswertes Organ mit einer erstaunlichen Regenerationsfähigkeit. Wenn wir sie durch gesunde Lebensgewohnheiten unterstützen, kann sie sich selbst effektiv regenerieren und ihre Funktionen wiederherstellen. Dafür braucht es keine teuren Detoxprodukte oder anstrengenden Detoxkuren. Kleine, nachhaltige Veränderungen haben die größte Wirkung, da sie irgendwann zu deinem Lebensstil und deinem neuen „Normal" werden. Tägliche gesunde Entscheidungen für eine ausgewogene Ernährung, Bewegung, ausreichend Schlaf und Stressbewältigung sind der Weg. Deine Leber arbeitet kontinuierlich daran, den Körper zu entgiften. Deine stetige Unterstützung durch gesunde Lebensgewohnheiten macht ihre Arbeit effizienter und trägt zu einem gesünderen, vitaleren Leben bei.

So unterstützt du Phase 1: Aktivierung der Entgiftungsenzyme

Achte darauf, genug Vitamin B2, B3 und B6 zu dir zu nehmen, da sie Enzyme aktivieren, die für die Entgiftung wichtig sind.

→ Du findest B-Vitamine in Lebensmitteln wie Leber, Wildlachs, Hafer, Hülsenfrüchten, Eiern und Milchprodukten.

Integriere Antioxidantien wie Vitamin C und E in deine Ernährung, um die Leberzellen vor oxidativem Stress zu schützen.

→ Enthalten in: Zitrusfrüchten, Mandeln, Paprika und Sonnenblumenkernen

Glutathion ist ein starkes Antioxidans, das die Entgiftung unterstützt.

→ Enthalten in: Spinat, Avocado, Spargel, Walnüssen und Knoblauch

So unterstützt du Phase 2: Konjugation und Neutralisierung von Toxinen

Stelle sicher, dass du genügend Aminosäuren wie Glutamin, Glycin, Taurin und Methionin zu dir nimmst. Sie unterstützen die Bildung von Glutathion und helfen bei der Neutralisierung von Toxinen.

→ Fleisch, Fisch, Eier und grünes Blattgemüse sind gute Quellen dafür.

Nahrungsergänzungsmittel wie N-Acetylcystein (NAC) können helfen, die Produktion von Glutathion zu steigern.

→ Natürliche Quellen dafür sind Knoblauch, Zwiebeln, Brokkoli und Hafer.

So unterstützt du Phase 3: Ausscheidung von Toxinen

Ballaststoffreiche Lebensmittel unterstützen die Ausscheidung von Toxinen über den Darm.

→ Enthalten in: Lein- und Chiasamen, Gemüse, glutenfreie Vollkornprodukte (Buchweizen, Vollkornreis, Hafer), Hülsenfrüchte (Linsen, Bohnen)

→ Trinke ausreichend Wasser, um die Ausscheidung von Toxinen über den Urin zu fördern: mindestens 8 Gläser, also etwa 2 Liter pro Tag.

Je nach Alter, Geschlecht, körperlicher Betätigung, Körpergewicht und Temperatur kann der Bedarf unterschiedlich sein. Ein guter Indikator für deine Hydratation ist die Farbe deines Urins. Wenn du ausreichend Flüssigkeit getrunken hast, ist dein Urin blass- bis hellgelb. Dunkler Urin kann ein Zeichen dafür sein, dass du dehydriert bist und mehr Flüssigkeit benötigst.

Ergänze deine Flüssigkeitszufuhr gelegentlich mit Kräutertees, die für ihre leberschützenden und verdauungsfördernden Eigenschaften bekannt sind.

→ Zum Beispiel Löwenzahnwurzel-, Mariendistel-, Pfefferminz-, Ingwer- oder Kurkumatee

Achtung: Solltest du unter Hitzewallungen leiden, können wärmende Tees diese verstärken.

Weitere Maßnahmen zur Stärkung der Leber

Nimm Bitterstoffe zu dir.

Bitterstoffe können die Gallenproduktion und den Fluss von Gallenflüssigkeit fördern, wodurch Fette und fettlösliche Vitamine effizienter verdaut und die Leber bei der Entgiftung unterstützt wird. Sie können auch bei Magenbeschwerden wie Blähungen, Völlegefühl und Sodbrennen helfen, indem sie die Produktion von Magensäure und Verdauungsenzymen fördern und die Verdauung unterstützen.

Iss täglich bittere Lebensmittel.

→ Zum Beispiel: Blattgemüse (Grünkohl, Chicorée, Spinat, Rucola, Endivien, Radicchio und Löwenzahngrün), Grapefruit, Artischocken

Ergänze deine Ernährung mit Heilkräutern oder daraus gewonnenen Extrakten, die die Leberregeneration unterstützen und die Entgiftung fördern.

→ Zum Beispiel: Mariendistel, Kurkuma, Löwenzahn und Schisandra.

Schisandra wird traditionell in der chinesischen Medizin zur Unterstützung der Lebergesundheit verwendet und gilt als adaptogenes Kraut, das dazu beitragen kann, den Körper gegen Stress zu schützen und die allgemeine Gesundheit zu fördern. Es enthält eine Vielzahl von bioaktiven Verbindungen, darunter Lignane, Schisandrinsäure, Schisandrin und Schisandrol, die antioxidative, entzündungshemmende und leberschützende Eigenschaften haben können. Schisandra kann auch helfen, den Cholesterinspiegel zu senken und die Insulinsensitivität zu verbessern. Schisandra kann man als Tee, Tinktur, Extrakt oder in Kapselform konsumieren.

Ist es dir nicht möglich, täglich bittere Lebensmittel zu essen, sind Bittertropfen - eine Mischung aus bitteren Pflanzenextrakten - eine gute Alternative. Sie werden am besten 15–30 Minuten vor den Mahlzeiten eingenommen, um die Verdauung anzukurbeln und die Produktion von Magensäure und Enzymen zu fördern.

Bitte beachte, dass in Bittertropfen oder -tinkturen oft Alkohol als Lösungsmittel verwendet wird, um die Wirkstoffe aus den bitteren Kräutern zu extrahieren und zu konservieren. Für die meisten Menschen sind die kleinen Mengen Alkohol in Bittertropfen unbedenklich. Es gibt aber auch alkoholfreie Nahrungsergänzungen und Bittertropfen.

Iss viele grüne Lebensmittel

Grüne Lebensmittel enthalten Chlorophyll, ein Pigment, das für ihre grüne Farbe verantwortlich ist. Chlorophyll unterstützt durch seine antioxidativen, entzündungshemmenden und enzymatischen Aktivitäten jede Phase der Leberentgiftung. Es kann dazu beitragen, die Leberzellen vor oxidativem Stress und Schäden durch die reaktiven Zwischenprodukte zu schützen. Chlorophyll kann die Aktivität von Enzymen in der Leber erhöhen, die den Prozess der Toxinentfernung beschleunigen. Es kann die Gallenproduktion anregen und den Fluss von Gallenflüssigkeit erhöhen, was die Ausscheidung der konjugierten Toxine unterstützt. Chlorophyll kann durch den Verzehr von grünen Pflanzen aufgenommen werden, die reich an diesem Pigment sind (siehe Übersicht Seite 95).

Kreuzblütlergemüse

Integriere regelmäßig Kreuzblütlergemüse in deine Ernährung. Sie enthalten Inhaltsstoffe wie Indol-3-Carbinol (I3C) und Glucosinolate, die die Entgiftung von Östrogenen und den Abbau von schädlichen Metaboliten fördern.

→ Zum Beispiel: Alle Kohlsorten, Rucola, Kresse, Radieschen oder Pak Choi

Verwende Bio-Lebensmittel

Achte beim Kauf deiner Lebensmittel darauf, dass sie nicht mit Pestiziden belastet sind. Lebensmittel aus kontrolliert biologischem Anbau sind die beste Wahl.

Konventionell angebautes Obst und Gemüse sollte immer gründlich gereinigt werden. Um Schmutz, Pestizidrückstände oder Bakterien effektiv zu entfernen, lege Obst und Gemüse für einige Minuten in eine Natronlösung (1 Teelöffel Natron in 1 Liter Wasser aufgelöst), schrubbe es mit einem Tuch oder einer Bürste ab, spüle es und lass es trocknen.

Gute Quellen für Chlorophyll

Dies sind einige der besten Quellen für die natürliche Aufnahme des Entgiftungsboosters Chlorophyll:

Grünes Blattgemüse

Dunkelgrünes Blattgemüse wie Spinat, Grünkohl, Feldsalat, Rucola und Mangold sind hervorragende Quellen für Chlorophyll. Sie können roh in Salaten gegessen oder zu Smoothies, Suppen oder grünen Säften verarbeitet werden.

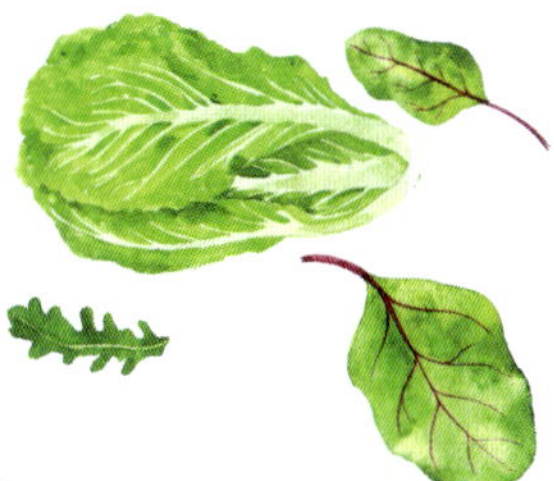

Algen

Algen wie Spirulina und Chlorella sind reich an Chlorophyll und anderen Nährstoffen. Sie können als Nahrungsergänzungsmittel in Pulver- oder Tablettenform eingenommen werden und sind eine konzentrierte Quelle für Chlorophyll.

Grüne Gemüsesäfte

Frisch gepresste grüne Säfte aus einer Vielzahl von grünen Gemüsesorten enthalten eine hohe Konzentration an Chlorophyll. Du kannst deinen eigenen grünen Saft zu Hause zubereiten oder fertige grüne Säfte aus dem Geschäft kaufen.

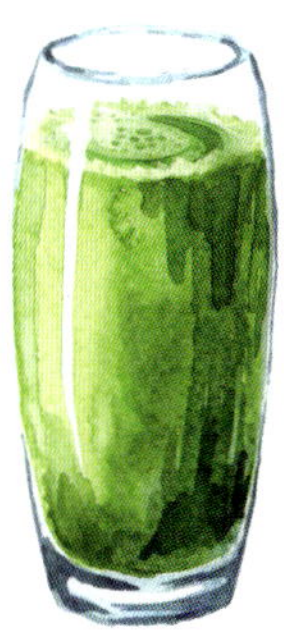

Weizengras und Gerstengras

Weizengras- und Gerstengrassaft sind beliebte Getränke, die reich an Chlorophyll und anderen Nährstoffen sind. Du kannst Weizengras- oder Gerstengraspulver auch zu Smoothies oder Säften hinzufügen.

Sellerie

Sellerie ist eine weitere gute Quelle für Chlorophyll. Du kannst Sellerie roh essen, in Smoothies verarbeiten oder Selleriesaft trinken, um die Chlorophyllaufnahme zu erhöhen.

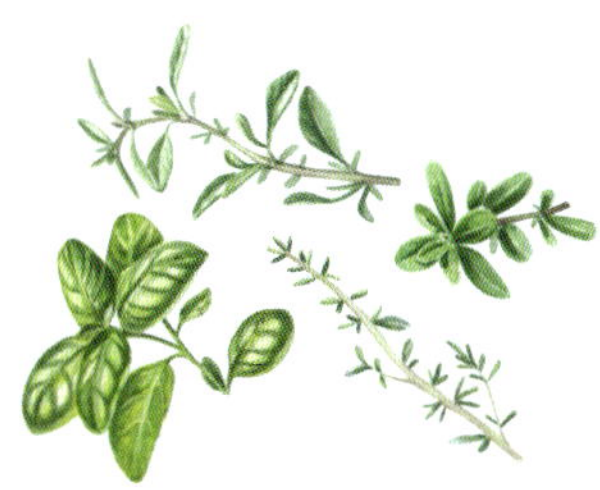

Grüne Kräuter

Kräuter wie Koriander, Petersilie, Minze und Basilikum enthalten ebenfalls Chlorophyll und können zu verschiedenen Gerichten hinzugefügt werden, um den Chlorophyllgehalt zu erhöhen.

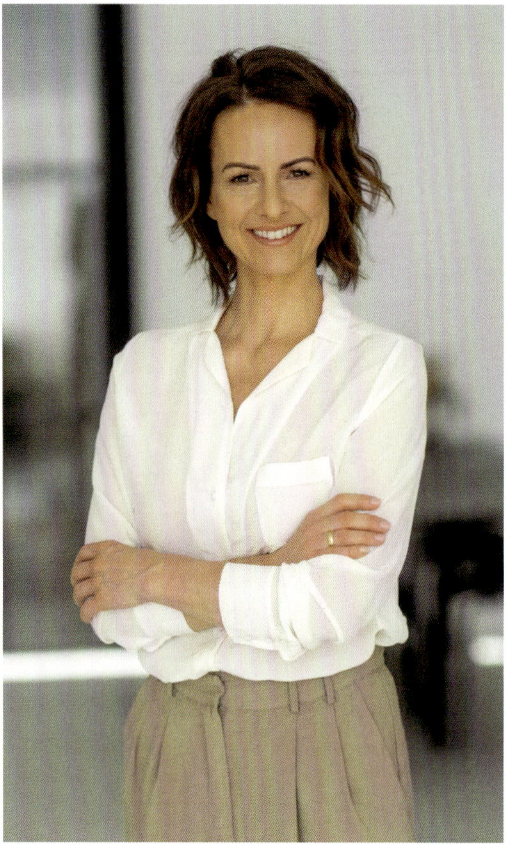

Verwende Bio-Reinigungsmittel

Herkömmliche Haushaltsreiniger enthalten chemische Schadstoffe und Dämpfe, die über die Haut und die Atmung in deinen Körper gelangen können. Ökologische Reinigungsmittel werden aus natürlichen und umweltfreundlichen pflanzlichen oder mineralischen Inhaltsstoffen hergestellt. Zum Beispiel:

- → Essig ist ein vielseitiger Reiniger, mit dem du Kalkablagerungen, Schimmel und Gerüche entfernen kannst. Er ist biologisch abbaubar und eine wirksame Alternative zu herkömmlichen Reinigungsmitteln.
- → Natron ist ebenfalls ein universelles Reinigungsmittel; damit kannst du Oberflächen reinigen, Flecken entfernen und Gerüche beseitigen. Es ist ungiftig und umweltfreundlich.
- → Zitronensaft hat natürliche antibakterielle und desodorierende Eigenschaften. Du kannst ihn zur Reinigung von Oberflächen sowie zur Entfernung von Flecken und Gerüchen verwenden.

Nutze Naturkosmetik

Wähle Kosmetik- und Hautpflegeprodukte mit natürlichen und biologischen Inhaltsstoffen und vermeide Produkte mit synthetischen Duftstoffen, Parabenen, Phthalaten und anderen potenziell schädlichen Chemikalien. Reduziere die Anzahl der verwendeten Produkte und konzentriere dich auf eine minimalistische Pflegeroutine. Dadurch kannst du die Belastung durch eine Vielzahl von Chemikalien verringern.

Du kannst Kosmetikprodukte mit natürlichen Zutaten, etwa Kokosöl, Sheabutter, ätherischen Ölen und anderen natürlichen Inhaltsstoffen, auch selbst herstellen. Durch DIY-Kosmetikprodukte hast du mehr Kontrolle über die Inhaltsstoffe und kannst sicherstellen, dass keine schädlichen Chemikalien enthalten sind.

Lebensmittel und Getränke, die du vermeiden solltest

Reduziere den Konsum von verarbeiteten Lebensmitteln, Fast Food und zuckerhaltigen Getränken wie Limonaden und Energy-Drinks, die oft reich an Zusatzstoffen, Konservierungsmitteln und raffiniertem Zucker sind.

Der übermäßige Konsum dieser Lebensmittel kann die Leber belasten, ihre Entgiftungsfunktion beeinträchtigen und dazu führen, dass die Leber Fett speichert. Eine Fettleber kann die Leberfunktion stören und zu Entzündungen sowie zur Entwicklung von Lebererkrankungen wie nicht-alkoholischer Fettlebererkrankung (NAFLD) führen.

Begrenze den Konsum von Transfettsäuren, die in frittierten Lebensmitteln wie Pommes frites oder Chips, industriell hergestellten Snacks und Backwaren wie Crackern, Keksen,

Kuchen, Croissants oder Margarine enthalten sind. In den Rezepten ab Seite 112 findest du viele gesunde Alternativen.
Vermeide den übermäßigen Konsum von Alkohol. Wenn du Alkohol konsumierst, bitte nicht täglich, in kleinen Mengen und nur zu besonderen Anlässen und trinke viel Wasser, um die Entgiftung zu unterstützen.

Gib das Rauchen auf

Wenn du Raucherin bist, wird dich dieser Punkt am meisten treffen. Ich verstehe, dass es keine leichte Aufgabe ist, mit dem Rauchen aufzuhören. Aber ich möchte dich ermutigen, über die langfristigen, negativen Auswirkungen des Rauchens auf deine Gesundheit nachzudenken. Das Rauchen hat nicht nur Auswirkungen auf deine Lunge, sondern auch auf andere Organe und eben auch auf deine Leber.
Wenn du rauchst, setzt du deine Leber einer Vielzahl von toxischen oder krebserregenden Substanzen aus wie Kohlenmonoxid, Nikotin, Schwermetalle oder Teer, die im Zigarettenrauch enthalten sind. Zudem hältst du die Leber davon ab, Hormone gesund zu verstoffwechseln, was ebenfalls das Krebsrisiko erhöht. Die chronische Entzündung, die durch das Rauchen verursacht wird, schwächt das Immunsystem und führt zu einer erhöhten Stressbelastung für den Körper, sodass die Regulierung deiner Hormone und die Linderung deiner Beschwerden kaum möglich ist. Es gibt vieles, das dir helfen kann, das Rauchen aufzugeben. Versuche es: Jede positive Veränderung ist ein wertvoller Schritt. Und es ist nie zu spät anzufangen. Deine Gesundheit ist von unschätzbarem Wert, es lohnt sich, sich darum zu kümmern. Du schaffst das!

Bewege dich viel

Bewegung spielt eine wichtige Rolle bei der Entgiftung des Körpers. Durch körperliche Aktivität wird die Durchblutung erhöht, was den Transport von Giftstoffen zu den Ausscheidungsorganen wie Leber und Nieren unterstützt. Außerdem wird die Lymphzirkulation angeregt, wodurch die Entfernung von Toxinen verbessert wird.
Das Training erhöht den Stoffwechsel und das trägt dazu bei, Abfallprodukte schneller zu entfernen, während die Schweißproduktion die Ausscheidung einiger Toxine unterstützt. Bewegung kann die Darmperistaltik fördern, was den Verdauungsprozess beschleunigt und die Ausscheidung von Stoffwechselprodukten unterstützt.

Schlafe, um zu entgiften

Schlaf ist aus mehreren Gründen von entscheidender Bedeutung für die Entgiftung des Körpers. Während des Schlafs erhält der Körper die Gelegenheit, sich zu regenerieren. Dies betrifft auch die Leber und die Nieren. Während des Schlafs werden Reparaturprozesse aktiviert, die beschädigte Zellen und Gewebe wiederherstellen und den Entgiftungsprozess unterstützen. Während des Tiefschlafs werden Hormone ausgeschüttet, darunter Wachstumshormone und Melatonin, die den zellulären Stoffwechsel und die Entgiftungsfunktionen regulieren. Gemäß der Organuhr (traditionelle chinesische Medizin) ist die Leber in der Zeit von 1 bis 3 Uhr morgens am aktivsten und entfernt Giftstoffe aus dem Körper. Ein ausreichender und qualitativ hochwertiger Schlaf ist entscheidend für eine effektive Entgiftung des Körpers und für die allgemeine Gesundheit. Ausführlich über guten Schlaf informiere ich im Kapitel über Schlaf ab Seite 54

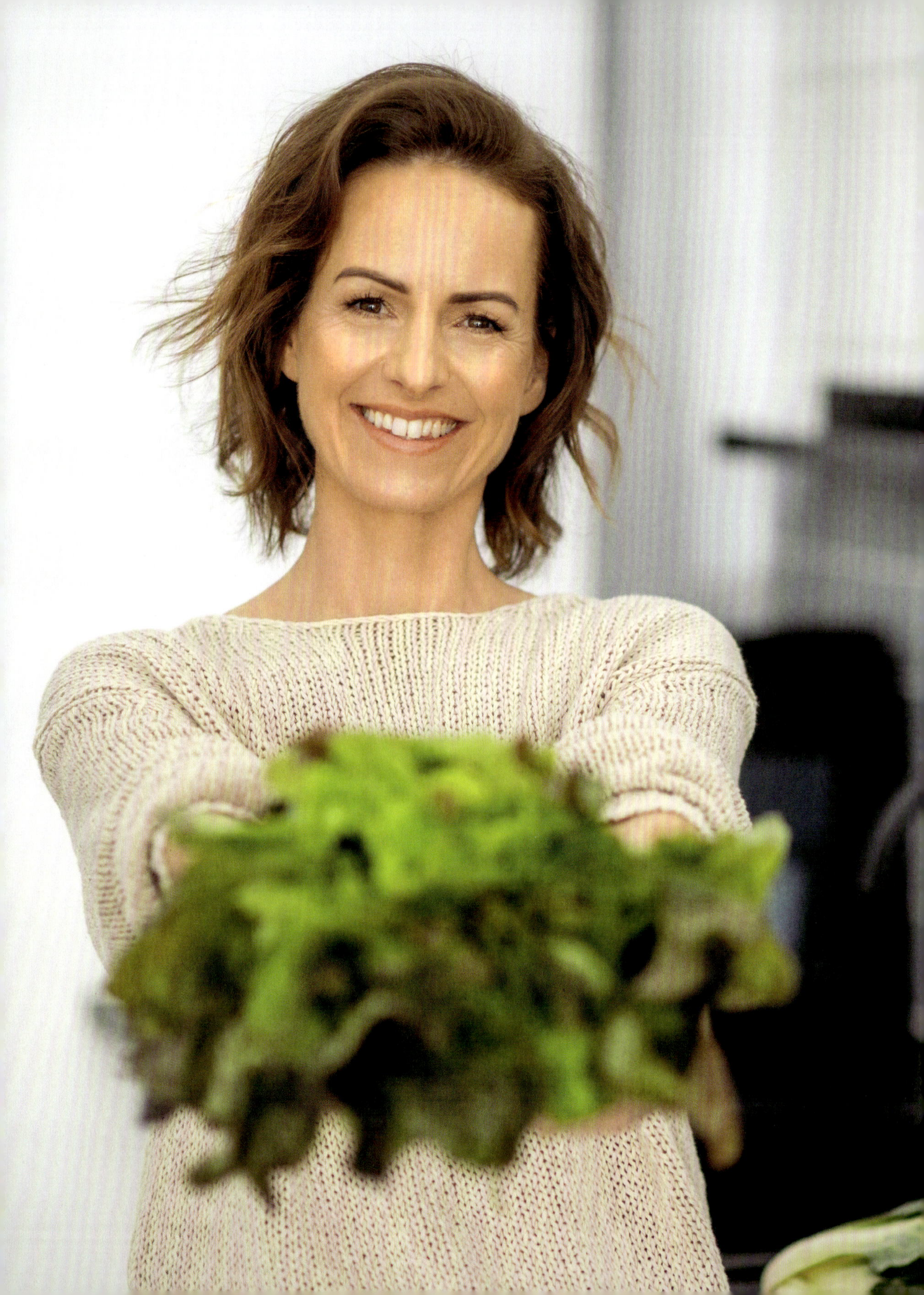

Natürliche Unterstützung

bei häufigen Wechseljahresbeschwerden

Die meisten Hormon- und Wechseljahresbeschwerden werden von ganz allein verschwinden oder deutlich abnehmen, wenn du das Hormon-Balance-Programm umsetzt. Für die Linderung häufig auftretender Wechseljahresbeschwerden gebe ich dir nun noch einige wesentliche Empfehlungen.

Hitzewallungen und Nachtschweiß

Beschreibung

Viele Frauen erleben Hitzewallungen als plötzlich einsetzendes, intensives Wärmegefühl, das sich vom Oberkörper ausbreitet und oft von Rötungen, starkem Schwitzen und Herzklopfen begleitet wird. Diese Episoden dauern typischerweise ein bis fünf Minuten und enden oft mit einem Frösteln. Nachtschweiß äußert sich durch nächtliches Aufwachen in durchnässter Bettwäsche, was zu Schlafstörungen und Erschöpfung am nächsten Tag führen kann.

Mögliche Ursachen

Ein niedriger oder schwankender Östrogenspiegel, Blutzuckerschwankungen und Stress verursachen Adrenalinausschüttungen, die die Blutgefäße erweitern und Hitzewallungen entstehen lassen.

Lebensstil

- → Führe ein Symptom-Tagebuch und notiere, wann und möglicherweise durch welche Auslöser deine Hitzewallungen auftreten.
- → Täglich viel Bewegung und sowie körperliches Training und Yoga (dreimal wöchentlich) senken nachweislich die Häufigkeit von Hitzewallungen.
- → Verringere die Symptome durch bewusstes Stressmanagement (siehe ab Seite 40).
- → Wenn eine Hitzewelle aufkommt, mache eine der Atemübungen (siehe ab Seite 45). Das hilft dir, Stresshormone zu senken, die im Zusammenhang mit Hitzewallungen stehen.
- → Kleide dich mit atmungsaktiver Baumwolle im Zwiebellook, trage einen Fächer bei dir und sorge vor allem nachts für eine kühle Raumtemperatur.

Ernährung

→ Halte deinen Blutzuckerspiegel stabil (siehe ab Seite 70) und iss regelmäßig kleinere Mahlzeiten.

Besser nicht

→ Stimulanzien wie Koffein, heiße Getränke, Alkohol (vor allem nicht abends)
→ Sulfat (Konservierungsmittel) und Natriumglutamat (in Fertigprodukten)
→ Schokolade, Zucker, scharfes Essen
→ große, schwere Mahlzeiten

Therapeutische Lebensmittel

→ kühlende Lebensmittel: Huhn, Ei, Äpfel, Birnen, Zitrone, Salbeitee, Hirse, Gurke, Sellerie, Pfefferminztee, Wassermelone, grüne Säfte
→ Phytoöstrogene aus fermentiertem Soja (Tofu, Tempeh, Miso, Natto), Kichererbsen, Linsen, Erbsen, Leinsamen, Sesam, Cashewnüsse, Grünkohl, Brokkoli, Rosenkohl, Karotten, Kohl, Blumenkohl, Paprika, Kirschen, Knoblauch, Äpfel, Aprikosen, Alfalfa- oder Rotkleesprossen

Nährstoffe

→ Vitamin E aus Olivenöl, Leinsamen, Fisch, Mandeln, Avocado, grünem Blattgemüse, Sonnenblumenkernen
→ Kollagen und Vitamin C für gesunde Blutgefäße

Heilpflanzen

→ Traubensilberkerze (Cimicifuga racemosa)
→ Rotklee (Trifolium pratense)
→ Salbei (Salvia officinalis)
→ Süßholzwurzel (Glycyrrhiza glabra)

Aromatherapie

→ Pfefferminze
→ Zitrone
→ Sandelholz
→ Salbei
→ Lavendel

Angstzustände, Panikattacken und Herzrasen

Beschreibung

Angstzustände und Panikattacken können ohne ersichtlichen Grund auftreten und gehen oft mit körperlichen Symptomen wie Herzrasen, Zittern, Schweißausbrüchen, Atemnot, Schwindel, Schwitzen einher.

Mögliche Ursachen

Niedrige Östrogenspiegel verengen die Blutgefäße, was zu Herzrasen und hohem Blutdruck beitragen kann. Mit sinkenden Progesteronspiegeln steht uns weniger GABA, ein beruhigender Neurotransmitter, zur Verfügung, was zu Ängsten und Panikattacken führen kann. Ebenso können Stress und Schilddrüsenerkrankungen eine Rolle spielen.

Lebensstil

→ Aktiviere das parasympathische Nervensystem durch stressreduzierende Atem-, Meditations- und Entspannungstechniken. Einige Übungen findest du im Kapitel Nebennierengesundheit (ab Seite 40).

→ Regelmäßige moderate Bewegung, vor allem in der Natur oder in Verbindung mit Achtsamkeitstechniken, hilft dir, Stress abzubauen. Geeignet sind zum Beispiel Yoga, Chi Gong, Waldbaden oder Wandern.

Ernährung

- ⟶ Halte deinen Blutzuckerspiegel stabil (siehe ab Seite 70).
- ⟶ Iss wärmende, erdende Gerichte mit komplexen Kohlenhydraten, zum Beispiel Eintöpfe oder Currys.
- ⟶ Achte auf mögliche Nahrungsmittelunverträglichkeiten wie beispielsweise Histamin.

Besser nicht

- ⟶ koffeinhaltige Getränke
- ⟶ Alkohol
- ⟶ hoher Zuckerkonsum
- ⟶ glutenhaltiges Getreide

Therapeutische Lebensmittel und Nährstoffe

- ⟶ Vitamin B6, enthalten in: Brokkoli, Rosenkohl, Kohl, Blumenkohl, Grünkohl, Nüssen, Kürbis, Spinat, Vollkorn
- ⟶ Magnesium, enthalten in: schwarzen Bohnen, Avocado, Kürbis, Sonnenblumen- und Sesamsamen, grünem Blattgemüse, Mandeln, Spinat, Mangold
- ⟶ Zink, enthalten in: Austern, Garnelen, magerem Rindfleisch, Kürbis- und Sesamsamen, Tahin, Kichererbsen, braunem Reis, grünen Erbsen, dunkler Schokolade
- ⟶ GABA-fördernde Lebensmittel wie: Garnelen, Heilbutt, Mandeln, grüner Tee, Walnüsse, Soja
- ⟶ Taurin (Aminosäure, die die Produktion von GABA unterstützt), enthalten in: Jakobsmuscheln, Süßwasserfisch, Huhn, Algen, Rindfleisch
- ⟶ Phytoöstrogene, enthalten in: fermentiertem Soja, Hülsenfrüchten, Leinsamen, Sesam, Cashewnüssen, Kohlgemüse, Paprika, Kirschen, Knoblauch, Äpfeln, Aprikosen, Alfalfasprossen
- ⟶ Omega-3-Fettsäuren, enthalten in: fettreichem Fisch wie Lachs, Sardinen, Forelle und Makrele sowie Lein-, Chia- oder Hanfsamen und Walnüssen

Heilpflanzen

- ⟶ Kamille (Matricaria chamomilla)
- ⟶ Baldrian (Valeriana officinalis)
- ⟶ Zitronenmelisse (Melissa officinalis)
- ⟶ Lavendel (Lavandula angustifolia)
- ⟶ Johanniskraut (Hypericum perforatum)

Aromatherapie

- ⟶ Bergamotte
- ⟶ Lavendel
- ⟶ Kamille
- ⟶ Ylang-Ylang

Urogenitales Menopausensyndrom

Beschreibung

Das urogenitale Menopausensyndrom ist ein Überbegriff für folgende Symptome: vaginale Trockenheit und Verlust der Gleitfähigkeit, Brennen, Schmerzen, Juckreiz oder Risse in der Vulva, Schmerzen oder Blutungen beim Sex, Schmerzen beim Wasserlassen, wiederkehrende Harnwegsinfektionen, Harndrang und Stressinkontinenz (Tröpfchen beim Husten), Libido-, Erregungs- oder Orgasmusverlust, Vaginalwandprolaps.

Mögliche Ursachen

Ein sinkender Östrogenspiegel kann sich auf die Vaginalschleimhäute auswirken. Das Scheiden- und Harnwegsgewebe wird dünner, weniger feucht, leichter entzündlich, was die oben aufgeführten Symptome verursacht. Mit fallenden Östrogenspiegeln wird der eigentlich saure pH-Wert der Vaginalflora alkalischer, was das Auftreten von Harnwegsinfekten oder Soor (Hefepilz) fördern kann. Stress, Autoimmunerkrankungen, bestimmte Medikamente (Pille, Antibiotika, Cortison-Präparate, Immunsuppressiva, Zytostatika) können ebenfalls dazu beitragen oder Symptome verstärken.

Lebensstil

- → Beginne mit regelmäßigem funktionellem Beckenbodentraining.
- → Pflege deinen Vaginalbereich mit milden, pH-neutralen Produkten ohne Duftstoffe und trage bequeme, atmungsaktive Unterwäsche.
- → Regelmäßiger Geschlechtsverkehr oder Masturbation kann deine vaginale Gesundheit fördern. Verwende bei Bedarf wasserlösliche Gleitmittel.
- → Höre auf zu rauchen, da es die Durchblutung verschlechtert und Symptome verstärken kann.

Ernährung

- → Fokussiere dich auf eine entzündungsarme, darmgesunde, phytoöstogenreiche Ernährung (siehe ab Seite 77).
- → Trinke über den Tag verteilt genug Wasser, aber reduziere die Flüssigkeitsaufnahme am Abend.

Besser nicht

- → Alkohol, koffeinhaltige Getränke, hoher Zuckerkonsum
- → scharfe Speisen (können Reizungen der Harnwege und Vaginalschleimhaut verstärken)

Therapeutische Lebensmittel und Nährstoffe

- → Phytoöstrogene, enthalten in: fermentiertem Soja, Kichererbsen, Linsen, Erbsen, Leinsamen, Sesam, Cashewnüsse, Grünkohl, Brokkoli, Rosenkohl, Karotten, Kohl, Blumenkohl, Paprika, Kirschen, Knoblauch, Äpfel, Aprikosen, Alfalfa- oder Rotkleesprossen
- → probiotische fermentierte Lebensmittel, enthalten in: Sauerkraut, Kimchi, Apfelessig, Miso
- → Omega-3-Fettsäuren, enthalten in: fettem Fisch, Leinsamen(öl), Walnüssen, Algenöl
- → Vitamin C, enthalten in: grünem Blattgemüse, Kiwis, Zitrusfrüchten
- → Vitamin E, enthalten in: Mandeln, Walnüssen, Avocados, Weizenkeimöl, Süßkartoffeln, Tomaten, Lachs, Makrelen, Brombeeren
- → Cranberry-Saft oder -Extrakt zur Vorbeugung gegen wiederkehrende Harnwegsinfekte
- → viel Wasser, insbesondere bei beginnenden Blasenbeschwerden

Heilpflanzen

- → Traubensilberkerze (Cimicifuga racemosa)
- → Salbei (Salvia officinalis)
- → Rotklee (Trifolium pratense)
- → Nachtkerzenöl (Oenothera biennis)

Aromatherapie

- → Lavendel
- → Kamille
- → Sandelholz
- → Teebaumöl

Starke, lange Blutungen

Beschreibung

Starke, lange Menstruationsblutungen (Menorrhagie) dauern länger als eine Woche an und verursachen einen erheblichen Blutverlust. Betroffene Frauen müssen oft stündlich Hygieneprodukte wechseln und können große Blutgerinnsel bemerken. Diese teilweise unberechenbar auftretenden Blutungen können zu Anämie-Symptomen führen wie Müdigkeit, Kurzatmigkeit, Schwindel oder Kopfschmerzen und auch den Alltag deutlich beeinträchtigen.

Mögliche Ursachen

Östrogendominanz und Progesteronmangel in der Perimenopause sorgen für eine hoch aufgebaute Gebärmutterschleimhaut, die beim Abstoßen zu starken Menstruationsblutungen führen kann. Auch Erkrankungen wie Endometriose, Adenomyose, Zysten, Myome, Schilddrüsenfunktionsstörungen können starke Blutungen verursachen. Daher solltest du dich bei starken Blutungen an deine Ärztin oder deinen Arzt zur Abklärung der Ursachen wenden.

Lebensstil

- → Minimiere die Exposition gegenüber Xenoöstrogenen aus deiner Lebensumgebung.
- → Sorge für ein gesundes Körpergewicht, da Übergewicht Blutungen verstärken kann.
- → Unterstütze im Gegenspiel zum Östrogen deinen Progesteronspiegel durch gesunde Schlafroutinen und Stressmanagement-Techniken wie Meditation, Yoga oder tiefes Atmen (siehe ab Seite 40 und ab Seite 59).

Ernährung

- Unterstütze deine Östrogenbalance durch eine Leber- und darmfreundliche, phytoöstogenreiche Ernährung (siehe ab Seite 80).

Besser nicht

- Alkohol, koffeinhaltige Getränke
- übermäßiger Zucker- und Salzkonsum
- Omega-6-reiche Öle in größeren Mengen wie Sonnenblumen- oder Maisöl

---

Therapeutische Lebensmittel und Nährstoffe

- eisenreiche Lebensmittel, vor allem vor und während der Periode: Bio-Rindfleisch, Bio-Kalbsleber, Spinat und andere grüne Blattgemüse, Vollkornreis, Hülsenfrüchte
- Vitamin-C-reiche Nahrungsmittel verbessern die Eisenaufnahme: Paprika, Zitrusfrüchte, Kiwi
- Vitamin K, enthalten in: grünem Blattgemüse; Kohl, insbesondere Grünkohl und Brokkoli, sowie Eigelb
- Omega-3-Fettsäuren, enthalten in: Samen und Nüssen, fettem Fisch und Leinsamen oder Algenöl
- B6 (Vitamin B-Komplex) zur Unterstützung des Progesteronspiegels, Magnesium und Zink
- Vitamin-B-reiche Lebensmittel mit B6, B9, B12: Bananen, Hülsenfrüchte, grünes Blattgemüse, Avocado, Bio-Rindfleisch, Fisch und Meeresfrüchte, Eier, glutenfreies Vollkorn

Heilpflanzen

- blutungsstillende und -regulierende Kräutertees aus Hirtentäschel, Frauenmantel, Himbeerblättern oder Schafgarbe
- blutungsstillende Teemischungen, zum Beispiel aus 35 g Frauenmantel, 35 g Hirtentäschel, 30 g Schafgarbe (kannst du dir in der Apotheke herstellen lassen); für den Teeaufguss zwei Teelöffel pro Tasse mit 200 ml kochendem Wasser übergießen und abgedeckt etwa 10 Minuten ziehen lassen; trinke eine Woche vor und während deiner Periode bis zu vier Tassen täglich
- bei Eisenmangel: Brennnesselblätter, Löwenzahn, Petersilie

Aromatherapie

- Zypresse
- Geranie
- Ylang-Ylang

Hirnnebel, Konzentrations- und Gedächtnisprobleme

Beschreibung

Hirnnebel (engl. Brain Fog) ist das Gefühl von „Watte im Kopf", von zerstreut, vergesslich und unkonzentriert oder unorganisiert zu sein. Viele Frauen erleben Wortfindungsstörungen, vergessen Namen oder verlegen häufig Gegenstände. Betroffene fühlen sich oft mental erschöpft und haben Schwierigkeiten, Entscheidungen zu treffen oder Probleme zu lösen.

Mögliche Ursachen

Ein abfallender oder stark schwankender Östrogenspiegel beeinflusst unsere kognitiven Fähigkeiten. Auch Darmdysbiosen (einschließlich Candida), Schadstoffe, Bewegungsmangel, Blutzuckerschwankungen, eine Schilddrüsenunterfunktion, Stress oder ein Mangel an Neurotransmittern (Gehirnhormonen) oder Nährstoffen kann sich auf unsere kognitiven Fähigkeiten auswirken.

Lebensstil

⟶ Schütze dein Gehirn vor Giftstoffen wie Aluminium (Alufolie, Deodorants), Pestiziden und Herbiziden (in gespritzten Lebensmitteln), Weichmachern oder BPA (siehe „Schlüssel 5" ab Seite 84).

⟶ Sorge für regelmäßige sportliche Betätigung. Vor allem moderates Ausdauertraining an der frischen Luft verbessert die Sauerstoff- und Nährstoffversorgung des Gehirns.

⟶ Plane ausreichend Pausen in deinem Terminkalender ein und sorge für Selfcare-Momente wie Waldspaziergänge, entspannende Bäder oder Massagen.

⟶ Sorge für eine gesunde Schlafroutine (siehe ab Seite 59), weil das Gehirn nachts entgiftet und verarbeitet.

Ernährung

- Halte deinen Blutzuckerspiegel stabil (siehe ab Seite 70), da Blutzuckerschwankungen Stresshormonausschüttungen begünstigen und die Hirnfunktion beeinträchtigen können.
- Achte auf gesunde Fette und Proteine, da sie wichtig sind für geistige Klarheit, Konzentration und ausreichend Gehirn-Botenstoffe.

Besser nicht

- Zucker, raffinierte Kohlenhydrate
- Gluten, Kuhmilchprodukte, Koffein, Alkohol
- Fast Food, Fertiggerichte

Therapeutische Lebensmittel und Nährstoffe

- für die Produktion von Neurotransmittern brauchen wir Aminosäuren (v.a. Tryptophan und Glutamin als Vorstufe für GABA) aus proteinreichen Lebensmitteln wie Bio-Fleisch, Fisch, Bio-Eiern, Hanfsamen, Quinoa
- B-Vitamine und Cholin vor allem aus tierischen Lebensmitteln wie Eiern, Fisch sind wichtig für Gedächtnis und Konzentration
- Omega-3-Fettsäuren aus fettem Fisch wie Lachs, Makrele und Sardinen
- für ein gesundes Darmmikrobiom: ballaststoffreiche Lebensmittel wie Gemüse, Lein- und Chiasamen sowie probiotische Lebensmittel wie Naturjoghurt, Kefir oder Sauerkraut
- Antioxidantien zum Schutz des Gehirngewebes vor freien Radikalen, enthalten in: Blaubeeren, Brombeeren, grünem Blattgemüse, Äpfeln, Orangen
- Curcumin aus Kurkuma
- Vitamin D3, vor allem in den Wintermonaten als Nahrungsergänzung

Heilpflanzen

- Ginkgo (Ginkgo biloba)
- Ginseng (Panax ginseng)
- Rosmarin (Rosmarinus officinalis)

Aromatherapie

- Rosmarin
- Pfefferminze
- Zitrone
- Eukalyptus
- Bergamotte

Depressive Verstimmungen und Stimmungsschwankungen

Beschreibung

Frauen in den Wechseljahren erleben depressive Verstimmungen und Stimmungsschwankungen oft als emotionale Achterbahnfahrt. Sie berichten von plötzlichen Gefühlswechseln zwischen Glück und Traurigkeit, anhaltender Niedergeschlagenheit oder Reizbarkeit. Einige fühlen sich zeitweise von sich selbst entfremdet. Typische Symptome sind vermindertes Interesse an früher geliebten Aktivitäten, Energiemangel, Konzentrationsschwierigkeiten und Schlafstörungen.

Mögliche Ursachen

Die Ursachen für depressive Verstimmungen und Stimmungsschwankungen in den Wechseljahren sind vielschichtig. Hormonelle Veränderungen spielen eine zentrale Rolle, da sie auch die Neurotransmitter im Gehirn beeinflussen. Ebenso ein mögliches Ungleichgewicht des Darmmikrobioms. Gleichzeitig können Schlafstörungen durch nächtliche Hitzewallungen die Gemütslage beeinträchtigen. Psychosoziale Faktoren wie Veränderungen in Beziehungen, berufliche Umbrüche oder die Neubewertung der eigenen Identität tragen ebenfalls dazu bei. Auch eine genetische Veranlagung, frühere Depressionen oder chronischer Stress können das Risiko erhöhen.

Lebensstil

- → Geh täglich raus und bewege dich in der Natur. Das hebt den Vitamin-D-Spiegel, der an der Serotoninsynthese beteiligt ist, und reguliert das Nervensystem.
- → Durch sozialen Kontakt und Unterstützung, beispielsweise in Frauenkreisen, erhältst du emotionalen Rückhalt und verminderst Gefühle der Isolation, die oft mit Depressionen einhergehen.
- → Qualitativ hochwertiger Schlaf fördert deine emotionale Regulierung und beugt Stimmungsschwankungen vor (siehe Seite 59).
- → Durch Kaltwasser-Therapie oder Wechselduschen stimulierst du dein Nervensystem und kannst die Ausschüttung von Endorphinen fördern, was deine Stimmung verbessert.

Ernährung

- → Halte deinen Blutzuckerspiegel stabil (siehe ab Seite 70), da Blutzuckerschwankungen Stresshormonausschüttungen begünstigen und die Hirnfunktion beeinträchtigen können.
- → Achte auf gesunde Fette und Proteine, da sie wichtig sind für geistige Klarheit, Konzentration und ausreichend Gehirn-Botenstoffe.

Besser nicht

- → Gluten, Kuhmilch, hoher Zuckerkonsum
- → Alkohol, koffeinhaltige Getränke

Therapeutische Lebensmittel und Nährstoffe

- → darmunterstützende Lebensmittel: ballaststoffreiche, fermentierte Gemüse wie Sauerkraut und Kimchi, gemahlener Leinsamen sowie reichlich Flüssigkeitszufuhr (mindestens zwei Liter täglich)
- → B-Vitamine wie B6, B9 und B12, enthalten in: Hülsenfrüchten, grünem Blattgemüse, Avocados, Fisch, Eiern
- → Omega-3-Fettsäuren, enthalten in: fettem Fisch, Leinsamen, Chiasamen
- → Curcumin, enthalten in Kurkuma
- → Antioxidantien, enthalten in: Beeren, buntem Obst, grünem Blattgemüse, Zitrusfrüchten
- → tryptophanreiche Lebensmittel wie: Hafer, Kürbiskerne, Schafs- und Ziegenmilch, Eier, Bohnen

Heilpflanzen

- → Johanniskraut (Hypericum perforatum)
- → Baldrian (Valeriana officinalis)
- → Passionsblume (Passiflora incarnata)

Aromatherapie

- → Lavendel
- → Bergamotte
- → Ylang-Ylang
- → Zitrone

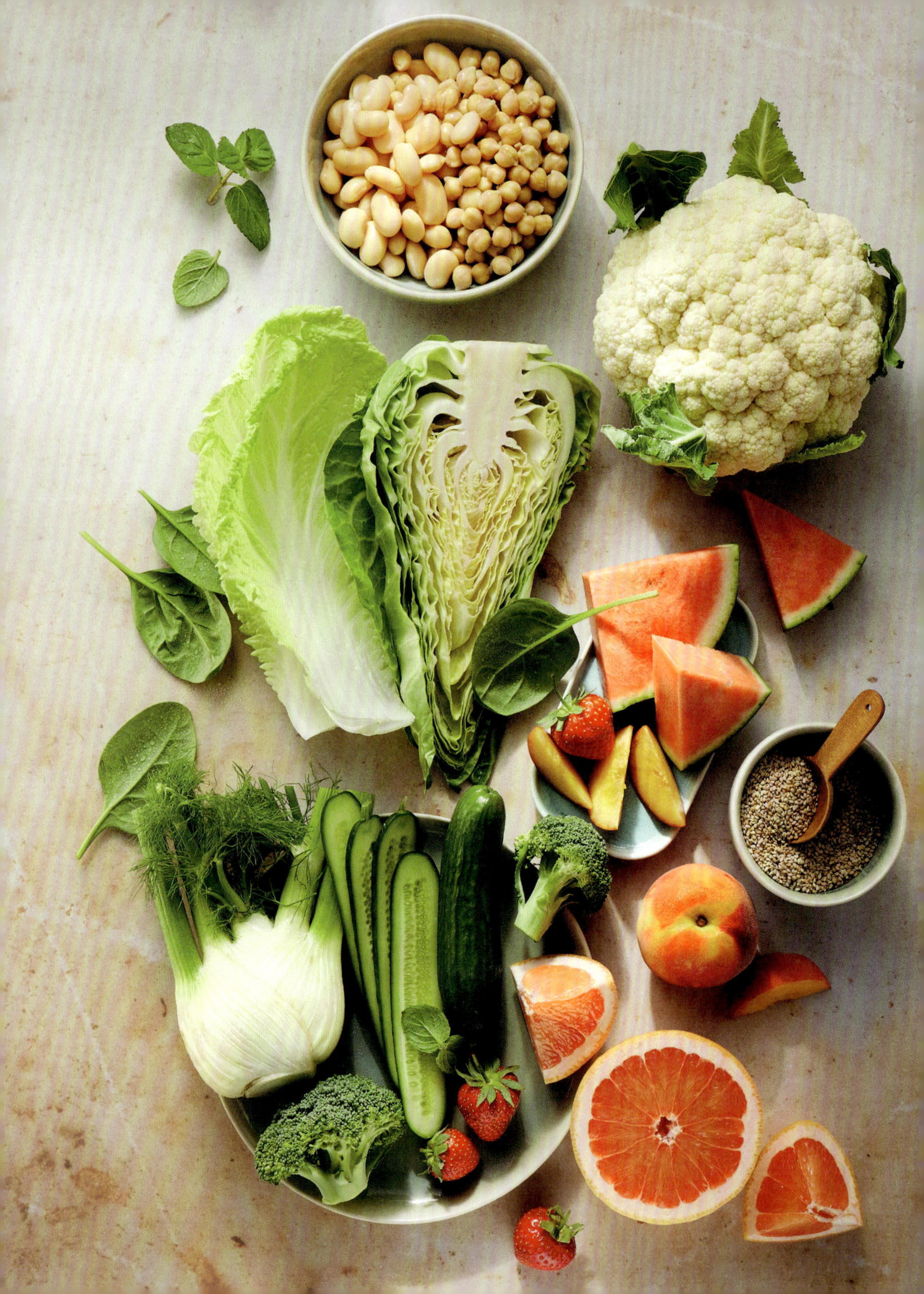

Die Rezepte

MIT MEINEN LECKEREN, GLUTENFREIEN REZEPTEN FÜR JEDEN TAG BRINGST DU DEINE HORMONE GANZ EINFACH IN BALANCE.

FÜR 2 PERSONEN
Zubereitung: 15 Minuten
Pro Portion: ca. 550 kcal, 26 g EW, 32 g F, 40 g KH

- 50 g Haferflocken
- 25 g geschälte Hanfsamen
- 25 g geschrotete Leinsamen
- 400 ml Ziegenmilch oder ungesüßter Mandeldrink
- 1 TL natürlicher Vanilleextrakt
- 250 g Erdbeeren
- 200 g Schafsquark
- 2 EL Granatapfelkerne (frisch oder TK)
- 2 TL Mandelmus

High-Protein-Porridge
mit Erdbeeren

Die Haferflocken, Hanfsamen und Leinsamen in einem Topf mischen. Die Milch oder den Mandeldrink sowie die Vanille dazugeben. Alles unter Rühren aufkochen und etwa 5 Minuten köcheln lassen. Vom Herd nehmen, kurz abkühlen lassen.

Inzwischen die Erdbeeren waschen, trocken tupfen, putzen und je nach Größe halbieren oder vierteln.

Den Quark unter den Porridge ziehen. Den Porridge in 2 Schalen anrichten und die Erdbeeren und Granatapfelkerne darauf verteilen. Je 1 TL Mandelmus daraufsetzen und servieren.

Variante

Den Porridge je nach Saison, Vorrat und Geschmack mit anderen Früchten wie z.B. Nektarinen, Aprikosen, Kirschen, Orangen, Birnen, Äpfeln oder Mango servieren. Auch tiefgefrorene Früchte eignen sich gut.

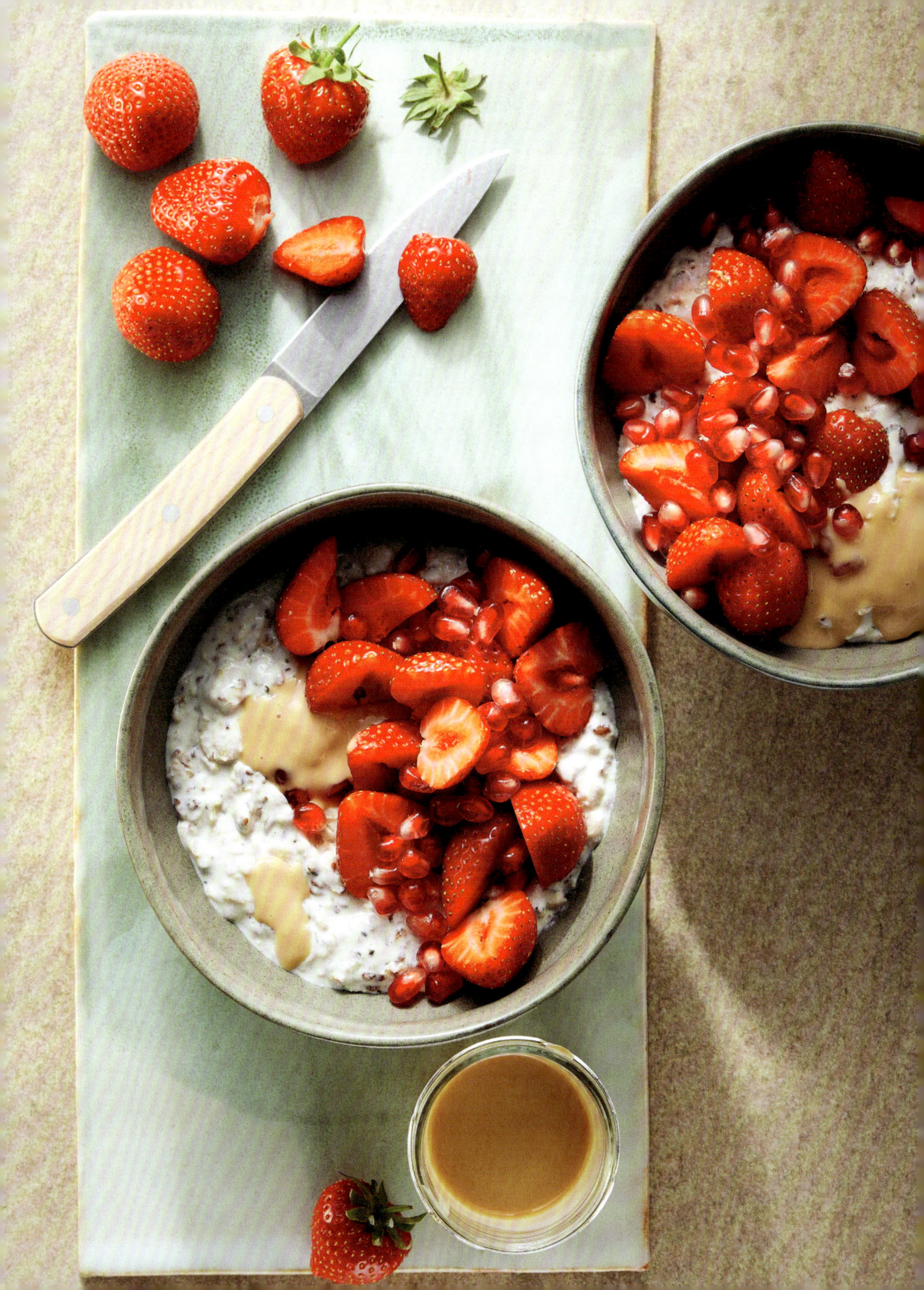

FÜR 2 PORTIONEN
Zubereitung: 15 Minuten
Pro Portion: ca. 395 kcal, 23 g EW, 19 g F, 30 g KH

- 100 g Rote Bete
- 1 reife Banane
- 200 g TK-Beerenmix
- 30 g Mandelmus
- 2 gehäufte EL veganes Proteinpulver (z. B. Erbsen- oder Hanfprotein)
- 2 EL Leinsamen
- 2 EL Hanfsamen
- 1 TL Zimtpulver
- frische Beeren, geschälte Hanfsamen und Minzblätter

Rote Smoothie-Bowl

Die Rote Bete schälen und grob würfeln. Die Banane schälen. Beides mit den gefrorenen Beeren, Mandelmus, Proteinpulver, Leinsamen, Hanfsamen, Zimt und 150 ml kaltem Wasser in einen leistungsstarken Mixer geben und cremig pürieren. Auf zwei Schalen verteilen.

Die Smoothie-Bowl mit frischen Beeren, Hanfsamen und Minze dekorativ belegen und servieren.

Hormon-Tipp

Das Eiweiß aus dem Proteinpulver sowie das Fett und die Ballaststoffe aus Mandelmus, Leinsamen und Hanfsamen tragen dazu bei, dass die Smoothie-Bowl den Blutzuckerspiegel nur sanft ansteigen lässt und Blutzuckerschwankungen ausbleiben.

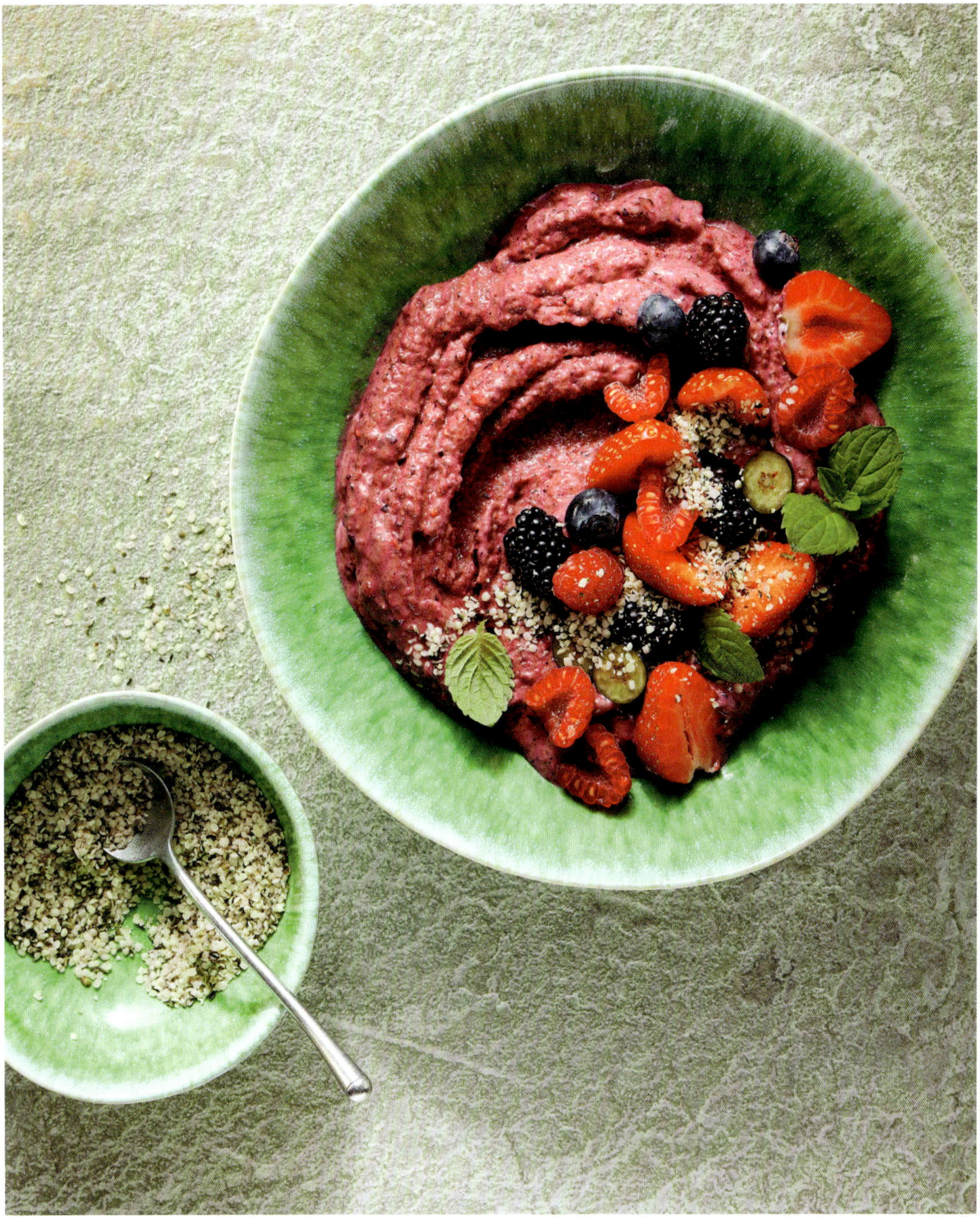

FÜR 2 PORTIONEN
Zubereitung: 15 Minuten
Quellzeit: 4–12 Stunden
Pro Portion: ca. 580 kcal, 18 g EW, 33 g F, 50 g KH

50 g zarte Haferflocken
20 g geschälte Hanfsamen
25 g gemahlene Mandeln
1 gehäufter EL ungesüßtes Rohkakaopulver
300 g griechischer Schafsjoghurt
100 ml Ziegenmilch
2 TL Chiasamen
250 g TK-Kirschen
1 TL Ahornsirup
10 g gehackte Zartbitterschokolade

Overnight-Oats
mit Schokolade und Kirschen

Haferflocken, Hanfsamen, Mandeln und Kakao mischen. Den Joghurt und die Milch glatt rühren, die Flockenmischung unterrühren und etwa 10 Minuten quellen lassen.

Inzwischen die Chiasamen in einem Blitzhacker fein mahlen. Die gefrorenen Kirschen mit dem Ahornsirup und 3 EL Wasser aufkochen und zugedeckt bei kleiner Hitze unter gelegentlichem Rühren etwa 5 Minuten köcheln lassen. Das Chiamehl einrühren, vom Herd nehmen.

Die Hälfte der Flockenmischung auf 2 Schraubgläser (à etwa 350 ml Inhalt) verteilen. Die Kirschen, bis auf etwa 3 EL, darauf verteilen. Mit der übrigen Flockenmischung bedecken und die restlichen Kirschen darauf verteilen. Das Glas verschließen und am besten über Nacht kühl stellen. Vor dem Servieren die Schokolade darüberstreuen.

Tipp

Eignet sich super für Meal Prep: die Overnight-Oats kannst du bis zu drei Tagen im Voraus zubereiten und im Kühlschrank aufbewahren. So ist das Frühstück fix und fertig und lässt sich außerdem prima mitnehmen.

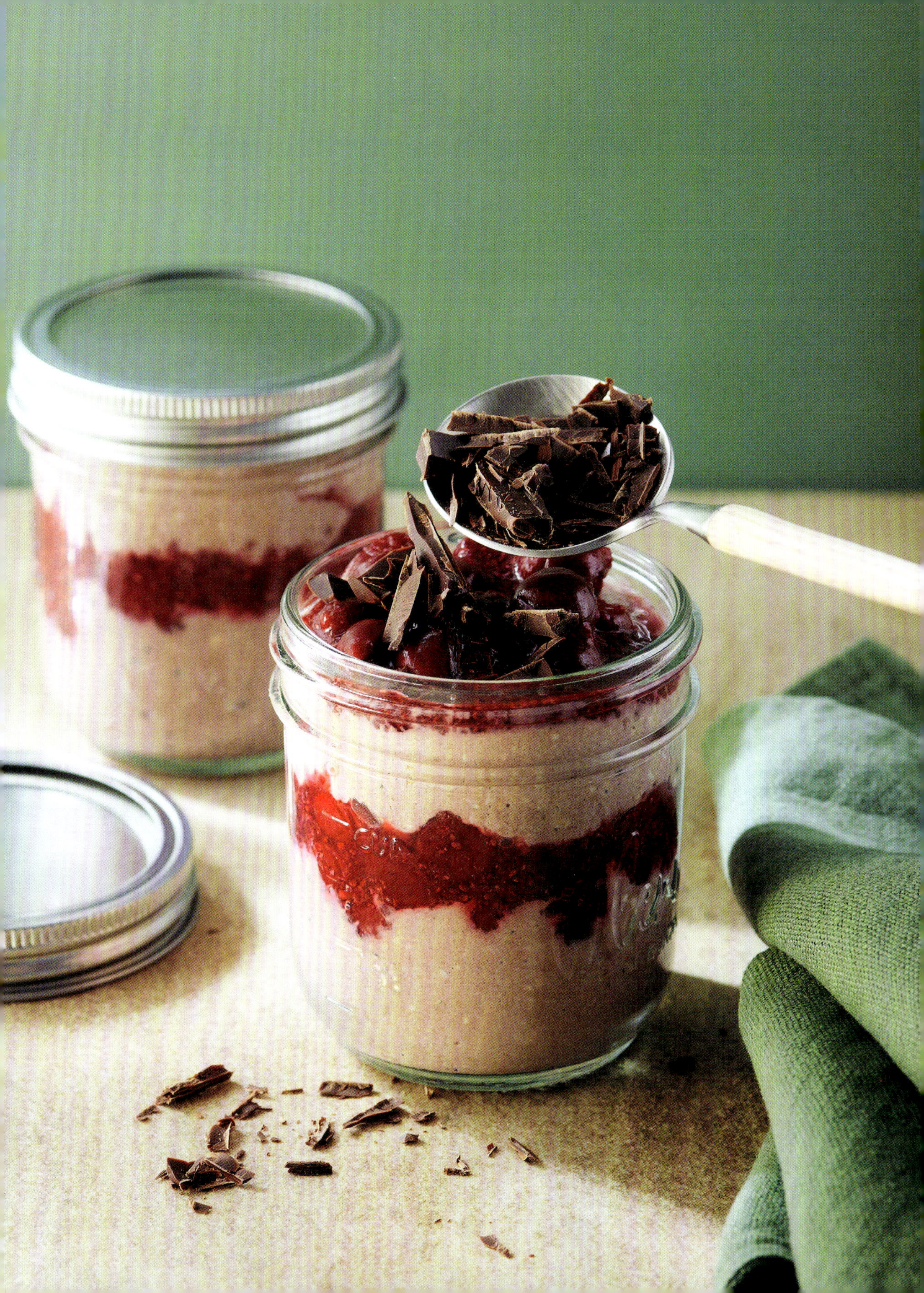

FÜR 8 STÜCK
Zubereitung: 40 Minuten
Pro Portion: ca. 175 kcal, 10 g EW, 6 g F, 20 g KH

250 g zarte Haferflocken
1 Päckchen Weinstein-Backpulver
1 TL Salz
2 EL geschrotete Leinsamen
1 EL Chiasamen
1 TL Kurkumapulver

2 Eier
250 g Schafsquark natur
ca. 1 EL Haferflocken

Haferbrötchen

Den Backofen auf 180 °C (160 °C Umluft) vorheizen. Das Backblech mit Backpapier belegen. Die Hälfte der Haferflocken in einem Blitzhacker fein mahlen. Hafermehl mit übrigen Haferflocken, Backpulver, Salz, Leinsamen, Chiasamen und Kurkuma in einer Rührschüssel mischen.

In einer zweiten Schüssel die Eier verquirlen, den Quark dazugeben und unterrühren. Zur Haferflockenmischung hinzufügen und rasch unterkneten.

Den Teig mit angefeuchteten Händen zu 8 Brötchen formen und mit etwas Abstand auf das Blech legen. Mit den Haferflocken bestreuen und im heißen Ofen etwa 25 Minuten backen. Auf einem Kuchengitter auskühlen lassen.

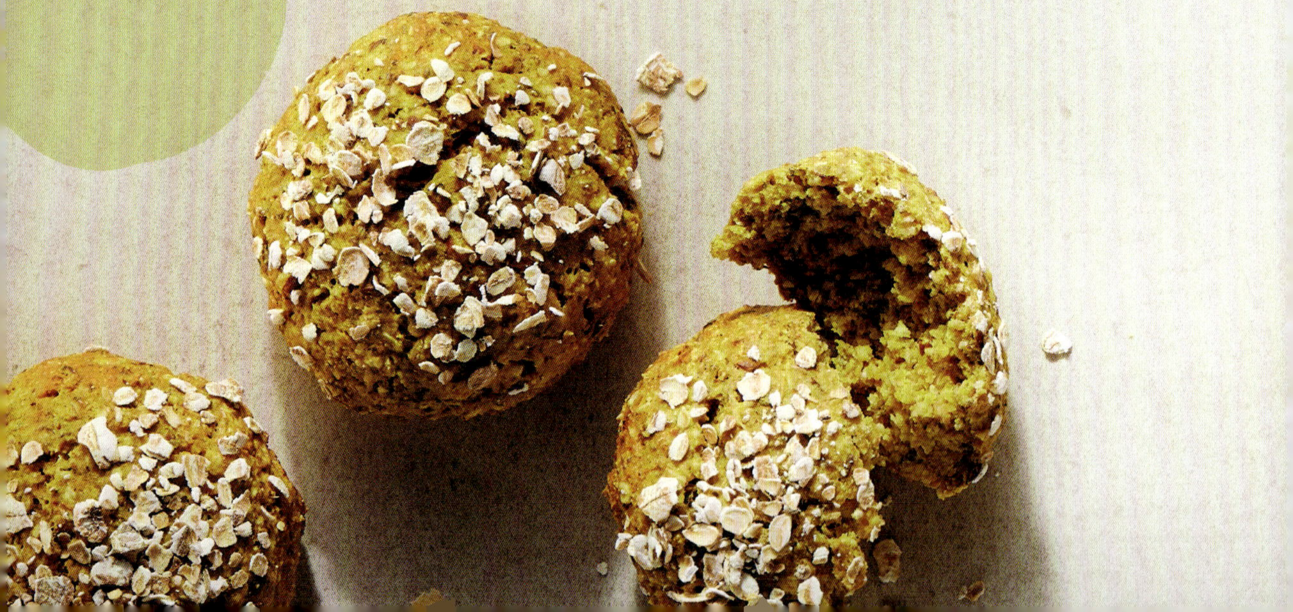

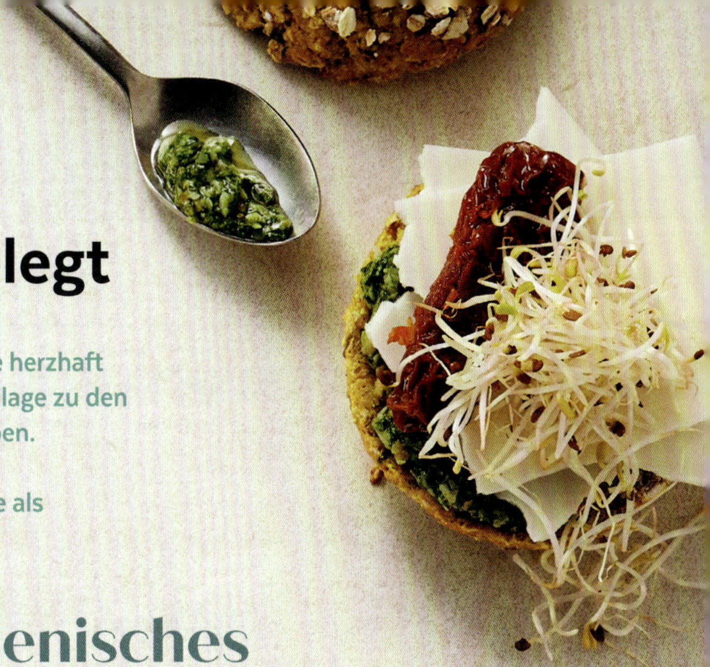

Zweimal lecker belegt

Die Brötchen lassen sich nach Lust und Laune herzhaft oder süß belegen und schmecken auch als Beilage zu den ab Seite 130 beschriebenen Salaten und Suppen.

Diese zwei Varianten mag ich besonders gerne als Belag für die Haferbrötchen:

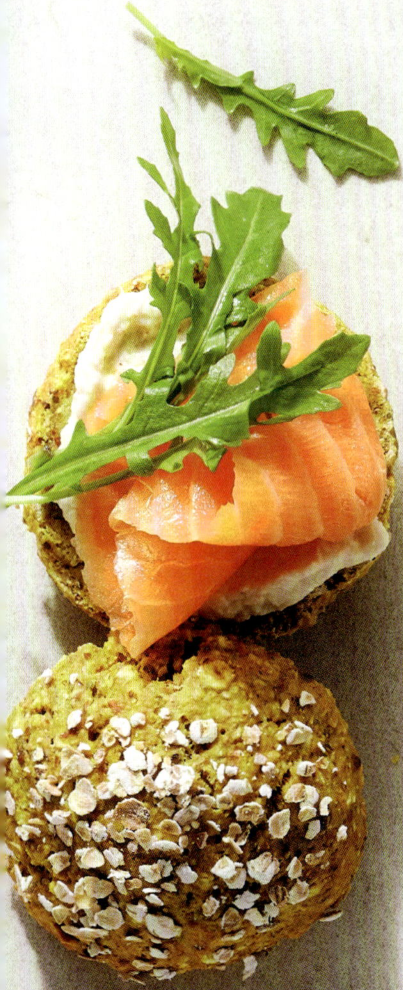

Italienisches Käsebrötchen

Pro Portion 2 Brötchen aufschneiden. Die unteren Hälften mit je **1 TL grünem Pesto (Glas)** bestreichen. Je **1 Scheibe Ziegengouda (à 15 g)** darauflegen und je **2 abgetropfte getrocknete Tomaten (in Öl)** sowie **1 EL Alfalfasprossen** darauflegen.

Pro Portion ca. 595 kcal, 29 g EW, 29 g F, 42 g KH

Lachsbrötchen

Pro Portion 2 Brötchen aufschneiden. Die unteren Hälften mit je **1 TL Meerrettich (Glas)** bestreichen. Mit je **15 g Räucherlachs** in Scheiben belegen und **1 Handvoll Rucola** darauf verteilen.

Pro Portion ca. 450 kcal, 22 g EW, 16 g F, 42 g KH

Tipp

Die Brötchen bleiben gut verpackt etwa 3 Tage frisch. Sie lassen sich auch auf Vorrat bis zu 3 Monaten einfrieren – dazu am besten schon aufschneiden, dann können die Brötchenhälften im Toaster fix aufgetaut werden.

FÜR 2 PORTIONEN
Zubereitung: 20 Minuten
Pro Portion: ca. 580 kcal, 39 g EW, 25 g F, 28 g KH

- 3 Frühlingszwiebeln
- 250 g Kirschtomaten
- 200 g Baby-Spinat
- 5 Stiele Petersilie und Dill
- 1 EL Olivenöl
- Salz
- Pfeffer
- 1 Msp. geriebene Muskatnuss
- 4 Eier
- 100 g Feta
- 2 Haferbrötchen (siehe Seite 120)

Schnelle Shakshuka

Die Frühlingszwiebeln putzen und waschen. Die weißen Teile fein schneiden, die grünen Teile in schmale Ringe schneiden. Die Tomaten waschen und halbieren. Den Spinat waschen, abtropfen lassen und grob hacken. Die Kräuter waschen, trocken schütteln, Blättchen und Spitzen von den Stielen zupfen und hacken.

Öl in einer weiten Pfanne erhitzen. Den weißen Teil der Frühlingszwiebeln darin kurz andünsten. Die Tomaten hinzufügen und unter Wenden 4 bis 5 Minuten schmoren lassen, bis sie gerade beginnen aufzuplatzen. Dann den Spinat dazugeben und bei kleiner Hitze unter Wenden in 1 bis 2 Minuten zusammenfallen lassen. Mit Salz, Pfeffer und Muskat würzen.

4 Mulden in das Gemüse drücken. Die Eier einzeln in eine Tasse aufschlagen und in je eine Mulde gleiten lassen, salzen. Den Deckel auflegen und die Eier 7 bis 8 Minuten stocken lassen, bis das Eiweiß fest ist. Feta darüberbröseln, mit Kräutern und Frühlingszwiebelgrün bestreuen und mit Haferbrötchen servieren.

Hormon-Tipp

Das eiweißreiche Frühstück stabilisiert den Blutzuckerspiegel und sättigt zusammen mit den komplexen Kohlenhydraten aus den Brötchen besonders lange.

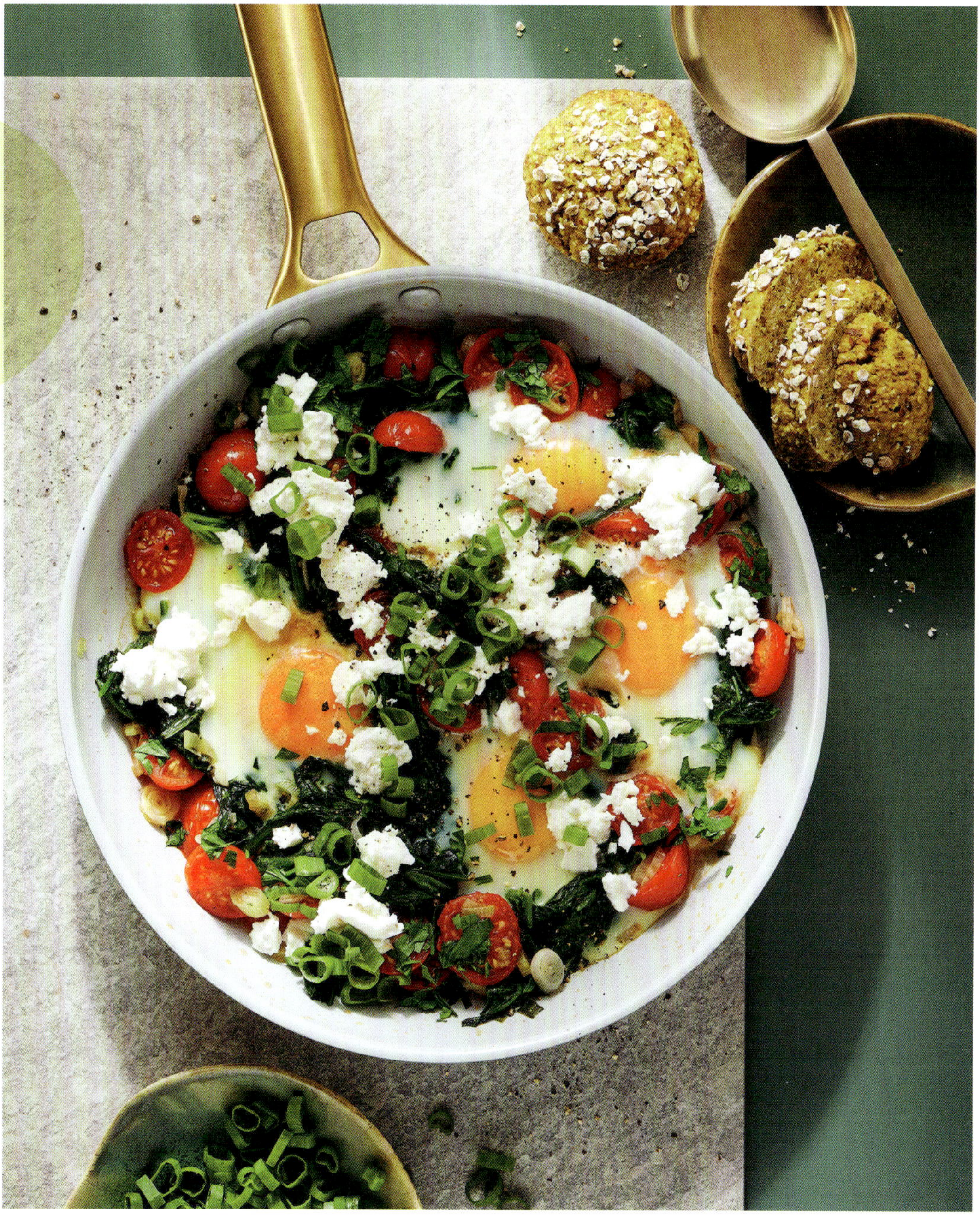

FÜR 2 PORTIONEN
Zubereitung: 20 Minuten
Pro Portion: ca. 545 kcal, 22 g EW, 30 g F, 44 g KH

- 80 g Haferflocken
- 1 EL Rapsöl
- 1 EL Ahornsirup
- 1 Prise Salz
- 1 EL Sesamsamen
- 2 EL Sonnenblumenkerne
- 2 EL geschrotete Leinsamen
- 1 TL Zimtpulver
- 300 g griechischer Schafsjoghurt
- 1 EL Bio-Zitronensaft
- ½ TL abgeriebene Bio-Zitronenschale
- 100 g Himbeeren
- 100 g Blaubeeren

Pfannen-Granola
mit Joghurt

Die Haferflocken in einer Pfanne ohne Fett 1 bis 2 Minuten rösten. Das Öl hinzufügen und unter Wenden etwa 4 Minuten weiterrösten. Den Ahornsirup dazugeben, gut untermischen, salzen und unter Wenden etwa 2 weitere Minuten rösten.

Sesam, Sonnenblumenkerne, Leinsamen und Zimt mischen, zur Flockenmischung geben und unter Wenden weitere 3 bis 4 Minuten goldbraun rösten. Sofort herausnehmen.

Joghurt mit Zitronensaft und -schale glatt rühren. Die Beeren verlesen. Joghurt im Wechsel mit Granola und Beeren in Gläser oder Schalen schichten und servieren.

Tipp

Das Granola lässt sich gut auf Vorrat rösten und bleibt in einem Vorratsglas bis zu 2 Wochen frisch. Es schmeckt nicht nur als Topping auf Joghurt, sondern auch auf Smoothie-Bowls, Obstsalaten oder einfach als Knusper-Extra auf Schafsquark.

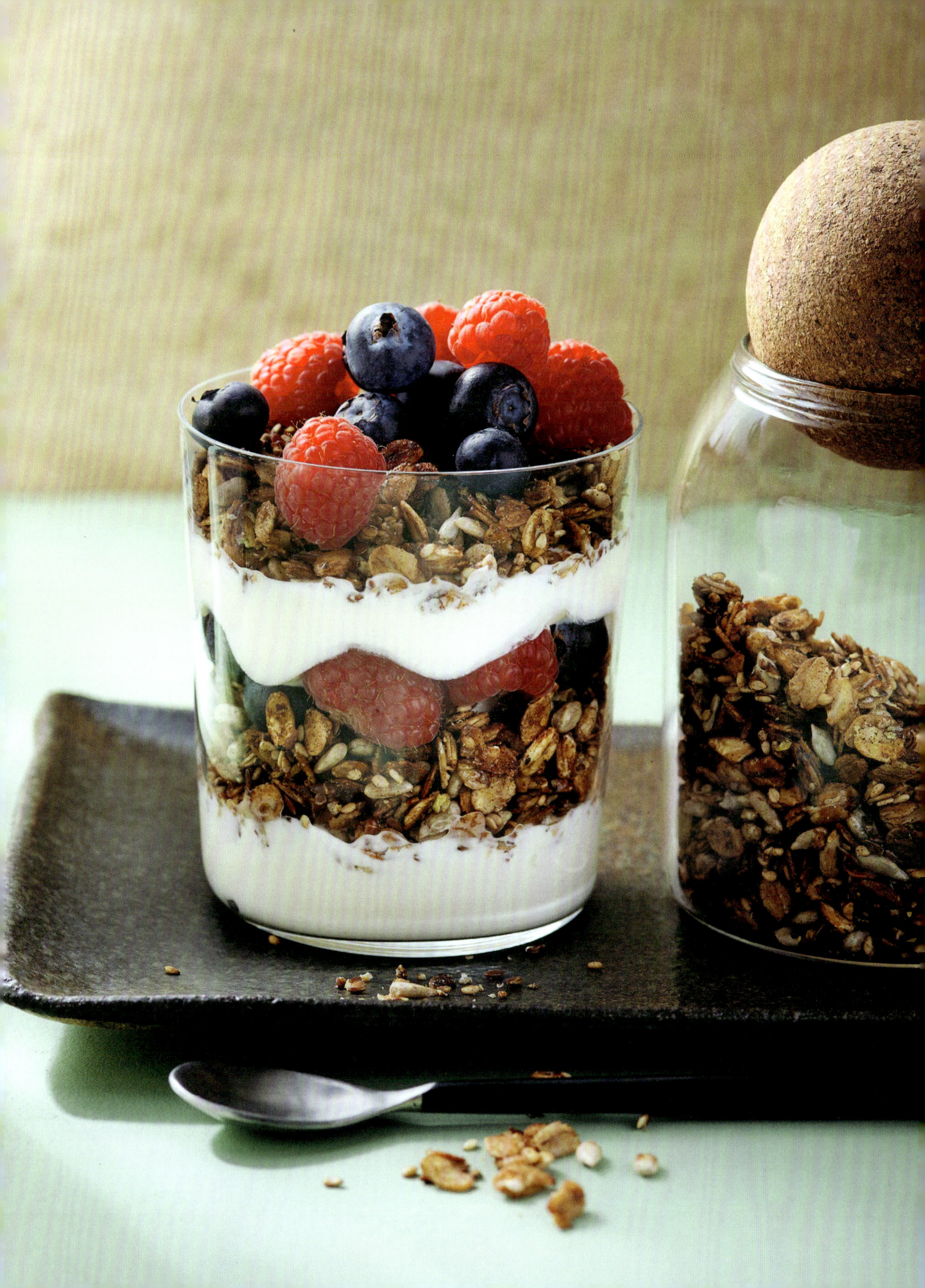

FÜR 2 PORTIONEN
Zubereitung: 20 Minuten
Pro Portion: ca. 545 kcal, 28 g EW, 30 g F, 19 g KH

- 2 Kugeln Büffel-Mozzarella (à 125 g)
- 200 g Tomaten
- ½ Mango
- 3 Stiele Basilikum
- 20 g Mandelblättchen
- 1 EL Olivenöl
- Salz
- Pfeffer

Mango-Caprese
mit Mandeln

Den Mozzarella abtropfen lassen und in schmale Scheiben schneiden. Die Tomaten waschen, trocken reiben und in schmale Scheiben schneiden. Die Mango schälen und in kleine Würfel schneiden. Das Basilikum waschen, trocken schütteln, die Blätter von den Stielen zupfen und fein schneiden. Die Mandeln in einer Pfanne ohne Fett anrösten und abkühlen lassen.

Mozzarella- und Tomatenscheiben fächerförmig auf zwei Tellern anrichten. Mangowürfel in die Mitte daraufgeben. Alles mit Olivenöl beträufeln und mit Salz und Pfeffer würzen. Mit Mandelblättchen und Basilikum bestreuen und servieren. Nach Belieben zu jeder Portion 1 Haferbrötchen (siehe Seite 120) reichen.

Variante

Auch lecker: statt Tomate und Basilikum einfach Salatgurke und Minze für das Caprese verwenden. So wird der Caprese-Salat besonders erfrischend und hat eine kühlende Wirkung auf den Körper.

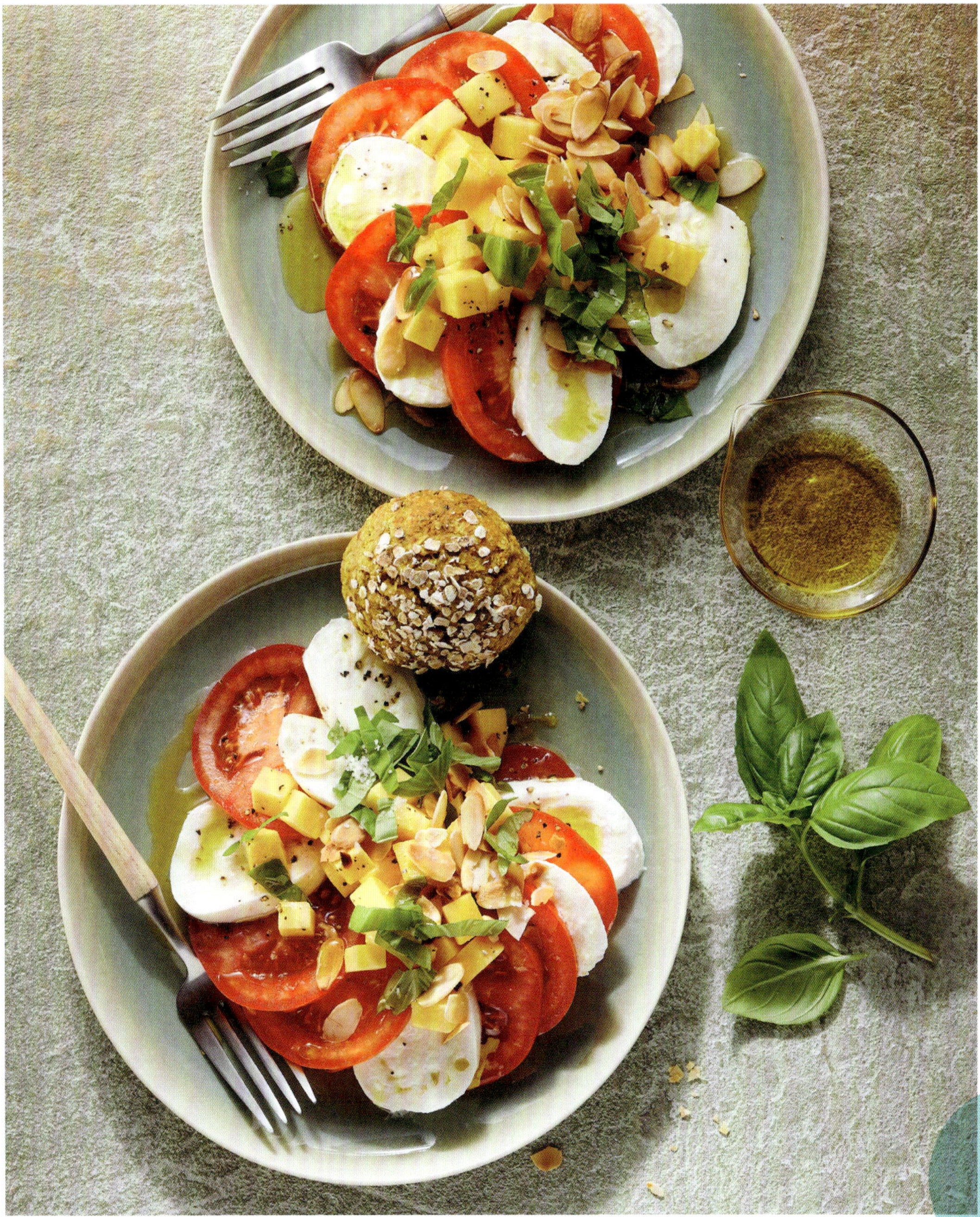

FÜR 2 PORTIONEN
Zubereitung: 25 Minuten
Pro Portion: ca. 465 kcal, 28 g EW, 37 g F, 7 g KH

3 Frühlingszwiebeln
250 g Baby-Spinat
½ Bund Dill
1 EL und 2 TL Olivenöl
Salz
1 Msp. geriebene Muskatnuss
4 Eier
4 EL Ziegenmilch
2 EL geschrotete Leinsamen
Pfeffer
50 g geraspelter Ziegengouda

Spinat-Omelett
mit Käse

Die Frühlingszwiebeln putzen, waschen und fein schneiden. Den Spinat waschen und abtropfen lassen. Den Dill waschen, trocken schütteln, die Spitzen von den Stielen zupfen und fein hacken, dabei einige Stiele für die Deko zurückhalten.

1 EL Öl in einer beschichteten Pfanne (28 cm Durchmesser) erhitzen. Die Frühlingszwiebeln darin andünsten. Den Spinat dazugeben und bei kleiner Hitze unter Wenden in 2 bis 3 Minuten zusammenfallen lassen. Mit Salz und Muskat würzen und in ein Sieb geben. Den Spinat im Sieb ausdrücken, sodass er möglichst trocken wird. Die Pfanne ausreiben.

Die Eier mit Milch verquirlen, Dill und Leinsamen unterrühren und mit Salz und Pfeffer würzen. 1 TL Öl in der Pfanne erhitzen. Die Hälfte der Eiermasse in die Pfanne geben, gleichmäßig verteilen und zugedeckt bei mittlerer Hitze etwa 5 Minuten stocken lassen. Die Hälfte des Spinats auf dem Omelett verteilen, mit der Hälfte des Käses bestreuen und zugedeckt etwa 2 weitere Minuten erhitzen. Das Omelett zusammenklappen, herausnehmen und warm halten. Aus den übrigen Zutaten in 1 TL Öl auf die gleiche Weise ein weiteres Omelett backen. Die Omeletts mit dem zurückbehaltenen Dill dekorieren und mit je 1 Haferbrötchen (siehe Seite 120) oder je 1 Scheibe glutenfreiem Brot servieren.

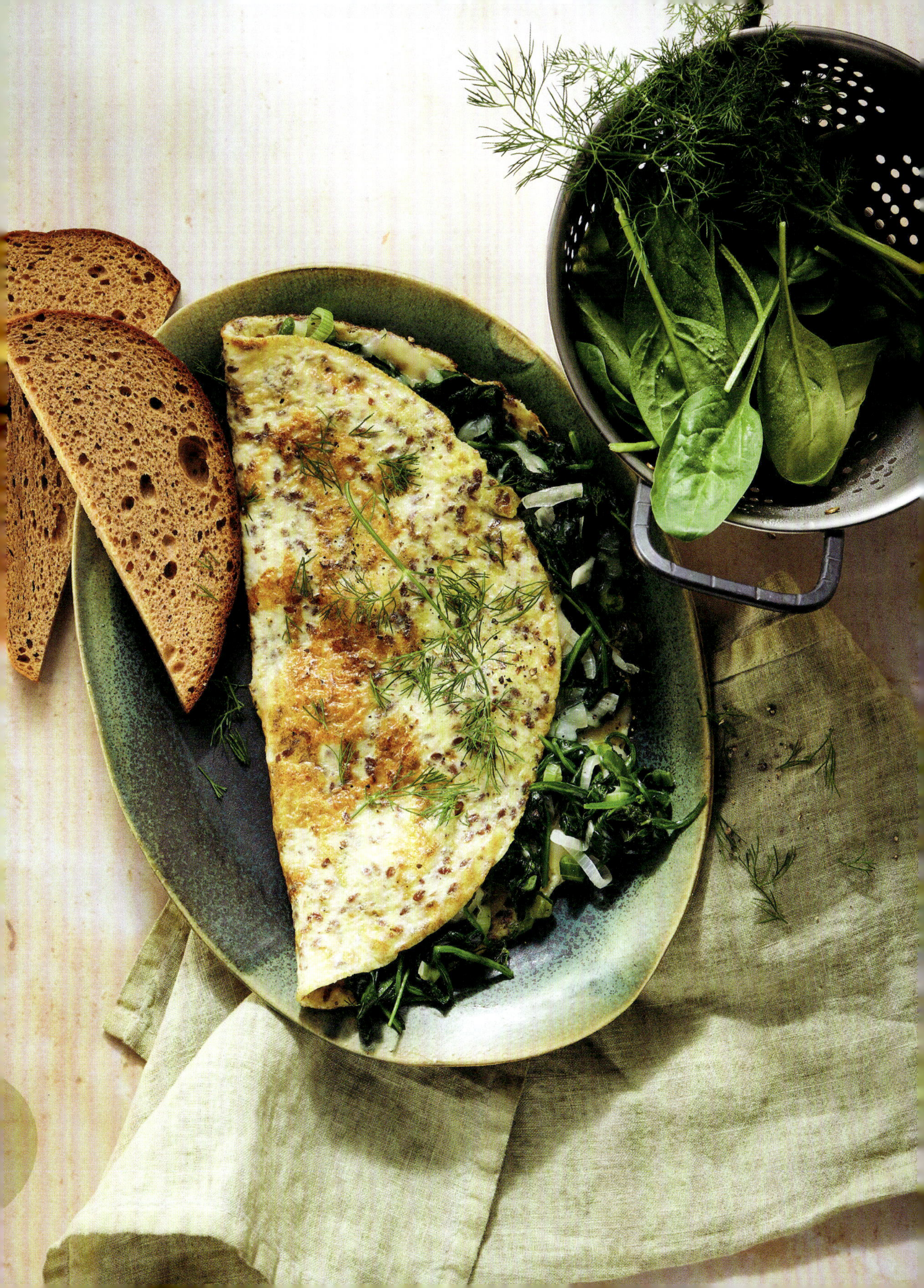

FÜR 2 PORTIONEN
Zubereitung: 25 Minuten
Pro Portion: ca. 625 kcal, 43 g EW, 32 g F, 39 g KH

- 300 g Tempeh natur
- 1 EL Tamari
- 6 TL Olivenöl
- 2 TL Apfelessig
- ½ TL geräuchertes Paprikapulver (alternativ Paprika edelsüß)
- Salz
- 1 Glas Kichererbsen (265 g Abtropfgewicht)
- 2 Frühlingszwiebeln
- 2 rote Spitzpaprika
- 1 Bund Petersilie
- 100 g Baby-Spinat
- 25 g helle Miso-Paste
- 1 TL Ahornsirup
- Pfeffer

Kichererbsen-Salat
mit Miso-Dressing und Tempeh

Den Tempeh quer in etwa 0,5 cm breite Scheiben schneiden. Aus Tamari, 1 TL Öl, 1 TL Apfelessig, Paprikapulver und etwas Salz eine Marinade anrühren. Die Tempehscheiben in der Marinade wenden und ziehen lassen, bis der Salat fertig ist.

Die Kichererbsen abgießen, kalt abspülen und abtropfen lassen. Die Frühlingszwiebeln putzen, waschen und klein schneiden. Die Paprika putzen, waschen und in kleine Würfel schneiden. Die Petersilie waschen und trocken schütteln, die Blätter von den Stielen zupfen und fein hacken. Den Spinat waschen, trocken schleudern und grob hacken. Alles mischen.

Für das Dressing Miso, 1 TL Apfelessig, Ahornsirup, 3 TL Olivenöl und 25 ml Wasser in einem hohen Rührbecher mit dem Pürierstab mixen. Mit Salz und Pfeffer abschmecken. Zum Salat geben und gut untermischen.

2 TL Öl in einer weiten beschichteten Pfanne erhitzen. Den Tempeh aus der Marinade heben, abtropfen lassen und im heißen Öl je Seite 2 bis 3 Minuten knusprig und goldbraun anbraten. Auf dem Salat anrichten und servieren.

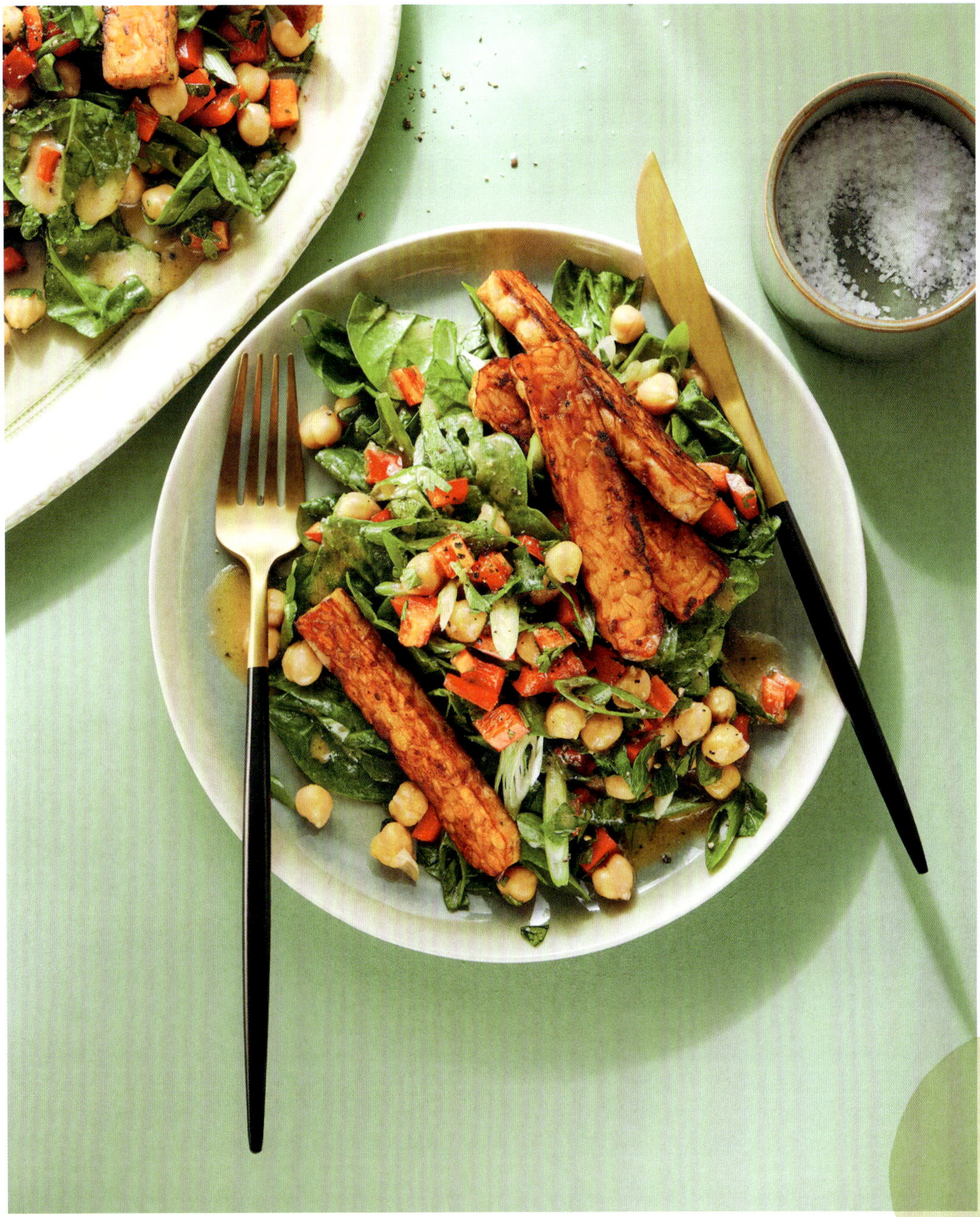

FÜR 2 PORTIONEN
Zubereitung: 40 Minuten
Pro Portion: ca. 620 kcal, 21 g EW, 36 g F, 51 g KH

- 1 rote Zwiebel
- 1 Fenchelknolle
- 1 Zucchini
- 2 Knoblauchzehen
- 4 EL Olivenöl
- Salz
- Pfeffer
- 100 g Buchweizen
- 2 TL Senf
- 2 EL Saft und 1 TL abgeriebene Schale einer Bio-Zitrone
- 1 TL Ahornsirup
- ½ Bund Basilikum
- 1 Kugel Büffel-Mozzarella (125 g)

Ofengemüse-Salat

mit Buchweizen und Mozzarella

Den Backofen auf 225 °C (200 °C Umluft) vorheizen. Ein Backblech mit Backpapier auslegen. Die Zwiebel schälen, halbieren und in Spalten schneiden. Den Fenchel putzen, waschen, längs halbieren und in etwa 1 cm breite Spalten schneiden. Die Zucchini waschen, putzen, längs halbieren und in dünne Scheiben schneiden. Den Knoblauch schälen und fein würfeln. 2 EL Öl mit Knoblauch, Salz und Pfeffer verrühren. Das Gemüse dazugeben, alles gut vermischen und auf dem Blech verteilen. Im heißen Ofen etwa 25 Minuten backen. Dabei ab und zu die Ofentür öffnen, um entstehenden Dampf entweichen zu lassen.

Inzwischen den Buchweizen in einem Sieb unter kaltem Wasser gründlich abspülen. 200 ml Wasser aufkochen, den Buchweizen und etwas Salz dazugeben. Zugedeckt bei kleiner Hitze etwa 15 Minuten köcheln lassen.

Für das Dressing Senf, Zitronensaft und -schale, Ahornsirup, Salz und Pfeffer verquirlen. 2 EL Öl unterschlagen. Das Basilikum waschen, trocken tupfen, die Blätter von den Stielen zupfen und, bis auf einige zum Garnieren, fein hacken. Unter das Dressing rühren.

Den Mozzarella abtropfen lassen und würfeln. Buchweizen, Ofengemüse und Dressing mischen. Den Mozzarella darauf verteilen, mit den übrigen Basilikumblättchen garnieren und lauwarm servieren.

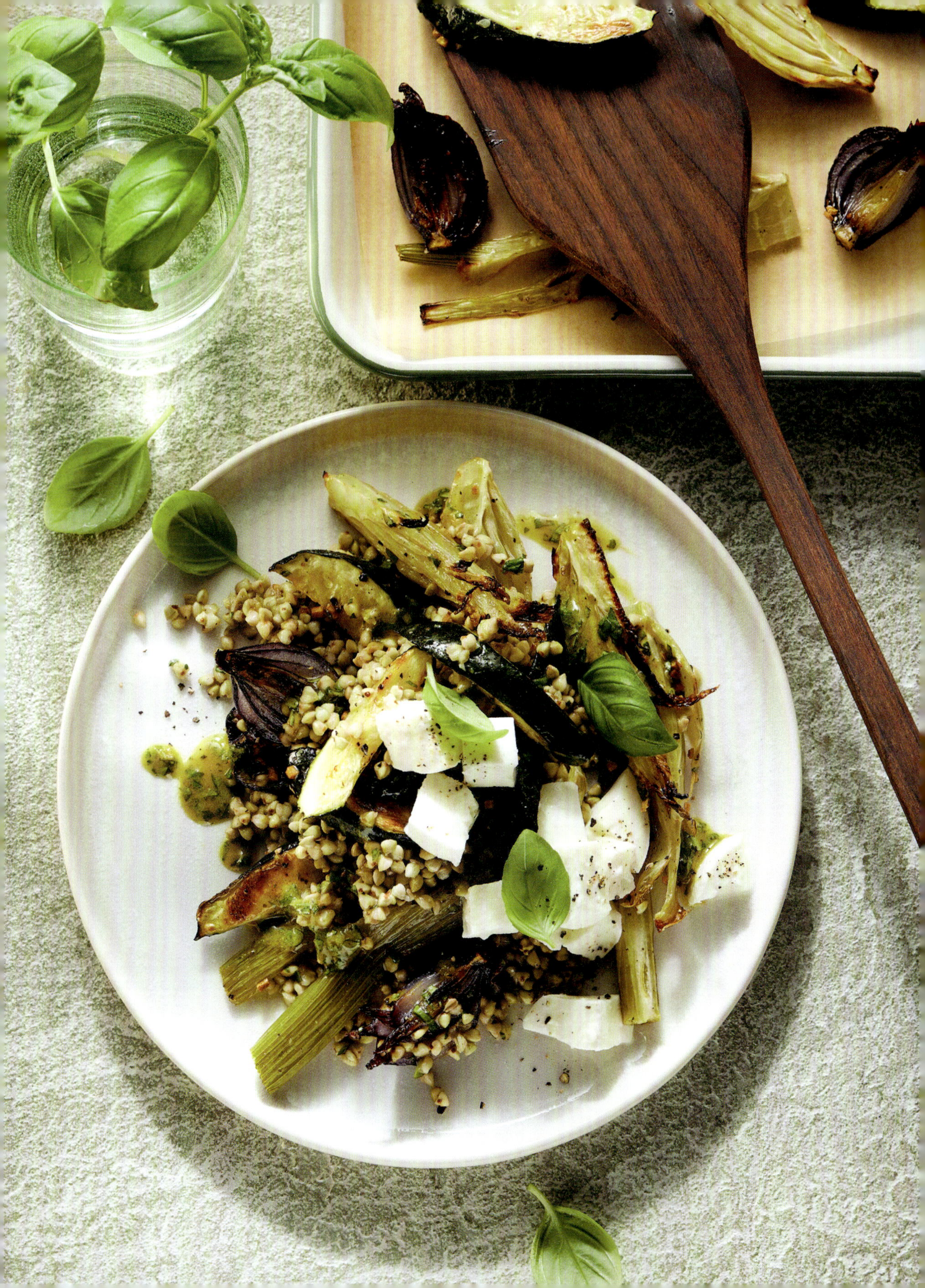

FÜR 2 PORTIONEN
Zubereitung: 25 Minuten
Pro Portion: ca. 480 kcal, 24 g EW, 30 g F, 26 g KH

- 4 Eier
- 2 Möhren
- 2 kleine Rote Beten
- 100 g Baby-Spinat
- 1 reife Avocado
- 3 Stiele Petersilie
- Saft und Schale von 1 Bio-Zitrone
- 50 g griechischer Schafsjoghurt
- 1 TL Ahornsirup
- Salz
- Pfeffer
- 2 EL geröstete Sonnenblumenkerne

Bunter Salat

mit Ei und Avocado-Dressing

Die Eier in kochendem Wasser etwa 8 Minuten hart kochen. Inzwischen die Möhren putzen, schälen und mit einem Spiralizer in Spiralen schneiden. Die Rote Bete schälen (am besten Handschuhe tragen), auf einer Mandoline in dünne Scheiben schneiden und diese mit einem Messer in schmale Stifte schneiden. Den Spinat waschen und trocken schleudern.

Für das Dressing die Avocado halbieren, den Stein entfernen und das Fruchtfleisch mit einem Löffel aus der Schale lösen. Die Petersilie waschen, trocken schütteln und die Blätter von den Stielen zupfen. Die Zitrone heiß waschen, trocken reiben, die Schale fein abreiben und den Saft auspressen. Avocado, Petersilie, Zitronensaft und -schale, Joghurt, Ahornsirup und 3 EL Wasser cremig pürieren. Mit Salz und Pfeffer abschmecken.

Die Eier pellen und vierteln. Den Spinat auf einer Platte anrichten. Möhren, Rote Bete und Eier darauf anrichten. Etwas Dressing darüberklecksen. Den Salat mit Sonnenblumenkernen bestreuen und mit dem übrigen Dressing servieren.

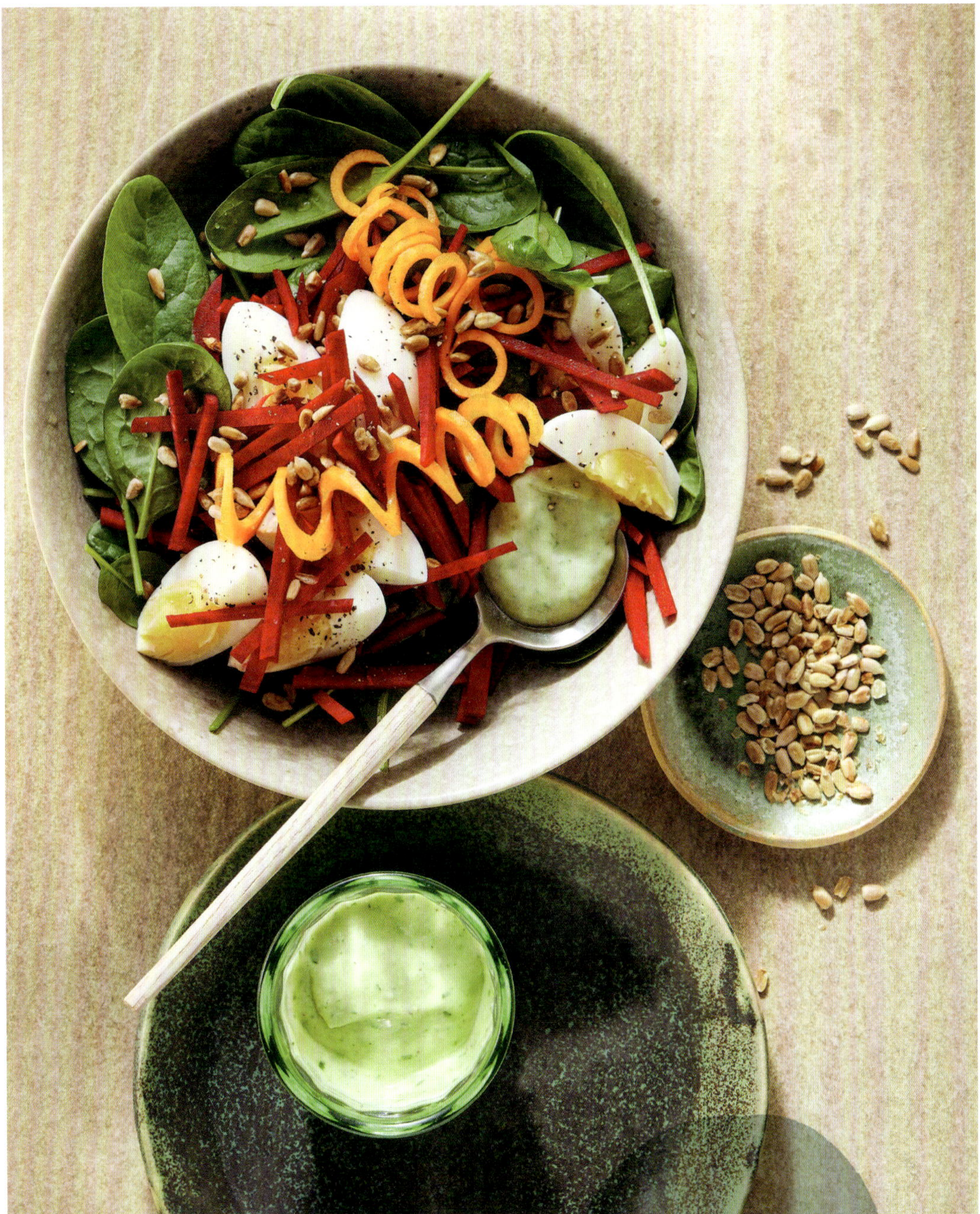

FÜR 2 PORTIONEN
Zubereitung: 50 Minuten
Pro Portion: ca. 520 kcal, 45 g EW, 12 g F, 51 g KH

- 500 g Kartoffeln (festkochend)
- 1 Knoblauchzehe
- 1 Bund gemischte Kräuter (z. B. Petersilie, Schnittlauch, Dill, Kerbel)
- 200 g griechischer Schafsjoghurt
- 1 TL mittelscharfer Senf
- 2 EL Apfelessig
- Salz
- Pfeffer
- 300 g Brokkoli
- 3 Frühlingszwiebeln
- 250 g geräuchertes Bio-Forellenfilet

Kartoffelsalat

mit Forelle und grünem Dressing

Die Kartoffeln gründlich unter fließendem Wasser abbürsten. In einen Topf mit Wasser geben, aufkochen und zugedeckt etwa 20 Minuten garen.

Inzwischen den Knoblauch schälen und vierteln. Die Kräuter waschen, trocken schütteln und die Blätter von den Stielen zupfen. Joghurt, Senf, Essig, Knoblauch, Kräuter, Salz und Pfeffer in einen hohen Rührbecher oder Mixer geben und pürieren. Mit Salz und Pfeffer abschmecken.

Den Brokkoli waschen, putzen und im Blitzhacker oder mit einem großen Messer klein hacken. Die Frühlingszwiebeln putzen, waschen und fein schneiden.

Die Kartoffeln abgießen, kalt abschrecken, pellen und in Scheiben schneiden. Mit dem Dressing in eine Schüssel geben und vorsichtig durchmischen. Den Brokkoli und die Frühlingszwiebeln unterheben. Die Forellenfilets in grobe Stücke zupfen und auf dem Salat anrichten. Den Salat sofort servieren oder bis zum Verzehr abgedeckt kalt stellen.

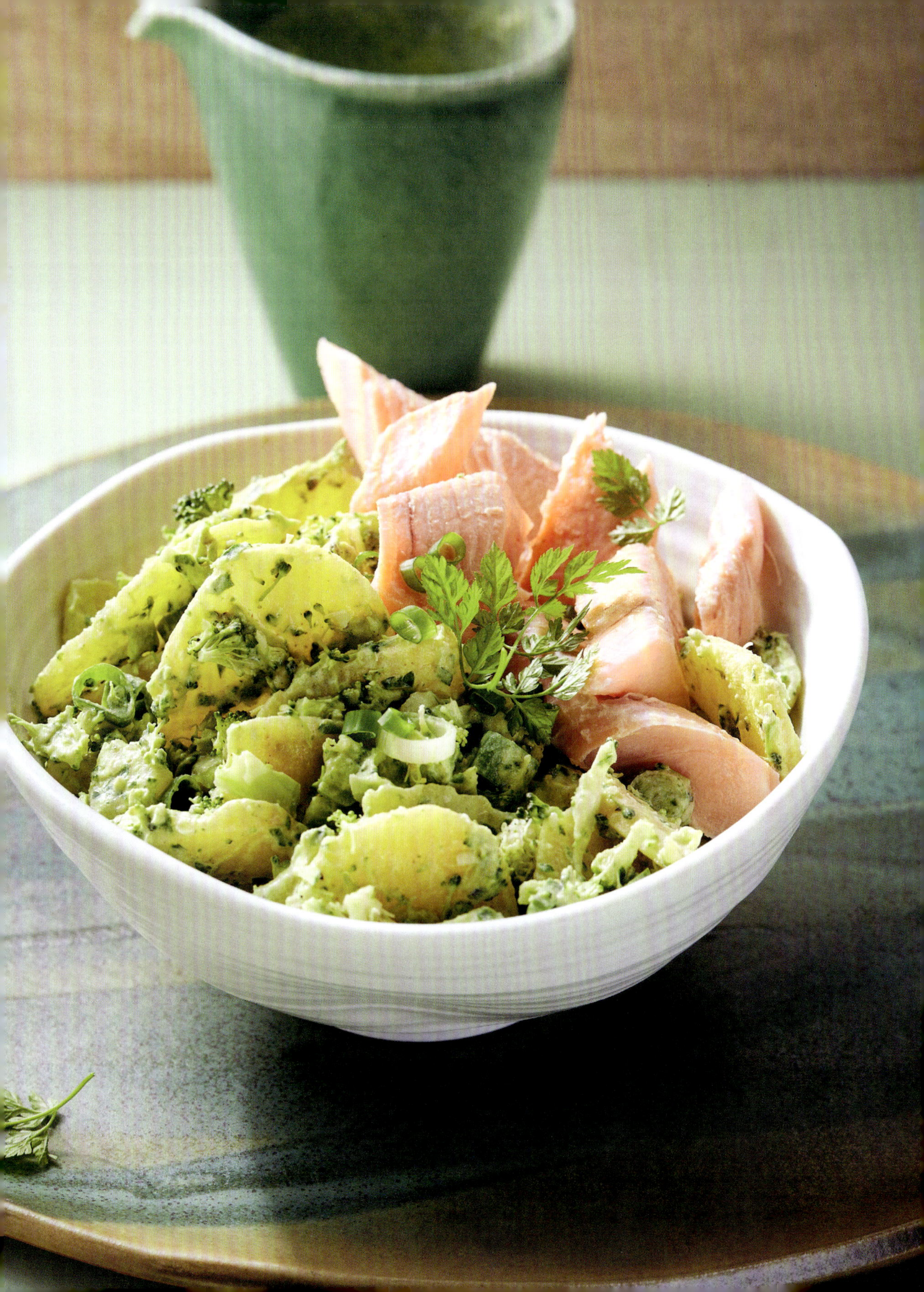

FÜR 2 PORTIONEN
Zubereitung: 30 Minuten
Pro Portion: ca. 660 kcal, 30 g EW, 34 g F, 57 g KH

- 400 g Kartoffeln
- 3 Frühlingszwiebeln
- 1 Möhre (ca. 125 g)
- 2 Stangen Staudensellerie
- 1 rote Paprikaschote
- 300 g Spitzkohl
- 2 EL Olivenöl
- 400 ml Gemüsebrühe
- Salz
- Pfeffer
- ¼ TL gemahlener Kreuzkümmel
- 1 Lorbeerblatt
- 200 ml passierte Tomaten
- 30 g Ajvar (Paprikapaste)
- 200 g Feta
- 2 EL gehackte Petersilie

Würzige Kohlsuppe

Die Kartoffeln schälen und in etwa 2 cm große Würfel schneiden. Die Frühlingszwiebeln putzen, waschen und klein schneiden. Die Möhre putzen, schälen, längs halbieren und in dünne Scheiben schneiden. Den Sellerie putzen, waschen und in dünne Scheiben schneiden. Den Paprika putzen, waschen und würfeln. Den Kohl waschen, putzen und in dünnen Streifen vom Strunk schneiden.

Das Öl in einem Topf erhitzen. Das Gemüse und die Kartoffeln darin unter Wenden 3 bis 4 Minuten andünsten. Die Gemüsebrühe angießen, mit Salz, Pfeffer und Kreuzkümmel würzen. Das Lorbeerblatt dazugeben, passierte Tomaten und Ajvar unterrühren und alles aufkochen. Bei mittlerer Hitze zugedeckt 15 bis 18 Minuten köcheln lassen, bis die Kartoffeln gar sind.

Den Eintopf mit Salz und Pfeffer abschmecken und in tiefen Tellern oder Schalen anrichten. Den Feta in groben Stücken darüberbröseln. Mit der Petersilie bestreuen und servieren.

Hormon-Tipp

Kohlgemüse wie Spitzkohl ist reich an Phytoöstrogenen, die eine natürliche Hormon-Balance unterstützen können. Das macht sie in den Wechseljahren besonders wertvoll.

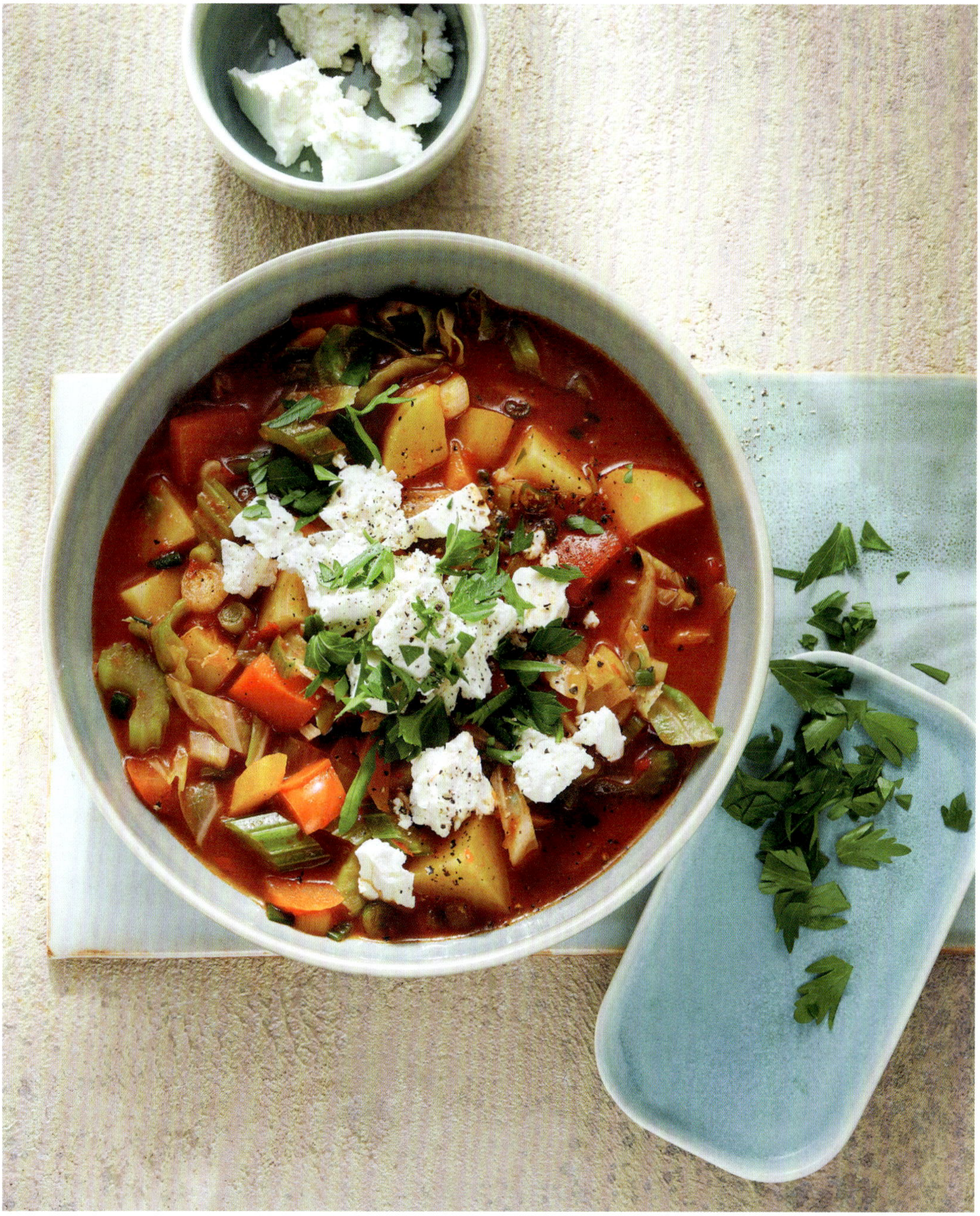

FÜR 2 PORTIONEN
Zubereitung: 35 Minuten
Pro Portion: ca. 635 kcal, 32 g EW, 36 g F, 46 g KH

1 kleine Zwiebel
1 Knoblauchzehe
1 rote Spitzpaprika
1 Fenchelknolle (ca. 300 g)
100 g Quinoa
2 EL Olivenöl
500 ml Gemüsebrühe
200 g Wildlachsfilet
3 EL grünes Pesto
Salz
Pfeffer

Fenchel-Lachs-Eintopf

mit grünem Pesto

Die Zwiebel und den Knoblauch schälen und klein würfeln. Die Paprika putzen, waschen und in Würfel schneiden. Den Fenchel waschen, putzen, längs halbieren und in dünne Streifen hobeln oder schneiden. Eventuell vorhandenes Fenchelgrün zur Seite legen. Die Quinoa in einem feinen Sieb gründlich kalt abbrausen und abtropfen lassen.

Das Öl in einem Topf erhitzen. Zwiebel, Knoblauch, Paprika und Fenchel darin unter Wenden etwa 5 Minuten andünsten. Die Gemüsebrühe angießen, die Quinoa dazugeben, alles aufkochen und zugedeckt etwa 10 Minuten köcheln lassen.

Inzwischen den Lachs in 2 bis 3 cm große Würfel schneiden, zum Eintopf geben und bei kleiner Hitze etwa 5 Minuten köcheln lassen, bis der Lachs gar ist. Den Eintopf mit Pesto, Salz und Pfeffer abschmecken. Mit Fenchelgrün bestreut anrichten und servieren.

Hormon-Tipp

Wildlachs enthält antientzündliche Omega-3-Fettsäuren, die auch die Stimmung und die Gehirnfunktion unterstützen. Sein hochwertiges Protein erhält die Muskelmasse und beugt Heißhunger vor, während Selen die Schilddrüsenfunktion fördert.

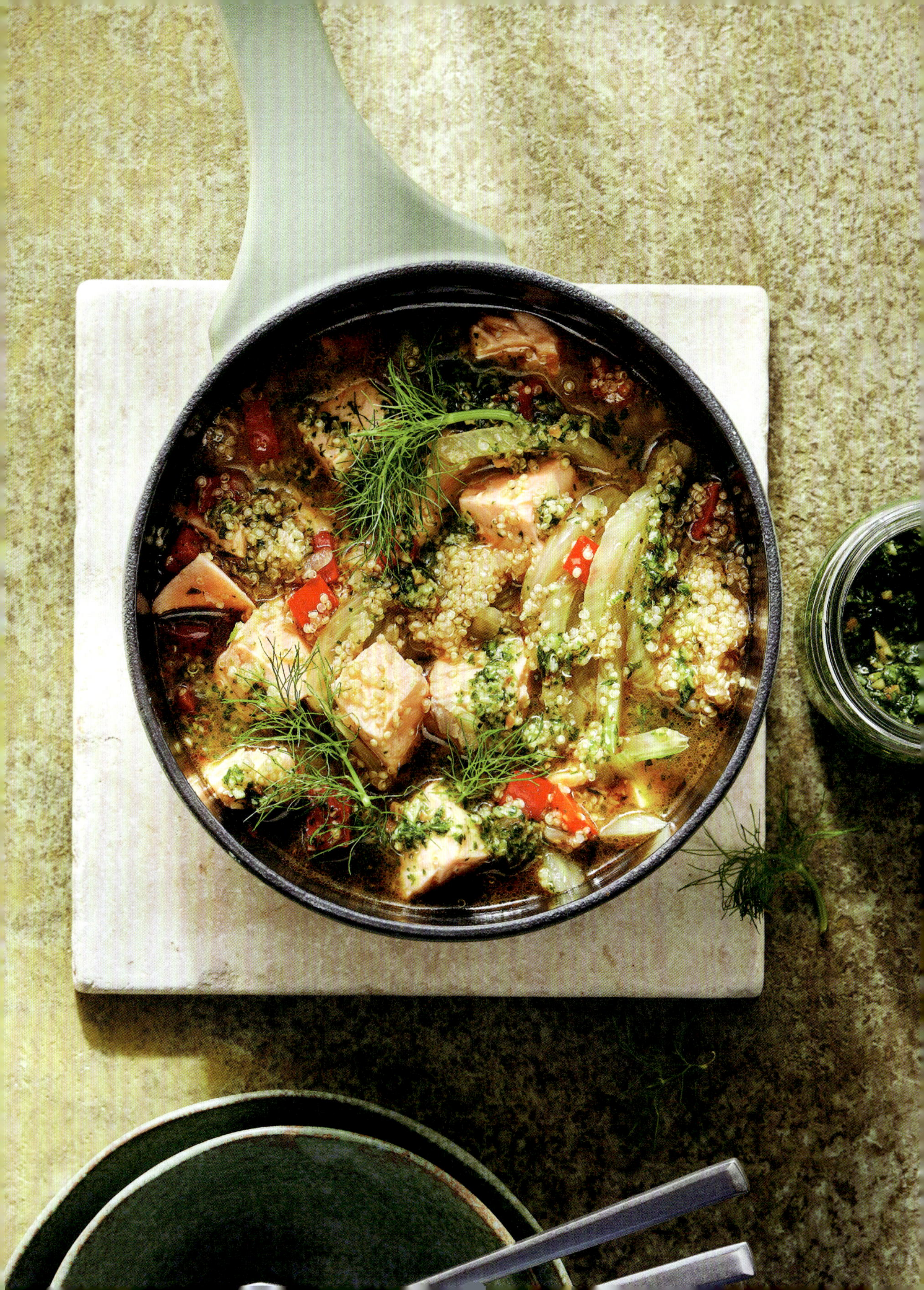

FÜR 2 PORTIONEN
Zubereitung: 25 Minuten
Pro Portion: ca. 480 kcal, 37 g EW, 27 g F, 22 g KH

- 1 Zwiebel
- 1 Knoblauchzehe
- 500 g Brokkoli (oder 450 g TK-Brokkoli)
- 1 Glas weiße Bohnen (260 g Abtropfgewicht)
- 5 Stiele Petersilie
- 1 EL Olivenöl
- 650 ml Gemüsebrühe
- Salz
- Pfeffer
- 2 EL Weißweinessig
- 2 frische Eier
- 100 g Ziegenfrischkäse
- 2–3 TL Zitronensaft
- 50 g geriebener Parmesan

Brokkolicremesuppe
mit pochiertem Ei

Die Zwiebel und den Knoblauch schälen und würfeln. Den Brokkoli waschen und in Röschen teilen. Den Stiel schälen und klein schneiden. Die Bohnen in ein Sieb abgießen, kalt abbrausen und abtropfen lassen. Die Petersilie waschen, trocken schütteln und die Blätter von den Stielen zupfen.

Das Öl in einem Topf erhitzen, die Zwiebel und den Knoblauch darin kurz andünsten. Den Brokkoli dazugeben (TK-Brokkoli gefroren verwenden). Die Brühe angießen, mit Salz und Pfeffer würzen, aufkochen und zugedeckt etwa 7 Minuten köcheln lassen. Bohnen und Petersilie dazugeben, weitere 3 bis 4 Minuten köcheln lassen.

Inzwischen reichlich Wasser mit Essig in einem weiten Topf zum Kochen bringen, die Hitze zurückschalten. Die Eier einzeln in eine Suppenkelle aufschlagen und vorsichtig ins siedende Wasser gleiten lassen. Das Eiweiß dabei etwas über das Eigelb ziehen. Etwa 4 Minuten pochieren. Mit einem Schaumlöffel herausheben und auf Küchenpapier abtropfen lassen.

Die Suppe vom Herd nehmen. Frischkäse und Zitronensaft dazugeben und fein pürieren. Die Suppe mit Salz und Pfeffer abschmecken und in Suppenschalen anrichten. Je 1 Ei auf die Suppe geben, mit Parmesan bestreuen und servieren.

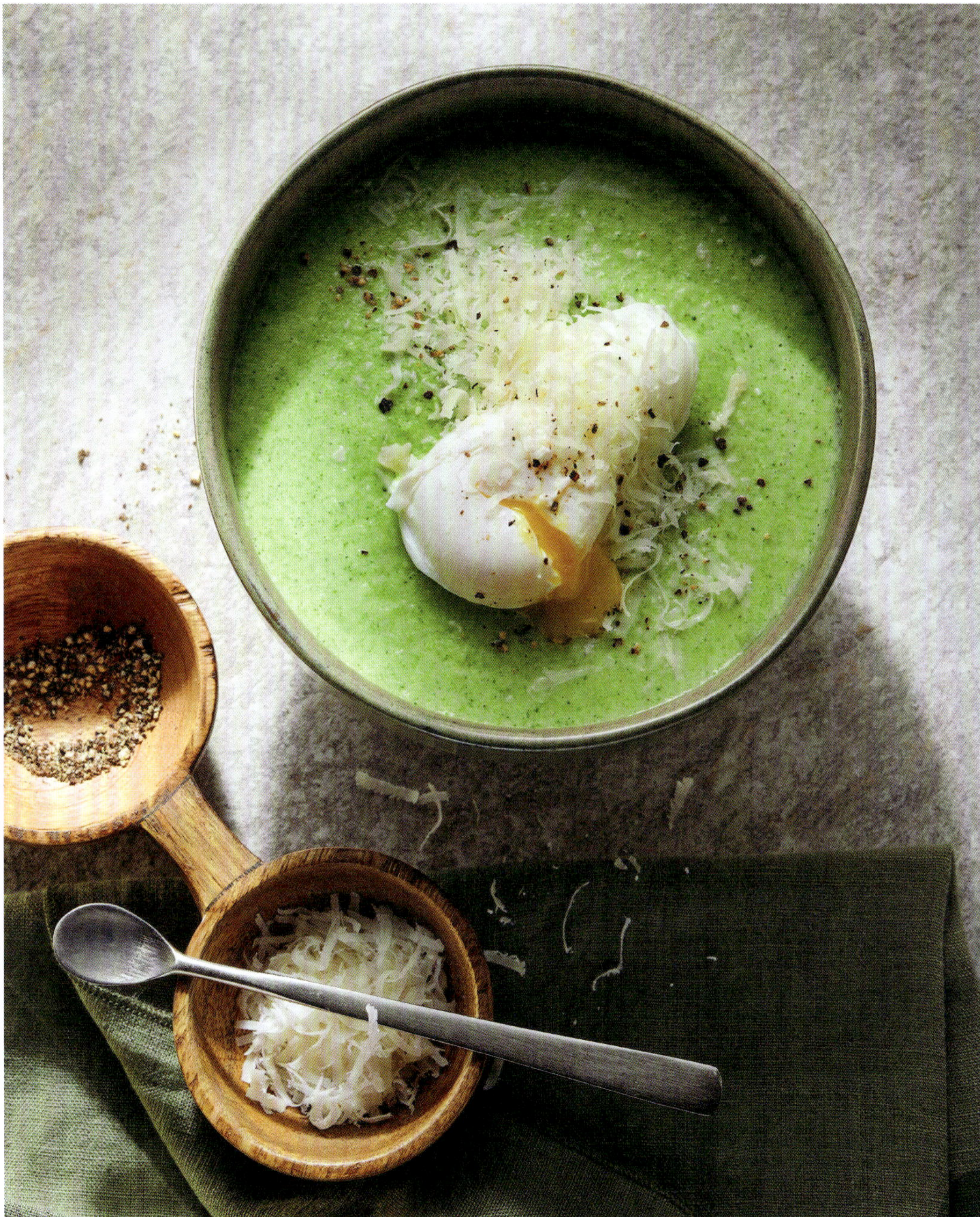

FÜR 2 PORTIONEN
Zubereitung: 25 Minuten
Pro Portion: ca. 445 kcal, 30 g EW, 28 g F, 17 g KH

1 rote Paprikaschote
1 kleine Zwiebel
1 Knoblauchzehe
1 EL Olivenöl
200 g Bio-Rinderhackfleisch
400 ml Gemüsebrühe
100 g Ziegenfrischkäse
100 g mildes Ajvar (Paprikapaste)
Salz
Pfeffer
2 EL gehackte Petersilie

Cremige Hack-Paprika-Suppe

Die Paprika putzen, waschen und würfeln. Die Zwiebel und den Knoblauch schälen und würfeln.

Das Öl in einem Topf erhitzen. Das Hackfleisch darin unter Wenden kräftig krümelig anbraten. Zwiebel, Knoblauch und Paprika dazugeben und alles unter Wenden etwa 3 Minuten andünsten. Die Gemüsebrühe angießen, alles aufkochen und etwa 15 Minuten köcheln lassen.

1 Kelle Brühe aus der Suppe nehmen und mit Ziegenfrischkäse und Ajvar in einem Mixer oder einem hohen Rührbecher pürieren. Unter Rühren zur Suppe gießen und alles etwa weitere 5 Minuten köcheln lassen.

Die Suppe mit Salz und Pfeffer abschmecken. Mit Petersilie bestreut anrichten und servieren. Nach Belieben pro Portion 1 Haferbrötchen (siehe Seite 120) oder 1 Scheibe glutenfreies Brot dazu reichen.

Vegetarische und vegane Variante

Für eine vegetarische Suppe statt des Hackfleischs 200 g Feta über die fertige Suppe bröseln. Für eine vegane Variante den Ziegenfrischkäse durch Hafersahne ersetzen. 200 g Tempeh klein würfeln, kräftig anbraten und am Ende auf die Suppe geben.

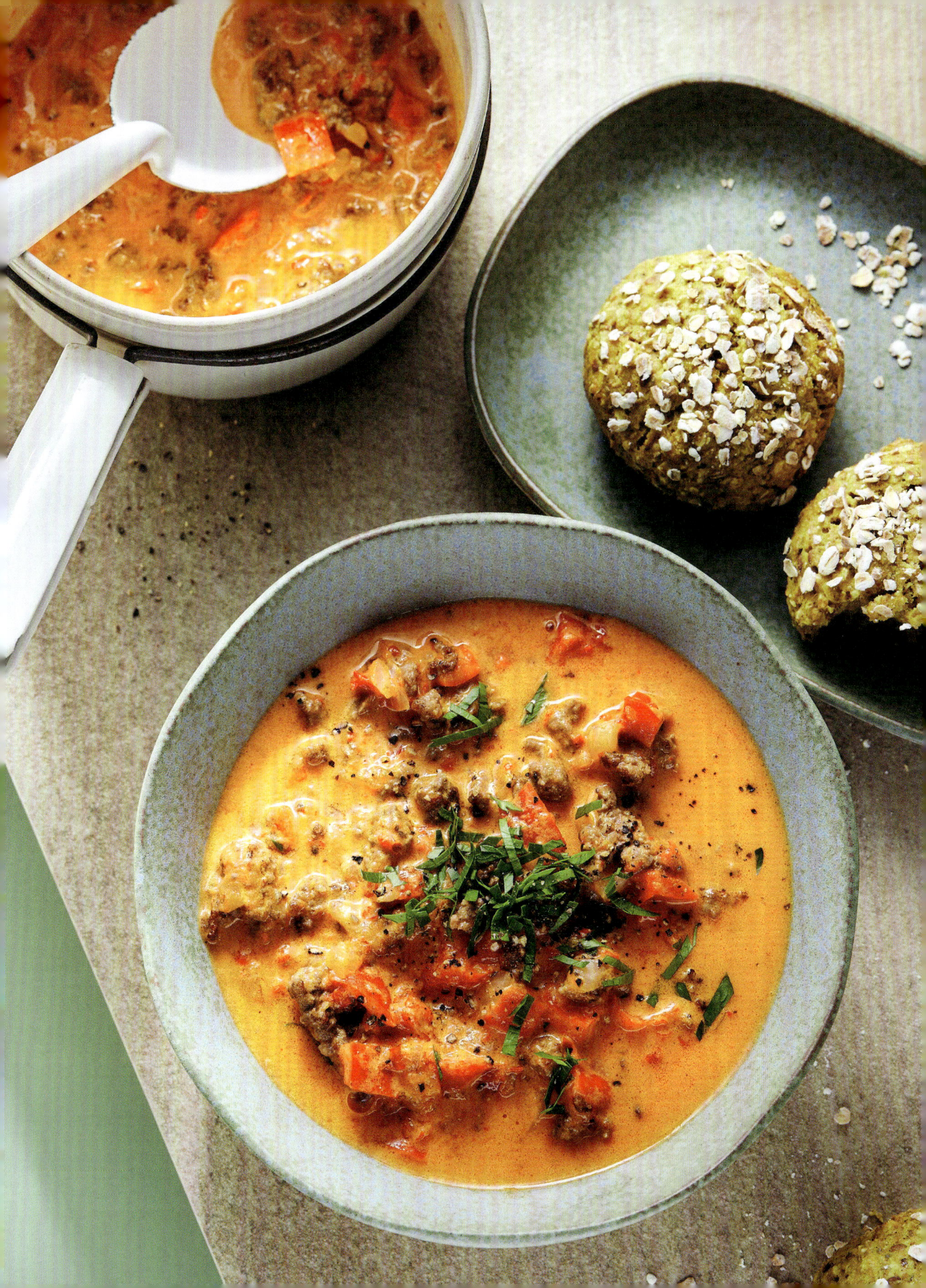

FÜR 2 PORTIONEN
Zubereitung: 30 Minuten
Pro Portion: ca. 780 kcal, 53 g EW, 28 g F, 76 g KH

- 1 kleine Zwiebel
- 1 Knoblauchzehe
- 1 Möhre (ca. 100 g)
- 150 g Knollensellerie
- 3 Stiele Salbei
- 1 EL Olivenöl
- 200 g Bio-Rinderhackfleisch
- Salz
- Pfeffer
- 2 EL Tomatenmark
- 1 TL getrockneter Oregano
- 2 EL geschrotete Leinsamen
- 1 Glas geschälte Tomaten (400 g)
- 1 TL helle Miso-Paste
- 200 g Linsennudeln (100 % Hülsenfruchtmehl)
- 2 EL geröstete Sonnenblumenkerne

Linsennudeln
mit Super-Bolo

Die Zwiebel und den Knoblauch schälen und fein würfeln. Die Möhre und den Sellerie putzen, schälen und grob raspeln. Den Salbei waschen, trocken schütteln, Blätter von den Stielen zupfen und fein hacken.

Das Öl in einer weiten Pfanne erhitzen. Das Hackfleisch darin unter Wenden kräftig krümelig anbraten, mit Salz und Pfeffer würzen. Zwiebel, Knoblauch, Möhre, Sellerie und Salbei dazugeben und unter Wenden etwa 5 Minuten anbraten. Tomatenmark, Oregano und Leinsamen einrühren, kurz anschwitzen. Tomaten, Miso-Paste und etwa 100 ml Wasser hinzufügen, aufkochen und etwa 10 Minuten köcheln lassen.

Inzwischen die Nudeln nach Packungsanweisung in Salzwasser garen. Die Sauce mit Salz und Pfeffer abschmecken. Die Nudeln abgießen, mit der Sauce anrichten und mit Sonnenblumenkernen bestreut servieren.

Hormon-Tipp

Die ätherischen Öle aus dem Salbei hemmen die Schweißproduktion auf natürliche Weise. Deshalb wird das Kraut schon seit Jahrhunderten als Hausmittel gegen Hitzewallungen eingesetzt.

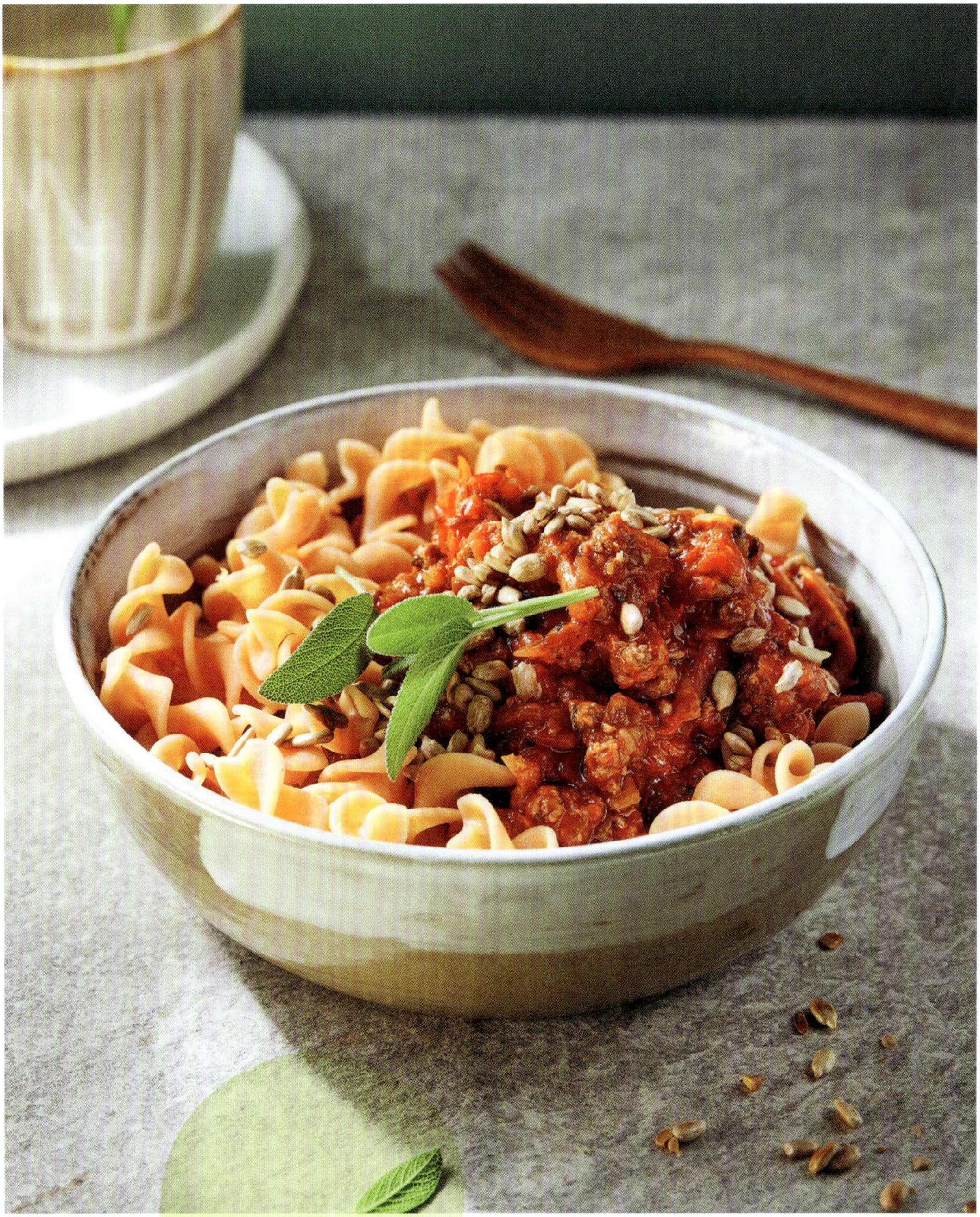

FÜR 2 PORTIONEN
Zubereitung: 35 Minuten
Pro Portion: ca. 705 kcal,
26 g EW, 47 g F, 44 g KH

100 g TK-Erbsen
1 Glas weiße Bohnen
(260 g Abtropfgewicht)
½ Bund Minze
50 g Linsenmehl
2 Msp. Backpulver
75 g Ziegenfrischkäse
¼ TL Kreuzkümmel
Salz
Pfeffer
1 EL + 5 TL Olivenöl
150 g Salat-Mix (Kühlregal)
1 rote Spitzpaprika
25 g Mandelkerne
½ Bio-Zitrone
1 TL Weißweinessig
1 Tropfen Ahornsirup
2 EL gehackte Petersilie

Erbsenbratlinge
mit Salat

Die Erbsen in einer Schüssel mit kochendem Wasser übergießen und 2 bis 3 Minuten ziehen lassen. Inzwischen die Bohnen in ein Sieb abgießen, kalt abspülen und sehr gut abtropfen lassen. Die Minze waschen, trocken schütteln, die Blättchen von den Stielen zupfen und grob hacken. Die Erbsen in ein Sieb abgießen und gut abtropfen lassen.

Erbsen, Bohnen, Minze, Linsenmehl, Backpulver, Ziegenfrischkäse, Kreuzkümmel, ½ TL Salz und etwas Pfeffer in einem Mixer oder in einem hohen Rührbecher pürieren. 1 EL Öl in einer beschichteten Pfanne erhitzen. Je 1 leicht gehäuften EL der Masse in die Pfanne geben, zu einem Bratling flach drücken und je Seite 3 bis 4 Minuten goldbraun braten.

Inzwischen den Salat waschen und trocken schleudern. Die Paprika putzen, waschen und klein würfeln. Die Mandeln in einer Pfanne ohne Fett rösten und grob hacken. Die Zitrone heiß waschen, trocken reiben und etwa 1 TL Schale fein abreiben. 1 EL Zitronensaft auspressen, mit Essig, Ahornsirup, Salz und Pfeffer verrühren. 5 TL Öl unterschlagen und die Zitronenschale unterrühren. Salat, Paprika, Mandeln und Petersilie in eine Schüssel geben, das Dressing untermischen. Die Erbsenbratlinge mit Salat servieren.

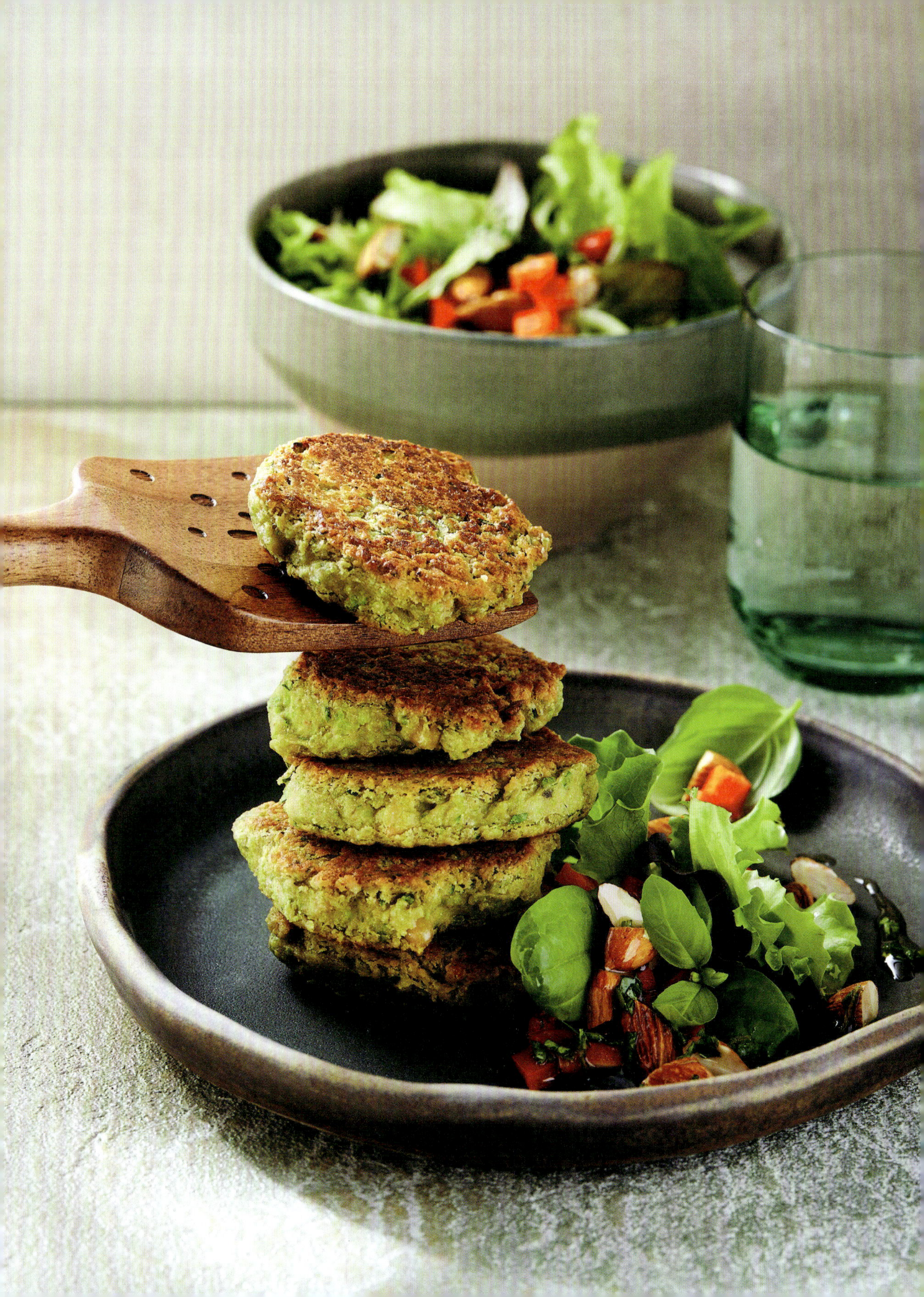

FÜR 2 PORTIONEN
Zubereitung: 55 Minuten
Pro Portion: ca. 725 kcal, 32 g EW, 37 g F, 66 g KH

1 kleine Zwiebel
1 Knoblauchzehe
1 EL Olivenöl
1 Glas geschälte Tomaten (400 g)
1 TL getrockneter Oregano
Salz
Pfeffer
1 Tropfen Ahornsirup

2 Zucchini (à ca. 300 g)
5 Stiele Basilikum
1 Kugel Büffel-Mozzarella (125 g)
500 ml Schafsmilch (oder ungesüßter Pflanzendrink)
1 Msp. geriebene Muskatnuss
100 g Polenta (Maisgrieß)
15 g Butter

Gefüllte Zucchini
mit Polenta

Den Backofen auf 200 °C (180 °C Umluft) vorheizen. Für die Tomatensauce die Zwiebel und den Knoblauch schälen und klein würfeln. Das Öl in einem Topf erhitzen. Die Zwiebel darin andünsten. Den Knoblauch dazugeben, kurz mitdünsten. Tomaten, Oregano, Salz, Pfeffer und Ahornsirup dazugeben, alles aufkochen und etwa 10 Minuten köcheln lassen.

Inzwischen die Zucchini waschen, trocken reiben und jeweils längs halbieren. Das Innere mit einem Teelöffel herauslösen, dabei rundherum einen schmalen Rand stehen lassen. Das Innere klein hacken. Das Basilikum waschen, trocken schütteln, die Blätter von den Stielen zupfen und fein hacken. Den Mozzarella abtropfen lassen und klein würfeln. Das Innere der Zucchini mit Basilikum und Mozzarella mischen, mit Salz und Pfeffer würzen. Die Zucchini innen salzen, die Füllung darin verteilen.

Die Sauce mit Salz und Pfeffer abschmecken und in eine flache Auflaufform gießen. Die gefüllten Zucchini in die Sauce setzen. Im heißen Ofen 25 bis 30 Minuten backen.

Währenddessen für die Polenta die Milch mit 450 ml Wasser in einen Topf geben, mit etwas Salz und Muskat würzen, aufkochen. Die Polenta unter Rühren einstreuen, alles aufkochen und bei sehr kleiner Hitze etwa 15 Minuten quellen lassen. Dabei regelmäßig umrühren. Die Polenta vom Herd nehmen, die Butter einrühren und zugedeckt etwa 5 Minuten ziehen lassen. Mit Salz abschmecken. Die gefüllten Zucchini mit der Polenta servieren.

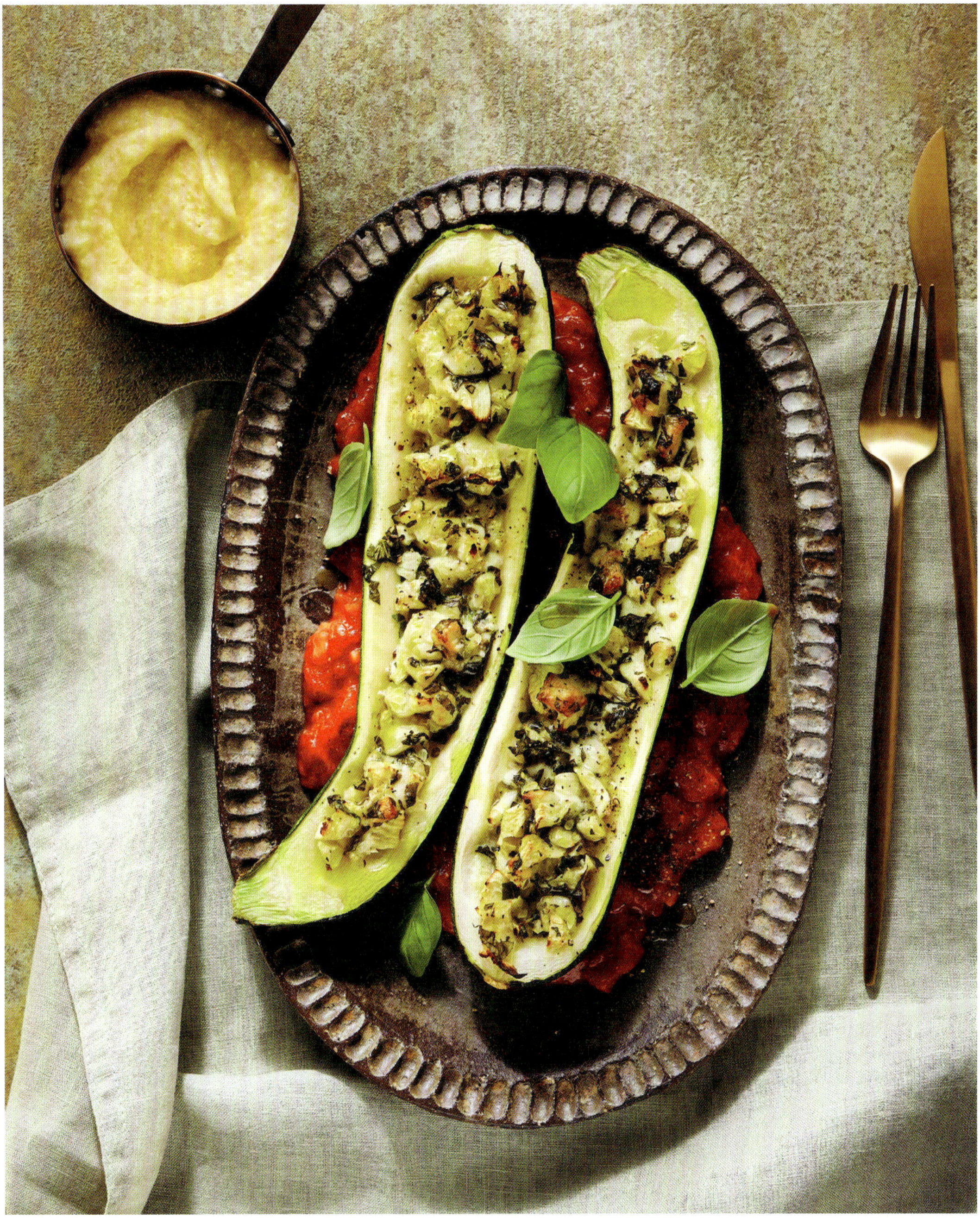

FÜR 2 PORTIONEN
Zubereitung: 35 Minuten
Pro Portion: ca. 665 kcal, 33 g EW, 36 g F, 50 g KH

- 100 g Vollkorn-Basmatireis
- Salz
- 1 Zwiebel
- 1 Knoblauchzehe
- 500 g Gemüse (z. B. Lauch, Aubergine, Blumenkohl, Chinakohl)
- 1 EL Öl
- 1 EL Massaman Thai-Currypaste
- 200 ml Gemüsebrühe
- 200 g Kokosmilch
- 250 g Bio-Garnelen (küchenfertig)
- Pfeffer
- 2–3 TL Limettensaft
- 2 EL gehackter Koriander

Buntes Gemüsecurry
mit Garnelen

Den Reis nach Packungsanweisung in Salzwasser garen.

Die Zwiebel und den Knoblauch schälen und klein würfeln. Das Gemüse waschen und je nach Sorte putzen und schälen. In mundgerechte Stücke schneiden.

1 EL Öl in einem weiten Topf erhitzen. Die Zwiebel und den Knoblauch darin kurz andünsten. Die Currypaste unterrühren, kurz anschwitzen. Das Gemüse dazugeben und unter Wenden etwa 5 Minuten anbraten. Die Gemüsebrühe und die Kokosmilch angießen, aufkochen und zugedeckt bei mittlerer Hitze etwa 10 Minuten köcheln lassen.

Währenddessen die Garnelen waschen und trocken tupfen. Zum Curry geben und alles bei kleiner Hitze ohne Deckel etwa 5 Minuten weitergaren. Das Curry mit Salz, Pfeffer und Limettensaft abschmecken. Das Curry mit dem Koriander bestreuen und mit dem Reis servieren.

Hormon-Tipp

Den Reis am besten schon am Vortag garen und abkühlen lassen. Dabei bildet sich resistente Stärke im Reis, die seine Blutzuckerwirkung verringert – auch wenn der Reis wieder aufgewärmt wird.

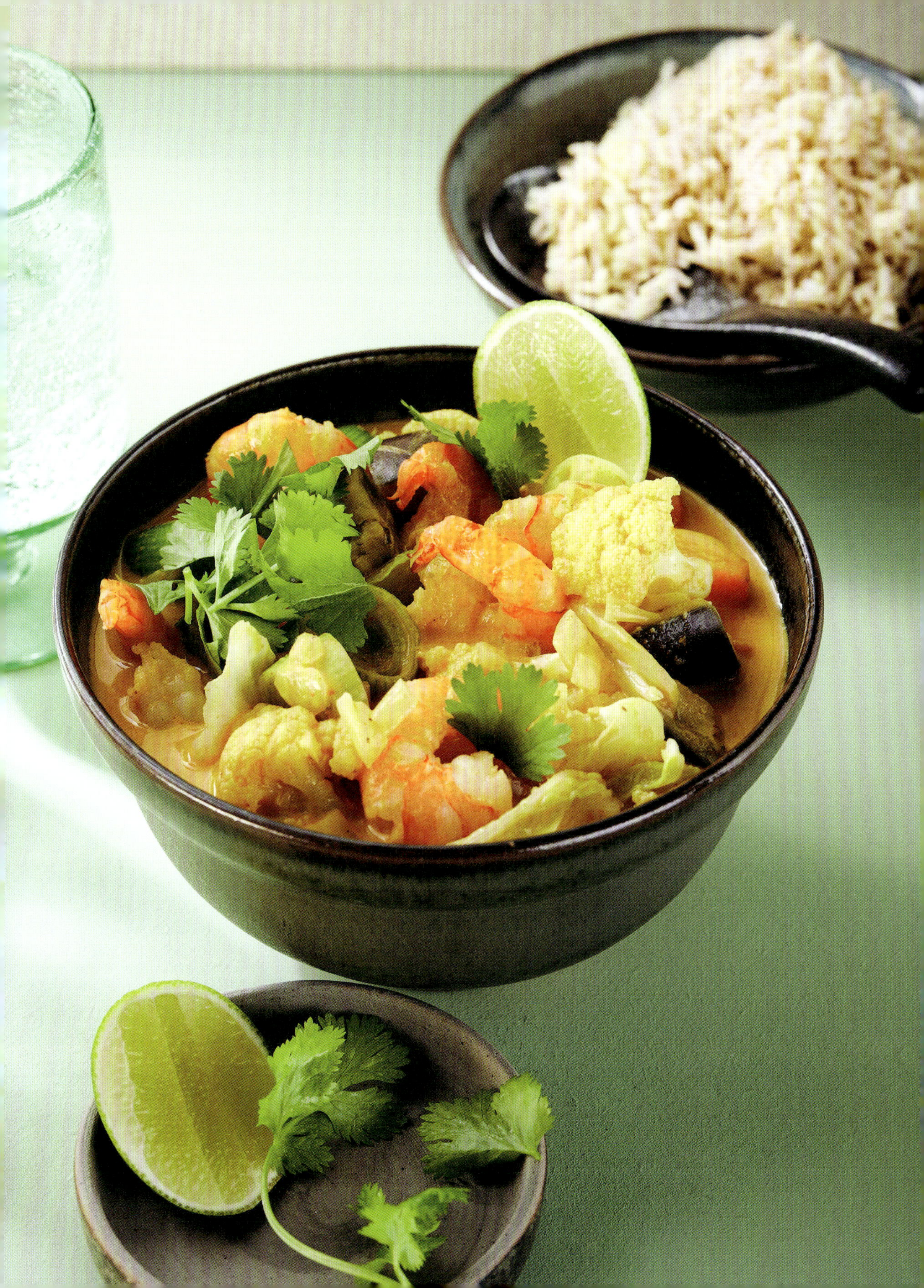

FÜR 2 PORTIONEN
Zubereitung: 40 Minuten
Pro Portion: ca. 665 kcal,
40 g EW, 29 g F, 53 g KH

1 kleiner Spitzkohl
1 TL geräuchertes Paprikapulver (alternativ Paprika edelsüß)
½ TL Ahornsirup
Salz
Pfeffer
150 g Puy-Linsen
¼ Salatgurke
1 kleine Knoblauchzehe
je 3 Stiele Petersilie und Minze
300 g griechischer Schafsjoghurt
25 g Pinienkerne
30 g Alfalfasprossen
2 EL Granatapfelkerne

Ofenspitzkohl
mit Linsen und Kräuterjoghurt

Den Backofen auf 200 °C (180 °C Umluft) vorheizen. Den Spitzkohl waschen, trocken tupfen und unschöne äußere Blätter entfernen. Den Kohl der Länge nach vierteln. Dabei darauf achten, dass die Stücke am Strunk zusammenhalten. Die Stücke mit dem Strunk nach oben auf ein mit Backpapier belegtes Backblech legen. Das Öl mit Paprikapulver, Ahornsirup, etwas Salz und Pfeffer verrühren. Den Kohl mit dem Öl beträufeln und im heißen Ofen etwa 30 Minuten backen, bis der Kohl gar und an den Rändern dunkel und knusprig ist.

Inzwischen die Linsen nach Packungsanweisung in Salzwasser garen. Die Gurke waschen, längs halbieren, die Kerne mit einem Teelöffel entfernen und das Fruchtfleisch grob raspeln. In einem Sieb abtropfen lassen. Den Knoblauch schälen und fein würfeln. Die Kräuter waschen, trocken schütteln, die Blätter von den Stielen zupfen und hacken. Joghurt mit Gurke, Knoblauch und Kräutern verrühren, mit Salz abschmecken. Die Pinienkerne in einer Pfanne ohne Fett rösten, bis sie duften, herausnehmen. Die Sprossen kalt abspülen, abtropfen lassen.

Den Spitzkohl mit den Linsen und dem Kräuterjoghurt anrichten. Mit Granatapfelkernen, Pinienkernen und Sprossen bestreuen und servieren.

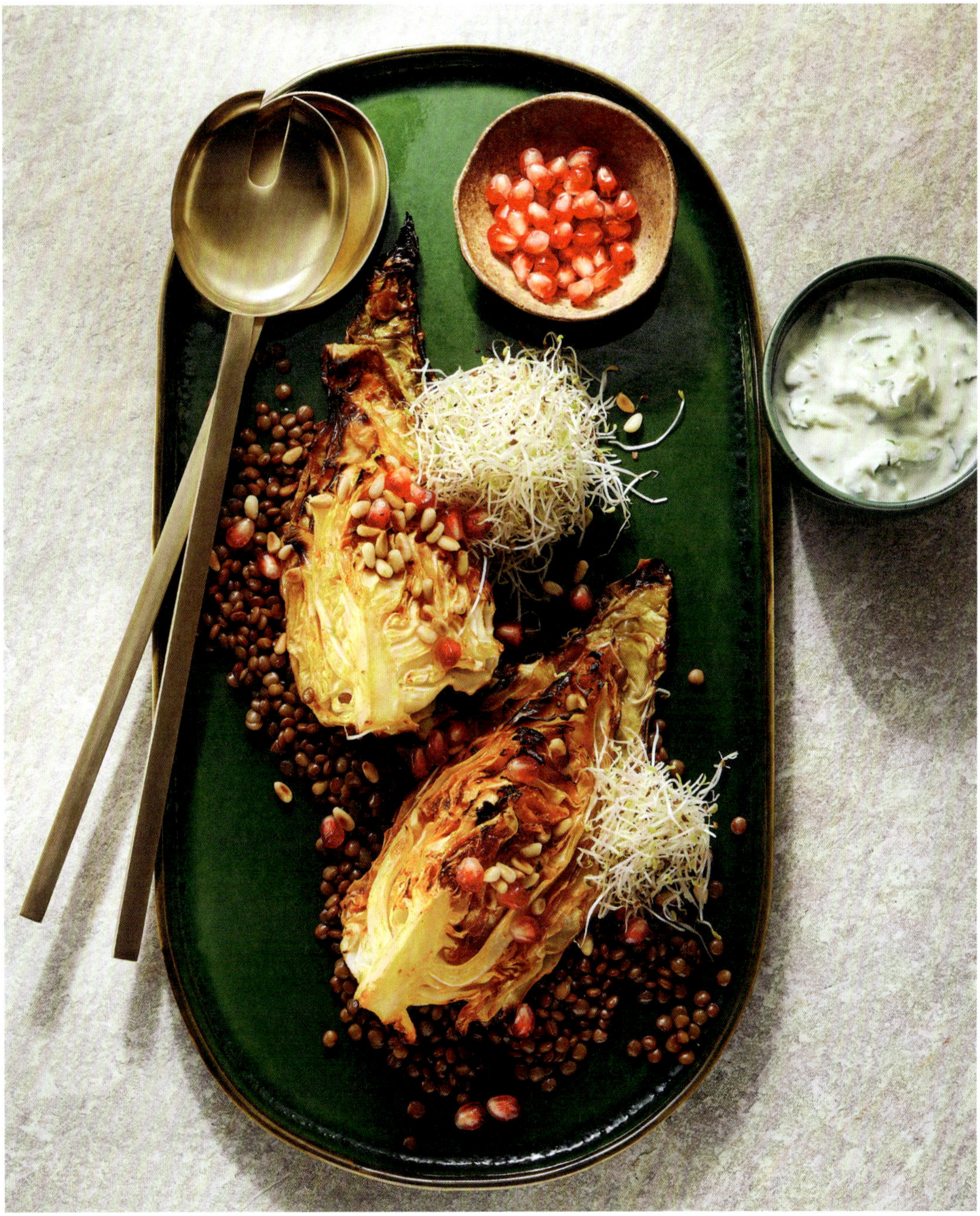

FÜR 2 PORTIONEN
Zubereitung: 30 Minuten
Einweichzeit: 12 Stunden
Pro Portion: cca. 785 kcal, 46 g EW, 49 g KH, 63 g KH

120 g Vollkorn-Basmatireis
Salz
½ TL Kurkumapulver
150 g TK-grüne-Bohnen
50 g Mungobohnensprossen
½ kleiner Spitzkohl (ca. 350 g)
1 Möhre
2 EL Rapsöl
200 g Bio-Hähnchenfilet
Pfeffer
ca. 25 g Sesamsamen
50 g ungesüßtes Erdnussmus
3 EL Kokosmilch
½ TL Ahornsirup
1-2 TL Limettensaft
1-2 TL Tamari
2 EL gehackter Koriander

Asia-Bowl
mit Sesamhähnchen

Am Vortag den Reis in einem Topf unter Wenden kurz andünsten. 300 ml Wasser, Salz und Kurkuma dazugeben, aufkochen und garen. Abkühlen lassen und abgedeckt über Nacht kühl stellen.

Am nächsten Tag die Bohnen in kochendem Salzwasser garen. Die Sprossen waschen und abtropfen lassen. Den Spitzkohl waschen, unschöne Außenblätter entfernen und in schmalen Streifen vom Strunk hobeln oder schneiden. Die Möhre putzen, schälen und grob raspeln.

1 EL Öl in einer beschichteten Pfanne erhitzen. Den Kohl darin unter Wenden 3 bis 4 Minuten kräftig anbraten, mit Salz würzen. Den Reis dazugeben und alles unter Wenden etwa 5 Minuten weiterbraten. Herausnehmen und warm halten.

Die Hähnchenfilets waschen, trocken tupfen und quer in dünne Scheiben schneiden. Salzen und pfeffern und in Sesam wälzen. 1 EL Öl in einer Pfanne erhitzen. Die Filets darin bei nicht zu großer Hitze pro Seite 4 bis 5 Minuten goldbraun braten.

Für die Sauce Erdnussmus, Kokosmilch, Ahornsirup, Limettensaft, Tamari und 4 EL Wasser in einem leistungsstarken Mixer cremig pürieren. Mit Salz abschmecken.

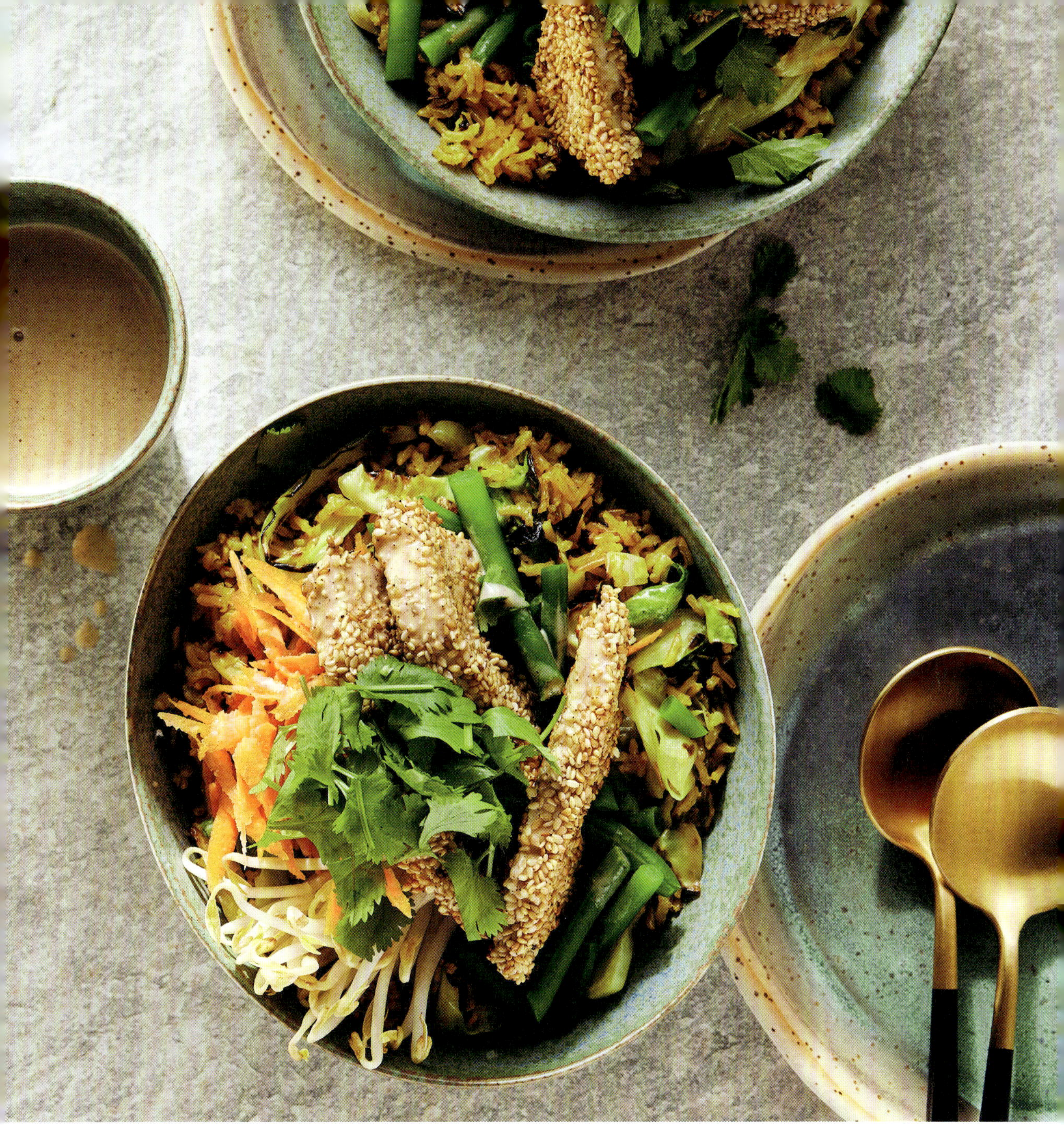

Die Reismischung auf zwei Schalen verteilen. Die Bohnen in ein Sieb abgießen, kalt abschrecken und gut abtropfen lassen. Bohnen, Möhrenraspel, Sprossen und Sesamhähnchen auf dem Reis verteilen. Einen Klecks Sauce daraufgeben. Mit Koriander bestreuen. Servieren und die übrige Sauce extra dazu reichen.

FÜR 2 PORTIONEN
Zubereitung: 55 Minuten
Pro Portion: ca. 720 kcal, 34 g EW, 31 g F, 78 g KH

- 500 g Süßkartoffeln
- 300 g Brokkoli
- 1 Glas geschälte Tomaten (400 g)
- 100 g Ziegenfrischkäse
- 150 ml Schafs- oder Ziegenmilch (oder ungesüßter Pflanzendrink)
- Salz
- Pfeffer
- 2 EL gehackte Petersilie
- 100 g Feta
- 30 g Walnusskerne
- Fett für die Form

Süßkartoffelgratin mit Feta

Den Backofen auf 180 °C (160 °C Umluft) vorheizen. Die Süßkartoffeln schälen, längs halbieren und in 2 bis 3 cm große Würfel schneiden. Den Brokkoli putzen, waschen und in sehr kleine Röschen teilen. Den Stiel schälen und in dünne Scheiben schneiden. In einer gefetteten flachen Auflaufform verteilen.

Die Tomaten mit dem Frischkäse und der Milch pürieren. Mit Salz und Pfeffer kräftig abschmecken. Die Petersilie unterrühren. Die Sauce über das Gemüse in der Form gießen. Den Feta darüberbröseln und im heißen Ofen etwa 30 Minuten backen.

Inzwischen die Nüsse grob hacken. Den Auflauf aus dem Ofen nehmen, mit den Nüssen bestreuen und etwa 10 Minuten weiterbacken. Sofort servieren.

Variante

Das Gratin schmeckt auch mit anderen Gemüsesorten wie z. B. Blumenkohl, Fenchel, Aubergine oder Zucchini. Einfach nach Saison und Geschmack Süßkartoffeln und/oder Brokkoli austauschen.

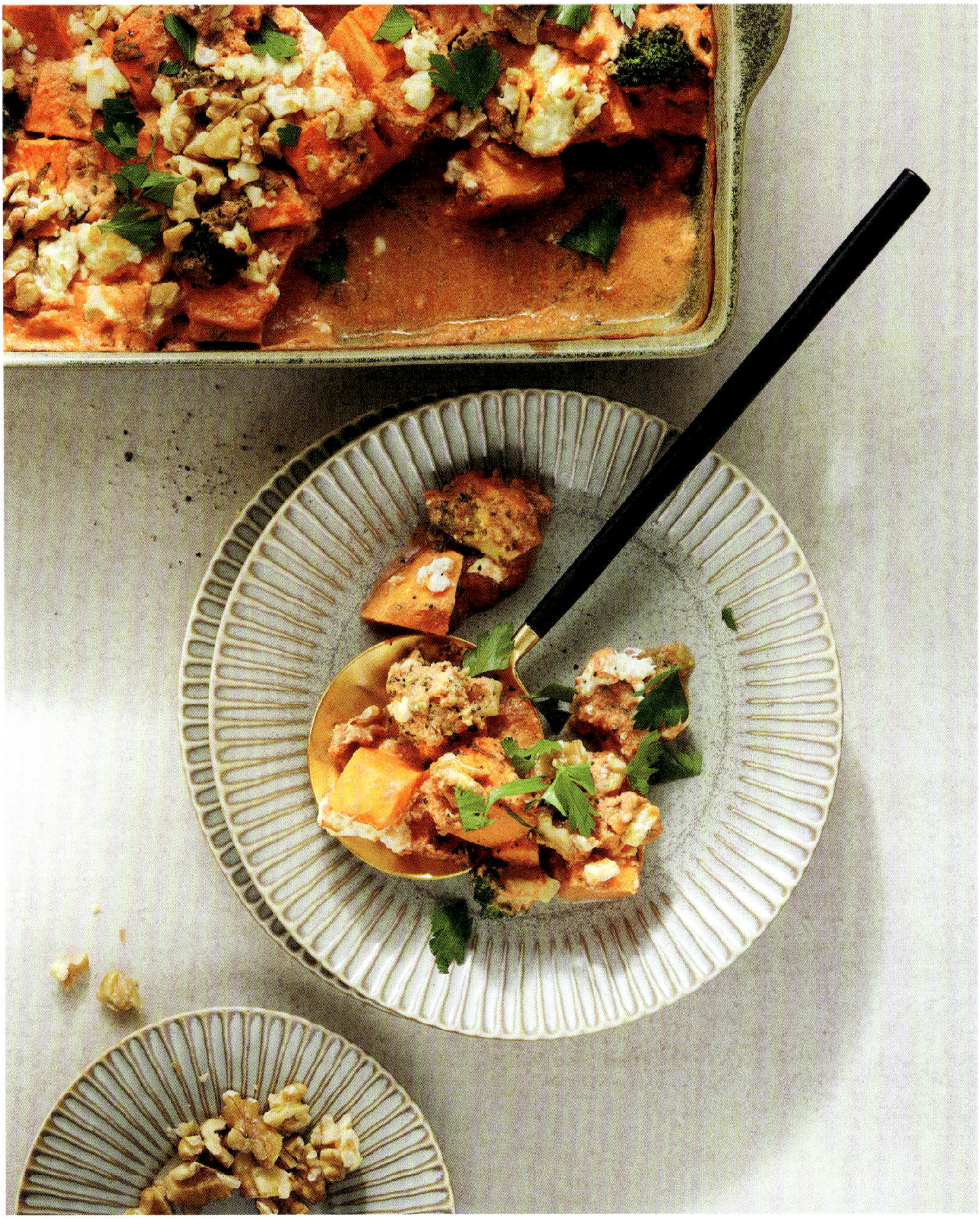

FÜR 2 PORTIONEN
Zubereitung: 1 Stunde 15 Minuten
Einweichzeit: mind. 4 Stunden
Pro Portion: ca. 735 kcal,
43 g EW, 33 g F, 66 g KH

100 g Cashewkerne
1 Knoblauchzehe
500 g vorwiegend festkochende Kartoffeln
1 Möhre (ca. 150 g)
1 Stange Lauch
250 g Lachsfilet
Salz
Pfeffer
geriebene Muskatnuss
3-4 Stiele Thymian
je 1 TL Kürbiskerne, Sonnenblumenkerne und Leinsamen
Fett für die Form

Kerniger Kartoffel-Lachs-Auflauf

Für die Cashewsahne die Cashewkerne in einer kleinen Schüssel mit 375 ml Wasser bedecken. Mindestens 4 Stunden, am besten über Nacht abgedeckt einweichen lassen. Die Cashewkerne mit dem Wasser in einem leistungsstarken Mixer sehr fein pürieren.

Den Backofen auf 200 °C (180 °C Umluft) vorheizen. Eine flache Auflaufform mit Deckel einfetten. Den Knoblauch schälen, halbieren und die Form damit kräftig ausreiben. Die Kartoffeln schälen, waschen und in dünne Scheiben hobeln oder schneiden. Die Möhre putzen, schälen und ebenfalls in dünne Scheiben hobeln oder schneiden. Den Lauch putzen, waschen und in dünne Ringe schneiden. Den Lachs trocken tupfen und in etwa 3 cm große Würfel schneiden.

Kartoffeln, Gemüse und Lachs in der Auflaufform verteilen. Die Cashewsahne mit Salz, Pfeffer und Muskat kräftig abschmecken und gleichmäßig über den Auflauf gießen. Den Thymian waschen, trocken schütteln, die Blättchen von den Stielen streifen und mit Kürbis- und Sonnenblumenkernen und Leinsamen mischen. Auf dem Auflauf verteilen. Die Form zudecken. Den Auflauf im heißen Ofen 30 Minuten backen. Den Deckel abnehmen und weitere 15 bis 20 Minuten backen. Sofort servieren.

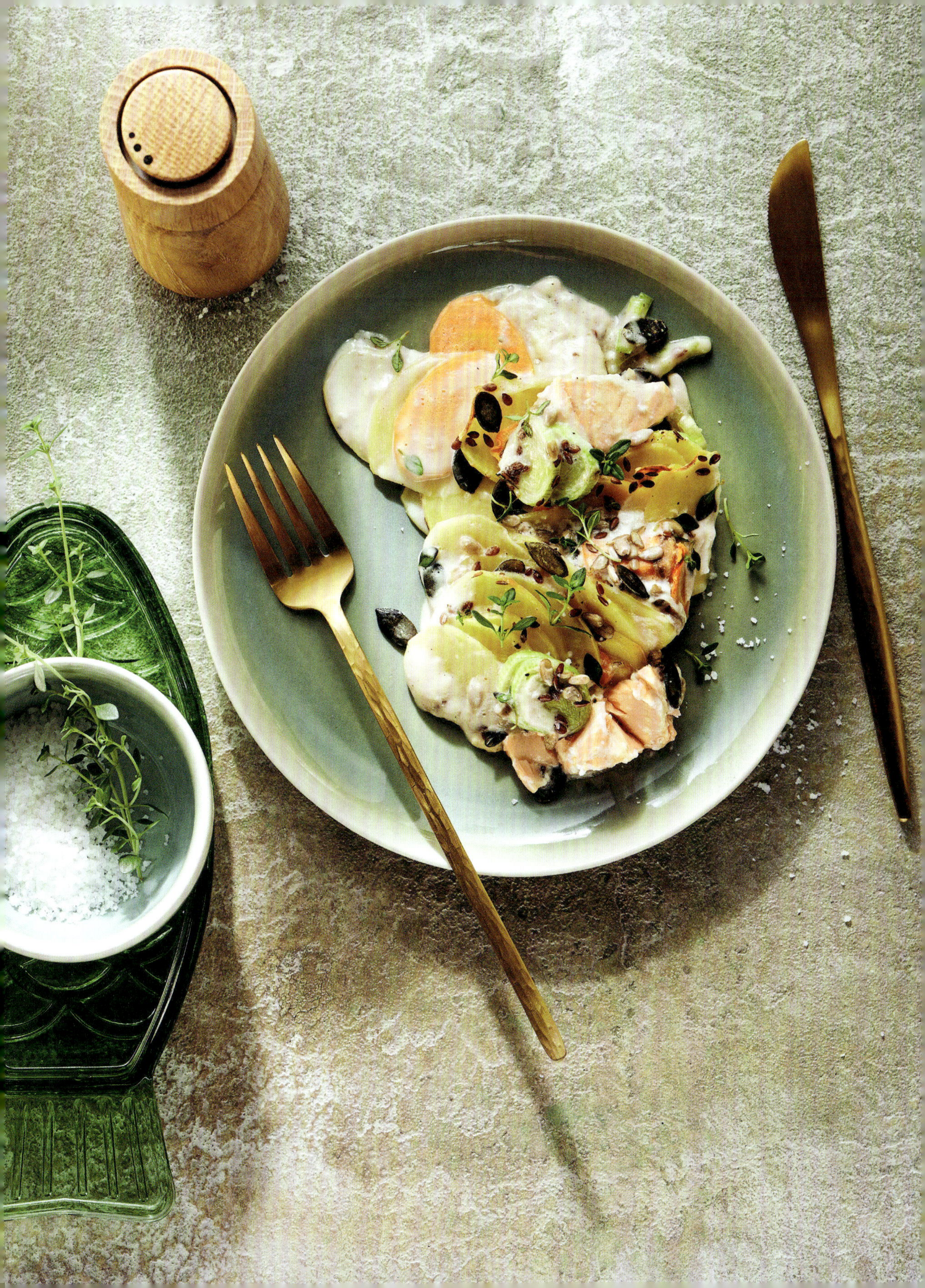

FÜR CA. 16 STÜCK
Zubereitung: 50 Minuten
Pro Stück: ca. 225 kcal, 5 g EW, 17 g F, 14 g KH

- 100 g entsteinte Medjool-Datteln
- 150 g Zartbitterschokolade
- 125 g Bio-Weidebutter
- 1 Glas weiße Bohnen (260 g Abtropfgewicht)
- 50 g gemahlene Haselnusskerne
- 2 EL Rohkakaopulver
- ½ TL Weinstein-Backpulver
- 3 Eier (Größe M)
- 50 g Kokosblütenzucker
- Salz
- 100 g gehackte Haselnusskerne
- Fett für die Form

Saftige Schokoladen-Brownies

Die Datteln mit heißem Wasser übergießen und mindestens 1 Stunde ziehen lassen.

Den Backofen auf 175 °C (150 °C Umluft) vorheizen. Eine quadratische Springform (24 x 24 cm) einfetten. Die Schokolade grob hacken und mit der Butter bei kleiner Hitze schmelzen. Vom Herd nehmen und etwas abkühlen lassen. Die Datteln abgießen. Die Bohnen in ein Sieb abgießen, kalt abspülen und gut abtropfen lassen. Beides zusammen in einem hohen Rührbecher oder einem Mixer fein pürieren. Nüsse, Kakao und Backpulver verrühren.

Die Eier mit dem Kokosblütenzucker und einer Prise Salz mit den Schneebesen des Handrührgerätes in etwa 5 Minuten hell-cremig aufschlagen. Die Schoko-Butter-Mischung langsam einlaufen lassen und dabei ständig weiterrühren. Erst die Dattel-Bohnen-Mischung, dann die Nussmischung dazugeben und unterrühren. Am Ende die gehackten Nüsse unterheben.

Den Teig in die Form füllen und im heißen Ofen 30 bis 40 Minuten backen. Vor dem Servieren die Brownies in der Form auf einem Kuchengitter auskühlen lassen. Dabei wird die Masse noch etwas fester.

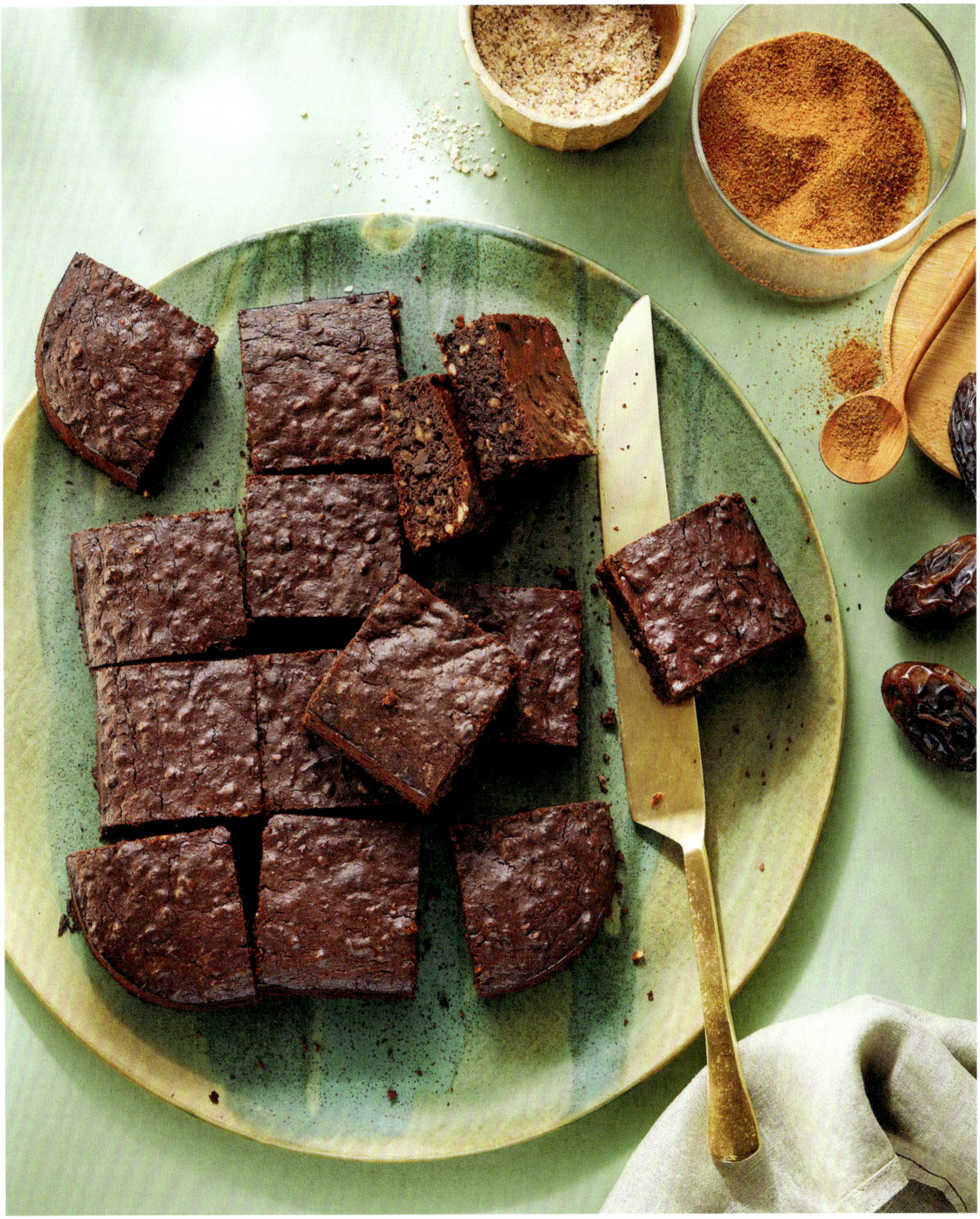

FÜR CA. 20 STÜCK
Zubereitung: 15 Minuten
Pro Portion: ca. 65 kcal, 2 g EW, 3 g F, 8 g KH

- 50 g Haferflocken
- 75 g Cashewkerne
- 150 g getrocknete Soft-Feigen
- 2 TL geschälte Hanfsamen
- 4 EL Zitronensaft
- 1 TL natürlicher Vanilleextrakt
- 2 EL ungesüßtes Cashewmus
- ca. 2 EL ungesüßtes Rohkakaopulver

Kakao-Hafer-Bällchen
mit Cashewkernen

Die Haferflocken und die Cashewkerne im Mixer zu einer Paste verrühren.

Die Feigen grob hacken und mit Hanfsamen, Zitronensaft, Vanille, Cashewmus und 1 bis 2 EL Wasser im Mixer zu einer Paste verrühren.

Aus der Paste mit angefeuchteten Händen etwa 20 walnussgroße Kugeln rollen. Den Kakao auf einen flachen Teller geben. Die Kugeln darin wälzen. In einer gut schließenden Dose kühl stellen.

Tipp

Die Haferflockenbällchen sind gut verpackt im Kühlschrank mindestens 1 Woche haltbar, eingefroren etwa 3 Monate.
Du kannst die Bällchen auch mal mit Walnüssen oder Mandeln (statt Cashewkernen), getrockneten Aprikosen oder Sauerkirschen (statt Feigen), geschroteten Leinsamen (statt Hanfsamen) und Mandel- oder Nussmus (statt Cashewmus) zubereiten. So schmecken sie immer wieder anders!

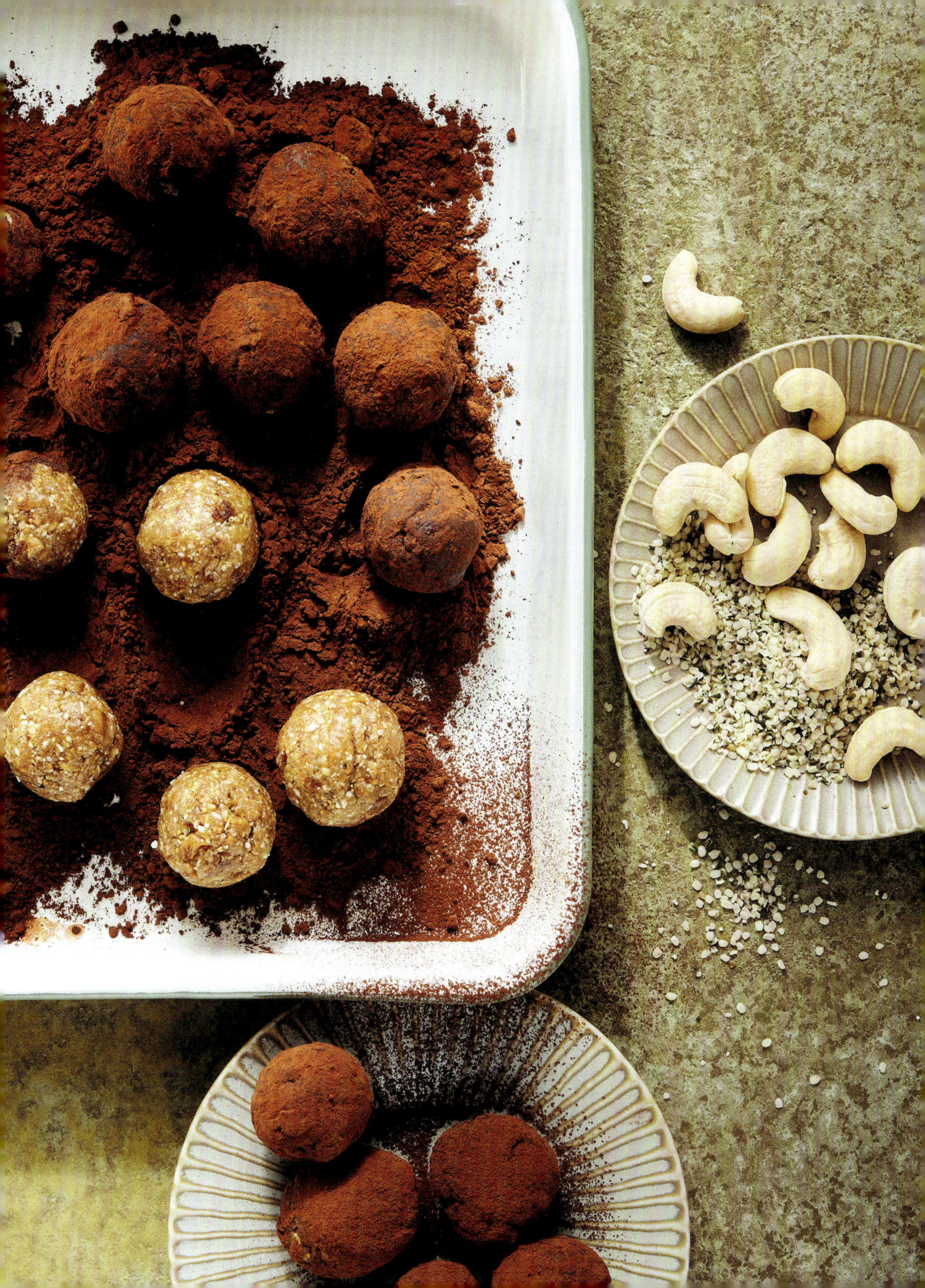

FÜR 2 PORTIONEN
Zubereitung: 15 Minuten
Pro Portion: ca. 220 kcal, 11 g EW, 14 g F, 12 g KH

- 250 g Wassermelonen-Fruchtfleisch
- 100 g Feta
- 2 Stiele Minze
- 1 EL Zitronensaft
- 1 TL Olivenöl
- Salz
- Pfeffer
- 1 EL geröstete Kürbiskerne

Wassermelonen-Feta-Salat
mit Minze

Die Melone und den Feta in Würfel schneiden. Die Minze waschen, trocken schütteln, die Blätter von den Stielen zupfen und fein hacken. Alles in einer Schüssel mischen.

Den Zitronensaft mit Öl, Salz und Pfeffer verquirlen. Über den Salat geben und alles vorsichtig mischen. Mit Kürbiskernen bestreuen und servieren.

Hormon-Tipp

Wassermelone und Minze haben einen kühlenden Effekt auf den Körper. Das tut gut bei Hitzewallungen oder wenn du an heißen Tagen einfach eine kleine Erfrischung brauchst.

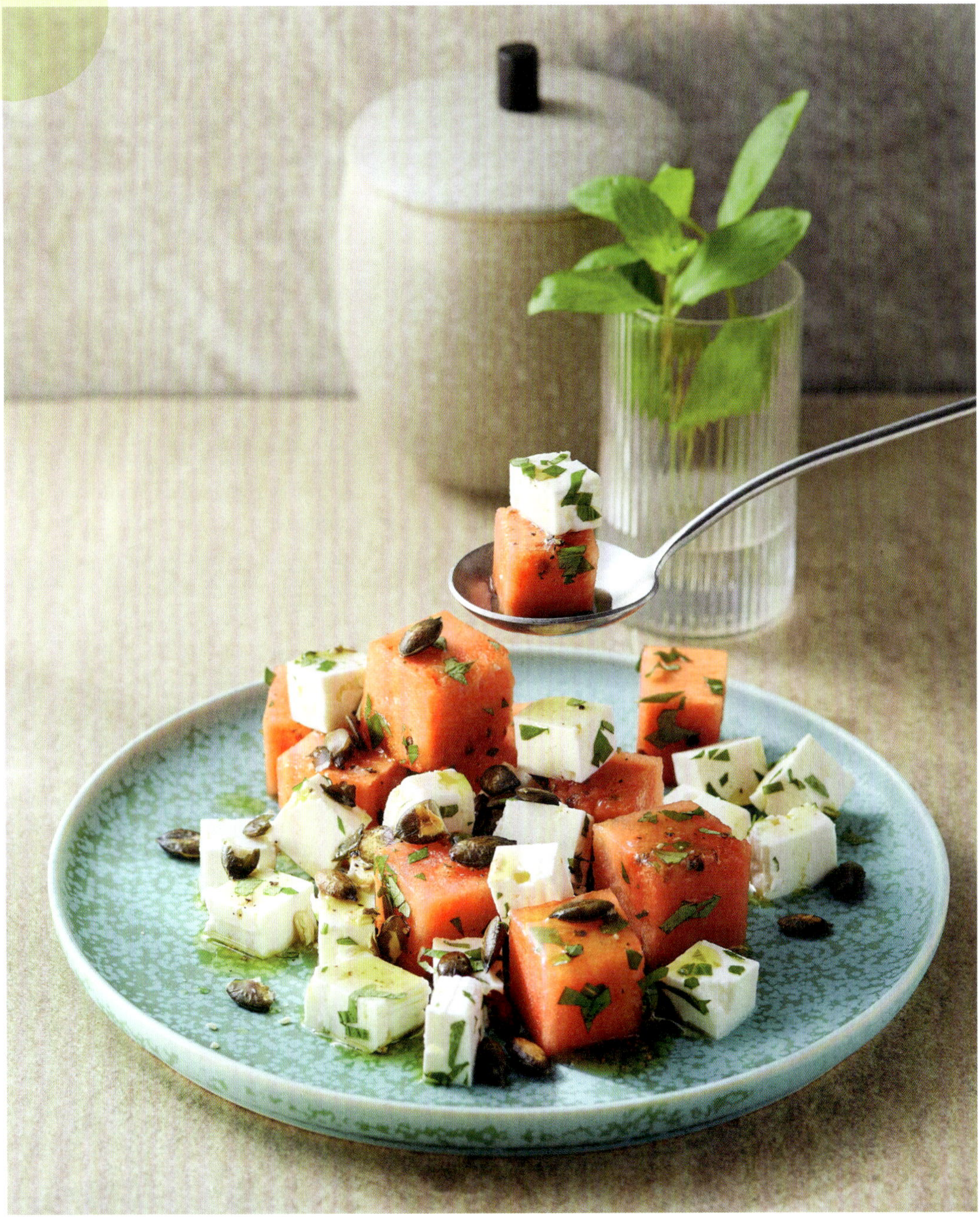

FÜR 2 PORTIONEN
Zubereitung: 15 Minuten
Pro Portion: ca. 220 kcal,
8 g EW, 12 g F, 16 g KH

- 1 Pink Grapefruit
- 150 g griechischer Schafsjoghurt
- je 1 TL Saft und Schale von einer Bio-Zitrone
- ½ TL Ahornsirup
- 2 EL geröstete Mandelstifte

Grapefruitjoghurt
mit Mandeln

Die Grapefruit schälen und dabei auch die weiße Haut entfernen. Die Filets zwischen den Trennhäuten herausschneiden, den austretenden Saft dabei auffangen und die Trennhäute ausdrücken.

Den Joghurt mit dem aufgefangenen Grapefruitsaft, Zitronensaft und -schale und dem Ahornsirup glatt rühren. Die Grapefruitfilets und den Joghurt auf 2 Tellern anrichten. Mit Mandelstiften bestreuen und servieren.

Hormon-Tipp

Die Bitterstoffe aus der Grapefruit wirken anregend auf den Stoffwechsel und die Verdauung – das wirkt einem trägen Darm in den Wechseljahren entgegen.

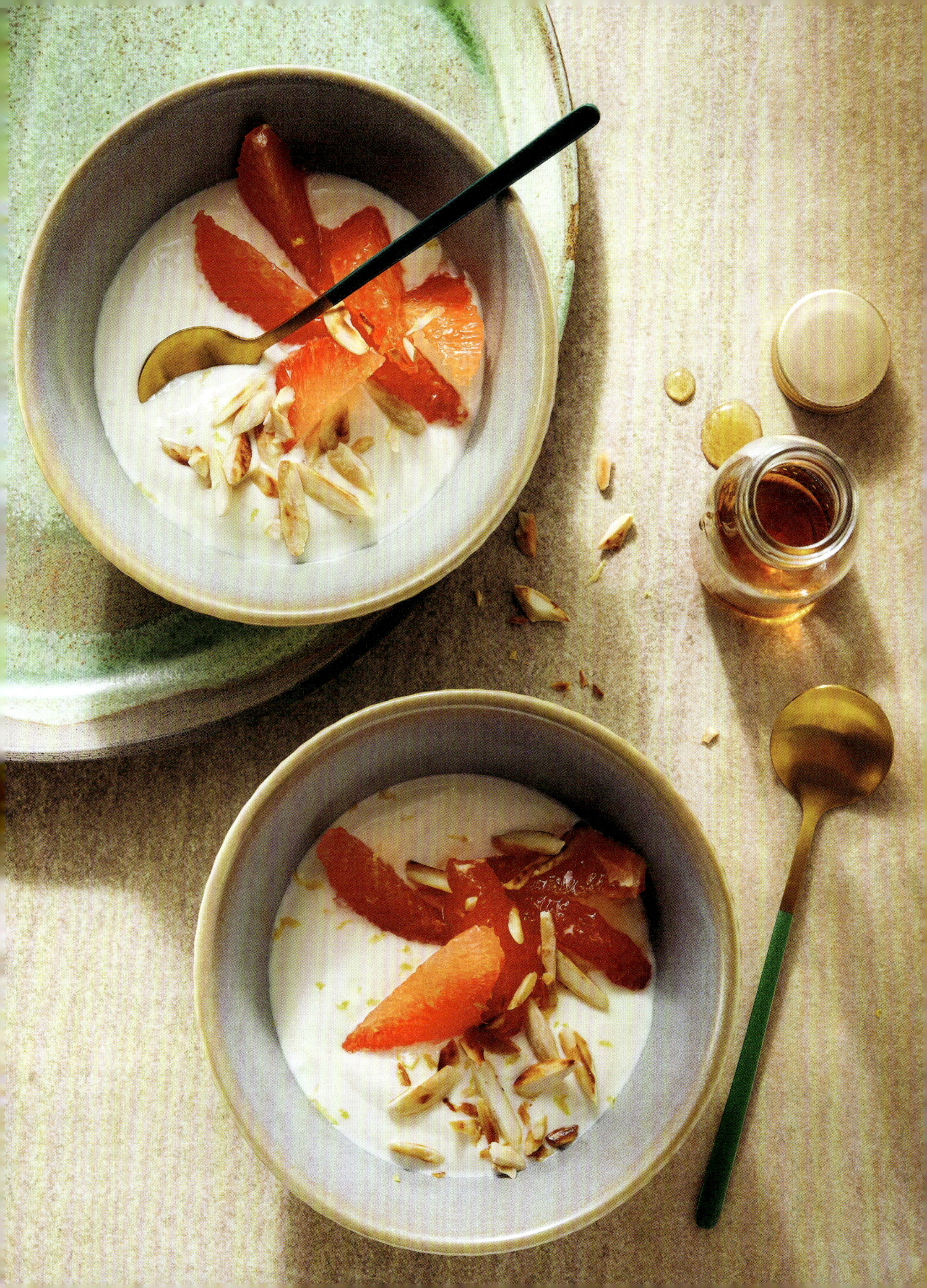

FÜR 2 PORTIONEN
Zubereitung: 10 Minuten
Tiefgefrieren: 12 Stunden
Pro Portion: ca. 220 kcal, 11 g EW, 14 g F, 12 g KH

300 g griechischer Schafsjoghurt
1 TL natürlicher Vanilleextrakt
½ TL Ahornsirup
je 75 g Himbeeren und Blaubeeren
1 EL geröstete Mandelstifte
1 TL Kakaonibs

Frozen Yogurt

mit Beeren

Den Joghurt mit der Vanille und dem Ahornsirup glatt rühren. Eine flache Auflauf- oder Backform (etwa 20 x 13 cm) mit Backpapier auslegen, den Joghurt hineinfüllen und glatt streichen.

Die Beeren verlesen und auf dem Joghurt verteilen. Die Mandeln und die Kakaonibs zwischen den Beeren verteilen. Abdecken und über Nacht einfrieren. Zum Servieren mithilfe des Backpapiers aus der Form heben und in Stücke brechen.

Variante

Den Joghurt mit allen übrigen Zutaten vermischen, in Eis-am-Stiel-Förmchen füllen und einfrieren. Alternativ kleine ausgespülte Joghurtbecher verwenden und nach 15 bis 30 Minuten Gefrierzeit Holzstäbchen mittig in die Joghurtmasse stecken.

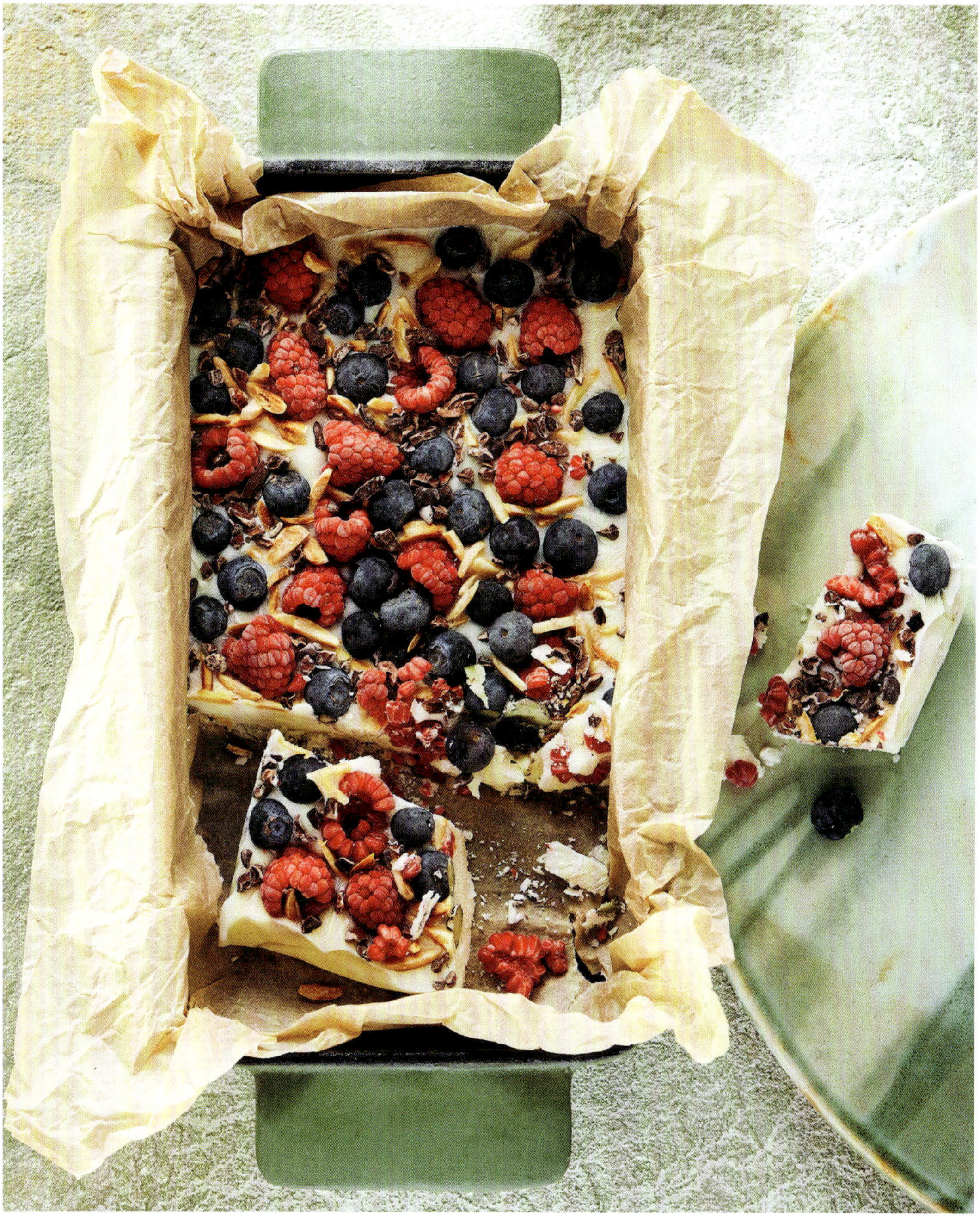

FÜR 2 PORTIONEN
Zubereitung: 10 Minuten
Pro Portion: ca. 220 kcal,
11 g EW, 10 g F, 18 g KH

- 1 reife Banane
- 400 ml ungesüßter Mandeldrink
- 25 g ungesüßtes Erdnussmus
- 15 g ungesüßter Rohkakao
- 1 TL Kurkumapulver
- 1 Prise Zimtpulver
- 1 Prise schwarzer Pfeffer
- 2 EL veganes Proteinpulver (z.B. Hanf- oder Erbsenprotein)

Schokoladiger Bananen-Mandel-Smoothie

Die Banane schälen, in grobe Stücke schneiden und über Nacht einfrieren.

Am nächsten Tag die gefrorene Banane mit allen übrigen Zutaten in einen leistungsstarken Mixer geben und cremig pürieren. In Gläser füllen und sofort servieren.

Tipp

Sind dir Bananen leicht braun geworden? Dann friere sie am besten klein geschnitten auf Vorrat ein. So hast du die Basis für diesen Verwöhn-Smoothie immer im Haus.

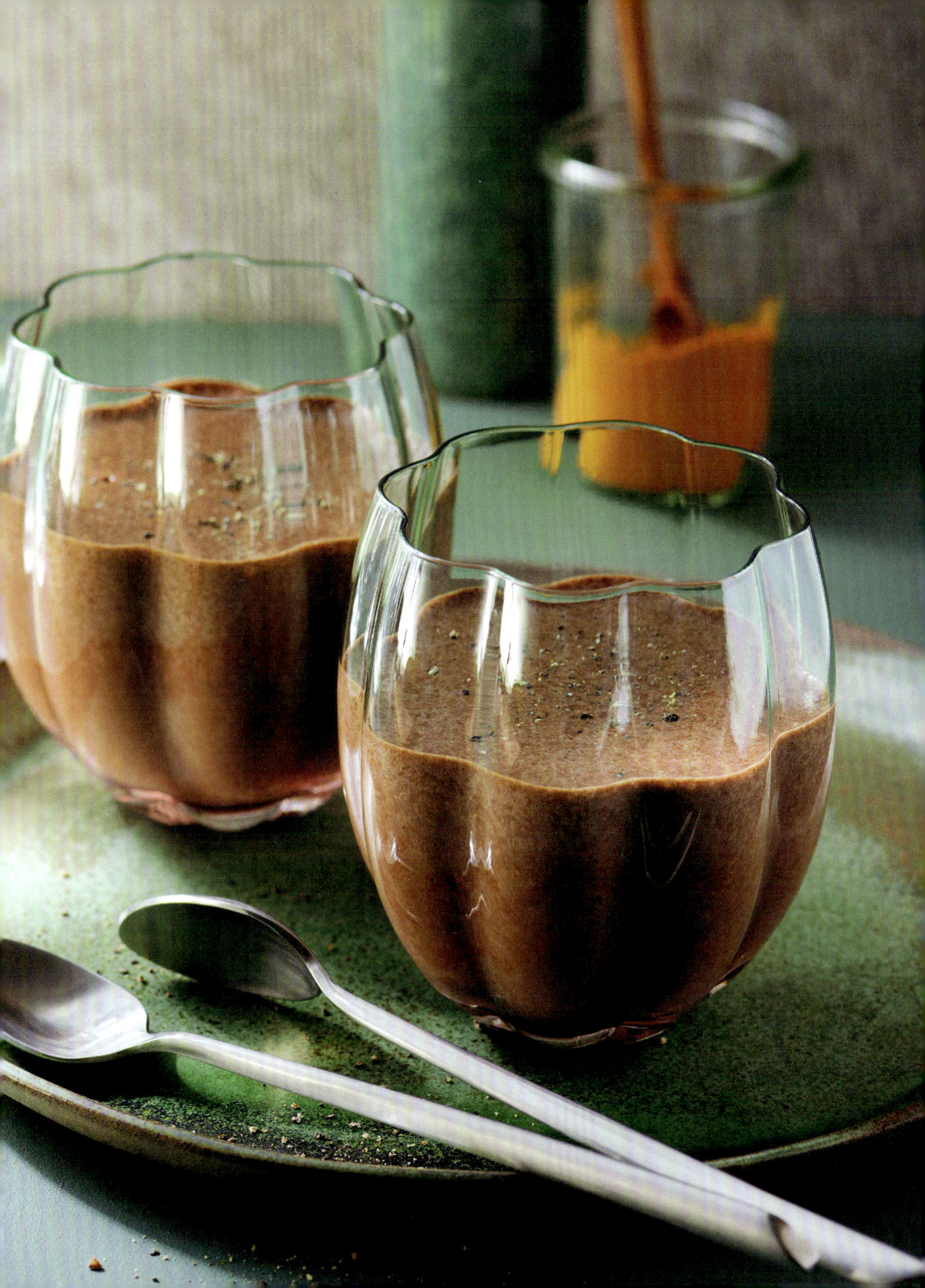

FÜR 2 PORTIONEN
Zubereitung: 10 Minuten
Tiefgefrieren: 12 Stunden
Pro Portion: ca. 160 kcal, 9 g EW, 9 g F, 11 g KH

100 g Baby-Spinat
¼ Salatgurke
1 Kiwi
3 Stiele Minze
150 g TK-Blumenkohl
100 g griechischer Schafsjoghurt
1 EL geschrotete Leinsamen
200 ml ungesüßter Pflanzendrink (z. B. Erbse oder Mandel)
3 EL Zitronensaft

Grüner Smoothie
mit Leinsamen

Den Spinat verlesen, waschen und abtropfen lassen. Die Gurke waschen, putzen und in grobe Stücke schneiden. Die Kiwi schälen und vierteln. Die Minze waschen, trocken schütteln und die Blätter von den Stielen zupfen.

Alle vorbereiteten Zutaten mit dem gefrorenen Blumenkohl und allen übrigen Zutaten in einen leistungsstarken Mixer geben. 150 ml kaltes Wasser dazugeben und alles fein pürieren. Je nach gewünschter Konsistenz eventuell noch etwas Wasser untermixen. Den Smoothie in Gläser füllen und sofort servieren.

Hormon-Tipp

Leinsamen sind besonders reich an Phytoöstrogenen und gesunden Omega-3-Fetten. Das unterstützt deinen Körper bei der Hormonregulation während der Wechseljahre.

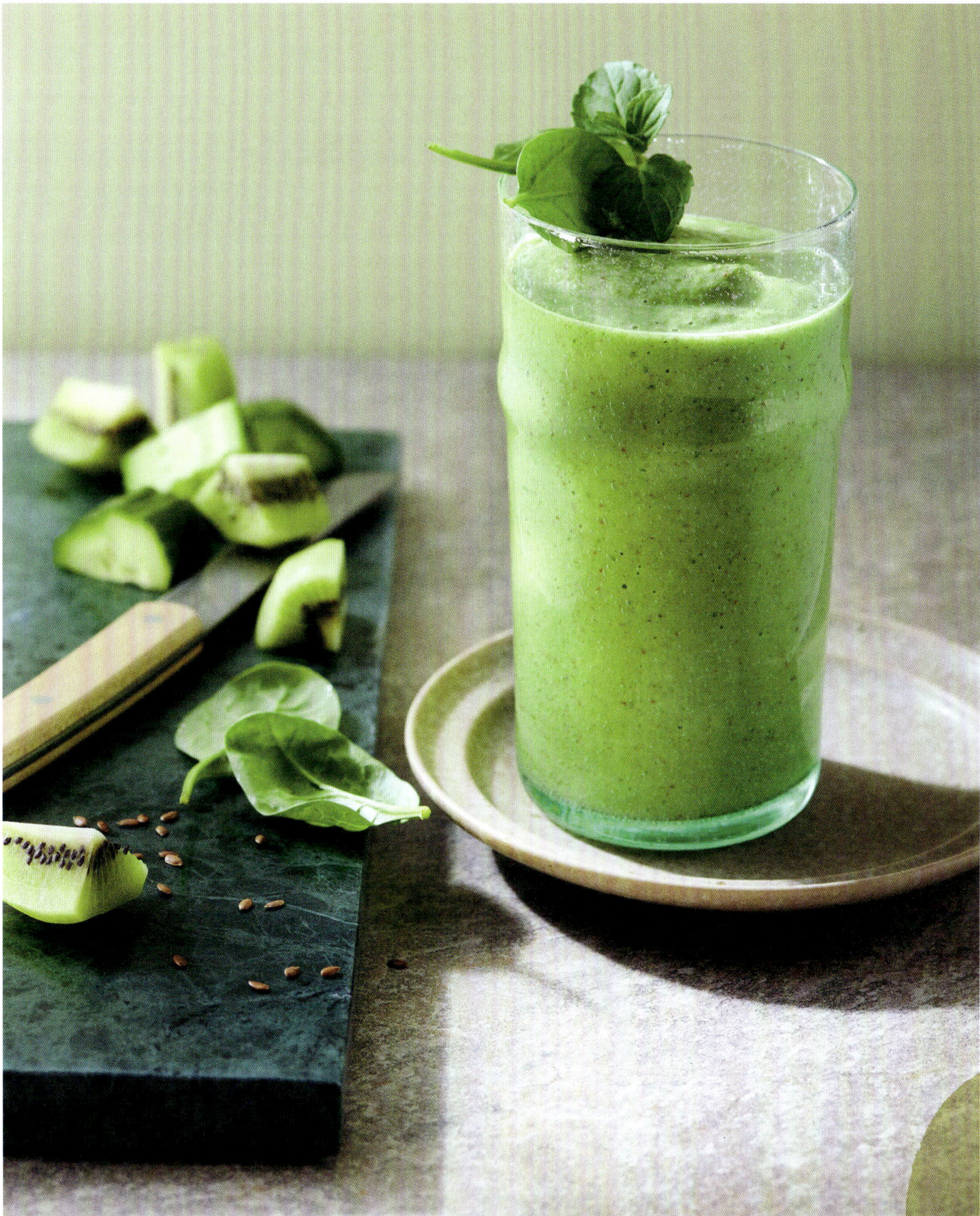

FÜR 2 PORTIONEN
Zubereitung: 20 Minuten
Pro Portion: ca. 210 kcal, 9 g EW, 8 g F, 24 g KH

- 1 Bund Kräuter (z. B. Koriander, Petersilie und Minze)
- 120 g gegarte Kichererbsen (Glas)
- 25 g Tahin
- Saft von ½ Zitrone
- ¼ TL gemahlener Kreuzkümmel
- Salz
- 300 g Gemüse (z. B. Möhren, Staudensellerie, Kohlrabi, Salatgurke)

Kräuter-Hummus
mit Knabbergemüse

Die Kräuter waschen, trocken schütteln und die Blätter von den Stielen zupfen. Mit Kichererbsen, Tahin, Zitrone, Kreuzkümmel und 1 EL kaltem Wasser in einem leistungsstarken Mixer cremig pürieren. Mit Salz abschmecken.

Das Gemüse je nach Sorte putzen, schälen und waschen. In Sticks oder Scheiben schneiden. Das Hummus mit dem Knabbergemüse zum Dippen servieren.

Tipp

Das Hummus eignet sich super für Meal Prep. In einem verschließbaren Behälter bleibt es im Kühlschrank 5 bis 6 Tage frisch. Die Gemüsesticks bleiben in einer gut schließenden Dose im Kühlschrank 2 bis 3 Tage frisch.

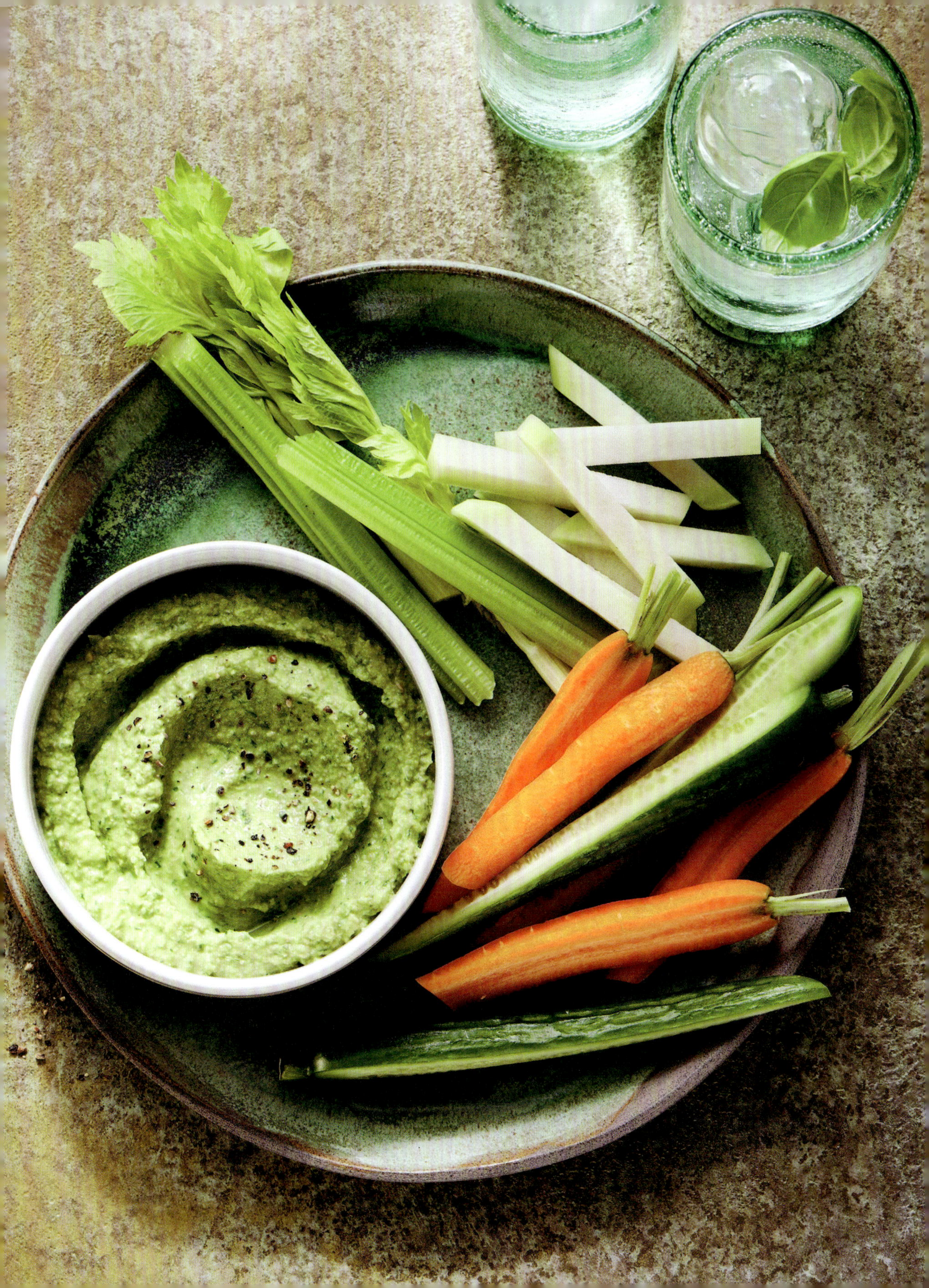

Sachregister

Rezeptregister

Rezepte nach Zutaten

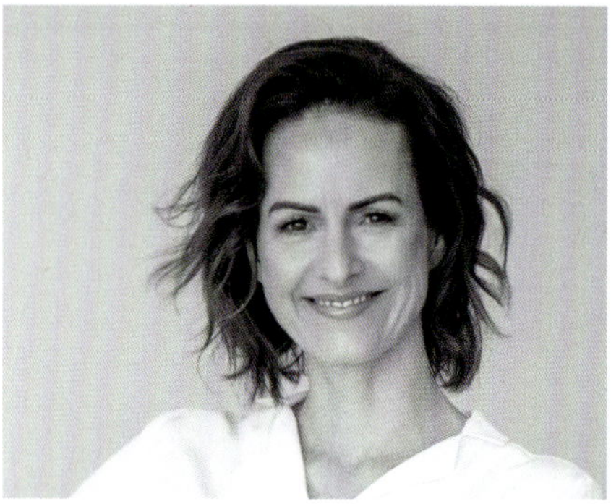

ZUR AUTORIN

Rabea Kieß ist zertifizierter Hormone Health Coach, Expertin für Frauenheilkunde und Host des „Hormon Reset Podcast“. In ihren Vorträgen, Beratungen und Online-Programmen unterstützt sie Frauen mit Hormon-, Zyklus- und Wechseljahresbeschwerden, ihren Hormonhaushalt aus eigener Kraft und auf natürlichem Weg wieder ins Gleichgewicht zu bringen.

Website: www.rabea-kiess.de
Instagram: www.instagram.com/rabea.kiess.hormoncoach/

Weitere Bücher der Autorin:

→ Die Hormon-Balance-Diät

IMPRESSUM

Hinter jedem tollen Buch steckt ein starkes Team

Projektleitung: *Nadine Widl*
Lektorat: *Imke Rötger*
Rezepte: *Inga Pfannebecker*
Covergestaltung: *Julia Hollweck*
Grafische Gestaltung und Satz: *31 Media GmbH/Kathrin Strahl*
Peoplefotografie: *31 Media GmbH/Roxy Jenkins*
Rezeptfotografie: *Katrin Winner*
Foodstyling: *Sven Dittmann*
Illus: *Shutterstock*
Herstellung: *Frank Jansen*
Producing: *Jan Russok*
Druck & Bindung: *optimal media GmbH, Röbel*

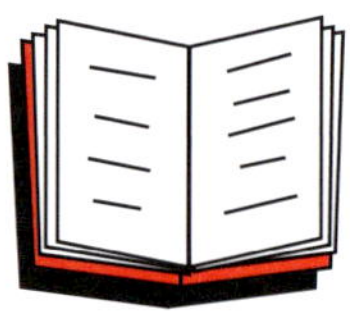

2. Auflage 2024

Kaiserstraße 14 b
D-80801 München
ISBN: 978-3-96584-494-0

HINWEIS

Die Ratschläge in diesem Buch wurden mit größter Sorgfalt von Autorin und Verlag erarbeitet und geprüft. Eine Garantie kann jedoch nicht übernommen werden. Ebenso ist eine Haftung der Autorin bzw. des Verlags und seiner Beauftragten für Personen-, Sach- oder Vermögensschäden ausgeschlossen. Erkrankungen mit ernstem Hintergrund gehören in ärztliche Behandlung! Bei bereits bestehenden Beschwerden kann das Buch daher keinen fachärztlichen Rat ersetzen.

LIEBE LESERINNEN, LIEBE LESER,

wie schön, dass Sie ein Buch von ZS in den Händen halten. „Jetzt leben!“ ist das Motto unseres Verlages. Es steht für Genuss und Inspiration, Unterstützung und Motivation. Ob Kulinarik oder Fitness, Gesundheit oder Lebenshilfe – seit über 30 Jahren bieten wir kompetente Ratgeber für (fast) alle Lebenslagen. Wir lieben Tradition genauso wie Innovation – sie treiben uns an. Unsere Autorinnen und Autoren sind Menschen, die zu ihrem Thema wirklich etwas zu sagen und zu schreiben haben. Unsere Produkte sind erzählerisch, appetitmachend und als gedruckte Bücher haptisch echte Erlebnisse. Für Sie mit ganz viel Liebe gemacht! Entdecken Sie mehr aus unserer wunderbaren Welt!

UNSER VERLAGSHAUS

Mit Standorten in Hamburg und München zählt die Edel Verlagsgruppe zu den größten unabhängigen Buchanbietern Deutschlands. Zur Gruppe gehören die Verlage Dr. Oetker Verlag, Edel Sports, KARIBU und ZS.

ZS - Ein Verlag der Edel Verlagsgruppe
www.zsverlag.de
www.facebook.com/zsverlag
www.instagram.com/zsverlag

FÜR DIE UMWELT

ZS unterstützt bei der Produktion dieses Buches das Projekt „Junge Riesen für die nächsten 100 Jahre“ im Naturpark Nossentiner/Schwinzer Heide. Damit wird ein Anteil der unvermeidbaren CO_2-Emissionen im direkten Umfeld des Produktionsstandortes kompensiert.

PARTNER Naturpark Nossentiner / Schwinzer Heide
www.optimal-media.com/naturschutzprojekt-001

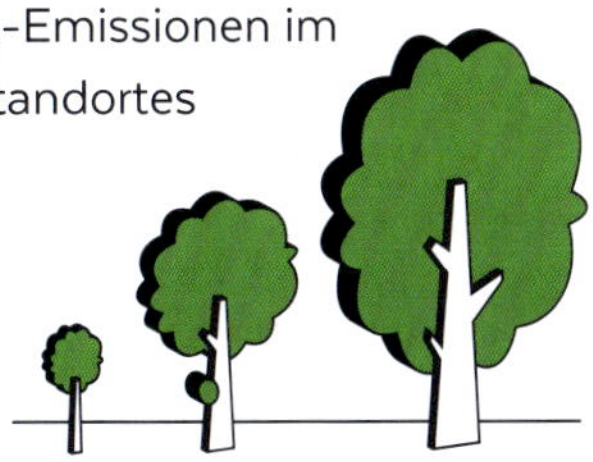

NEWSLETTER

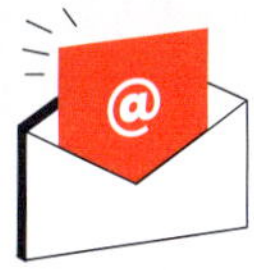

Was koche ich heute Feines? Und wie geht das – schmackhaft und gesund?

Melden Sie sich jetzt zum ZS-Genuss-Service an und verpassen Sie keine kulinarischen und gesundheitlichen Trends mehr.
Wir informieren Sie regelmäßig über unsere Neuerscheinungen, Aktionen oder Gewinnspiele und verraten Ihnen unsere Lieblingsrezepte!

GEWINNEN

Unter allen Neuabonnierenden verlosen wir jeden Monat eine *ZS-Genuss-Box* im Wert von 75,00 €.

Jetzt anmelden unter:
www.zsverlag.de/newsletter
oder den QR Code scannen:

ANMELDEN!

Schluss mit dem Diäten-Frust

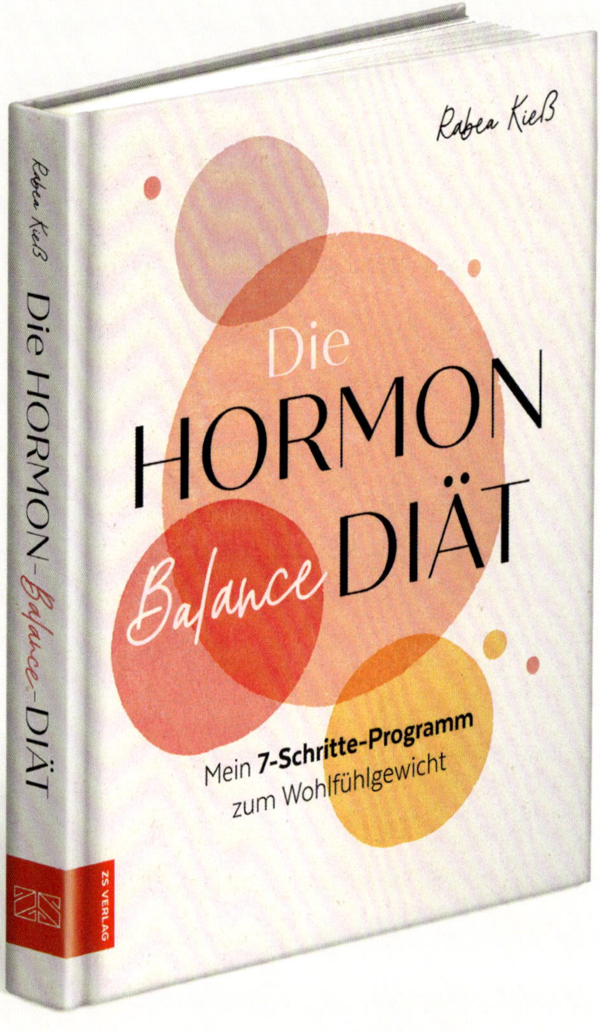

Rabea Kieß
Die Hormon-Balance-Diät

ISBN 978-3-96584-107-9

Hormongesund in Balance